病態生理がわかればケアがわかる

みるみるナットク血液疾患

[著]
東京日立病院主任医長
須永真司
＋
[編集協力]
東京日立病院看護局

文光堂

序　文

　私たちの勤務する東京日立病院は，全病床数が120程度の比較的小規模な病院です．内科病棟は臓器別ではなく，脳梗塞や肺炎，心不全の患者さんが入院しているような，ごく一般的な市中病院です．10年ほど前，私がこの病院に赴任してきたとき，白血病やリンパ腫の患者さんはほとんど入院していませんでした．それが今では，血液疾患の患者さんが，多い時には病棟の半分近くを占めるようになっています．この過程で私は，血液疾患に対する治療や看護のことについて，大勢の看護師さんといろいろな話をしてきました．そしてわかったことは，看護師の皆さんは病態生理を理解したいと思っているのに，医師の話すことは難しいし，本を読んでも何だかよくわからなくて困っている，ということでした．そこで，看護師の立場から「これを知りたい」と思うこと，医師の立場から「これを知っておいて欲しい」と思うことを，わかりやすくまとめてみようと思い立ったのです．

　この本には，「血液疾患のことは全くわからない」という新人さんも，「今さらそんなこと聞けない」というベテランも，どちらが読んでも役に立つことが書いてあります．ふつうの病院の，ふつうの医師と看護師が，ゼロから勉強を始めて，今では白血球が $100/\mu L$ しかなくても動ずることなく診療・看護ができるようになった，その知識を詰め込んであります．ただし，項目によっては少し難しいところもあるかもしれません．その場合は，この本を片手に「これはどういう意味なの？」と医師に聞いてみてください．この本をネタに，医師と看護師のコミュニケーションを深めてもらうことが，この本のもう一つの目的でもあります．

　病態生理を理解するのは難しいことですが，「わからなかったこと」が「わかるようになる」のは，とても面白いことです．この本を読んで「ああ，この検査にはそういう意味があったんだ」「なるほど，医師がこういう指示を出したのは，この理由からなんだ」ということを理解し，「わかることは面白い」ということを実感してみて下さい．医療者一人一人が面白いと感じながら仕事をすることが，最終的には患者さんへのよい看護・ケアへとつながっていくのだと，私は思います．

　最後に，この本を作る上で，たくさんの意見・アイデアを出してくれた東京日立病院の看護師の皆さん，たび重なるダメ出しに何度も応えてくれた文光堂の松本恵子さん，佐藤英昭さんに深く感謝します．

2011年6月　　　　　　　　　　　　　　　　　　　　　　　　　　　　　　須永 真司

目次

〈総論〉

Ⅰ. 血液学の基礎
1. 血液とは何か　　2
2. 骨髄と血液　　4
3. 止血機構　　8
4. 免疫機構　　10

Ⅱ. 検査
1. 血液検査　　14
2. 骨髄検査　　20
3. 脳脊髄液検査　　24
4. 染色体・遺伝子検査　　26
5. 表面抗原検査　　28
6. 画像検査　　30
7. 止血検査　　34

Ⅲ. 治療
1. 抗癌薬　　38
2. 分子標的治療薬　　44
3. 抗体療法　　48
4. 輸血　　52
5. 造血幹細胞移植　　56
6. 感染症治療薬　　62
7. 造血促進薬　　66
8. 放射線治療　　68
9. 補助療法　　70

Ⅳ. 症候学
1. 症候学とは何か　　76
2. 汎血球減少症　　77
3. 貧血と多血症　　78
4. 白血球減少症と白血球増加症　　82
5. 血小板減少症と血小板増加症　　86
6. リンパ節腫脹と脾腫　　90
7. 出血傾向　　94
8. 血栓傾向　　96

〈各論〉

Ⅴ. 腫瘍性疾患
1. 急性白血病　　100
2. 悪性リンパ腫　　108
3. 慢性リンパ性白血病　　116
4. 多発性骨髄腫　　118
5. 慢性骨髄性白血病　　124
6. 骨髄異形成症候群　　128

VI. 赤血球の疾患

1. 鉄欠乏性貧血　　　　134
2. 再生不良性貧血　　　138
3. 赤芽球癆　　　　　　142
4. 巨赤芽球性貧血　　　144
5. 自己免疫性溶血性貧血　148
6. 先天性溶血性貧血　　152
7. 発作性夜間ヘモグロビン尿症　154
8. 慢性疾患に伴う貧血　156

VII. 白血球の疾患

1. 感染性単核球増加症　160
2. 壊死性リンパ節炎　　162

VIII. 骨髄増殖性疾患

1. 真性赤血球増加症　　166
2. 本態性血小板血症　　170
3. 原発性骨髄線維症　　172

IX. 出血・血栓を起こす疾患

1. 特発性血小板減少性紫斑病　176
2. 血栓性血小板減少性紫斑病　180
3. 播種性血管内凝固症候群　182
4. 血友病　　　　　　　186
5. その他の凝固異常症　188
6. 肺血栓塞栓症・深部静脈血栓症　192
7. 先天性血栓性素因　　194
8. 抗リン脂質抗体症候群　196

付録

1. よく使われる抗菌薬　200
2. よく使われる抗真菌薬　206
3. 血液内科でよく使われる抗癌薬　207
4. 分子標的治療薬・その他の薬剤　210
5. クリーンルーム中の食事　211
6. 辞書には載らない医療用語集　212

● 索引　　　　　　　　215

I 血液学の基礎

I 血液学の基礎

I-1 血液とは何か

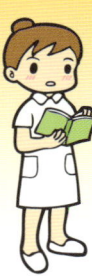

血液は，血漿という液体成分と，赤血球，白血球，血小板という血球成分から構成されています．血液は全身の血管の中を流れ，生物が生きていく上で重要な働きをしています．

⭐ Advanced Study 1

ヘモグロビン

血液が赤いのは，赤血球が赤いためです．白血球や血小板は白く，血漿は黄色です．赤血球が赤いのは，ヘモグロビンが赤く見えるためです．ヘモグロビンの中に含まれる鉄が赤く見えるのです．タコやイカの血液は青いのですが，これらの生物においてはヘモグロビンではなく，ヘモシアニンという物質が酸素を運んでいます．ヘモシアニンには銅が含まれているので，青く見えるのです．

📖 Dictionary 1

白血球の分類

好中球，好酸球，好塩基球は，いずれも細胞内に顆粒を持っているのが特徴で，これらを顆粒球と総称します（広義の顆粒球）．この中では好中球の数が最も多いので，顆粒球と好中球が同じ意味で使われる場合もあります（狭義の顆粒球）．
リンパ球は，その機能からB細胞，T細胞，NK細胞に分類されます．しかし，これらは顕微鏡で見た目には区別がつきません．表面抗原検査（p.28～参照）などによって分類します．

(1) 血液のなりたち

- 血液は血漿と血球（赤血球，白血球，血小板）から成り立っています（図1）．
- 血球は骨髄で作られ，全身の血管の中を流れて，酸素を運ぶ，外敵から身を守る，血を止める働きをしています．

(2) 赤血球

- 赤血球の中にはヘモグロビンという物質が存在し，これが酸素と結びついて，全身に酸素を運ぶ働きをしています（p.135の図1参照）．
- 鉄はヘモグロビンを作る材料のひとつです．鉄が不足すると，ヘモグロビンを作ることができないので，貧血になります（→Advanced Study 1）．

(3) 白血球

- 白血球は，細菌やウイルスなどの外敵から身を守る働きをしています（p.10～参照）．
- 白血球は図2に示す5種類に分類されます（→Dictionary 1）．これらは，形態が異なっているだけではなく，機能も異なっています（表1）．

(4) 血小板

- 血小板は血を止める働きをしています（p.8～参照）．

I-1 血液とは何か

図1 血液のなりたち

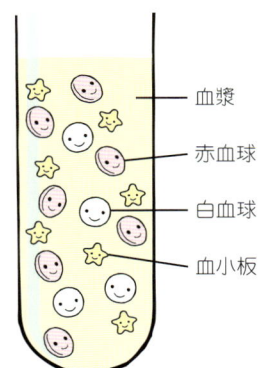

- 血漿
- 赤血球
- 白血球
- 血小板

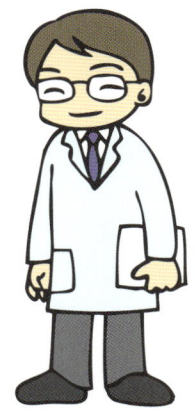

> 血漿という液体に，赤血球，白血球，血小板が浮かんでいます．
> 赤血球，白血球，血小板を総称して血球といいます．

図2 白血球の分類

顕微鏡で観察すると，この5種類に大別されます．
それぞれの機能は，表1を参照．

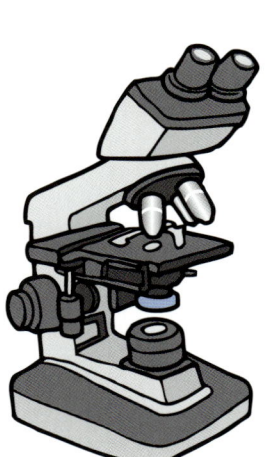

好中球

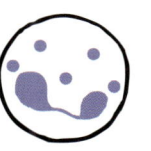
好塩基球

好酸球

単球

リンパ球

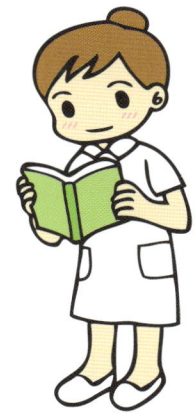

表1 白血球の分類

白血球の種類	略称	おもな機能
好中球	NEU	細菌を攻撃する
好酸球	EOS	アレルギーに関係する．寄生虫を攻撃する
好塩基球	BAS	アレルギーに関係する
単球	MON	結核菌・寄生虫などを処理する
リンパ球	LYM	自分と異物とを見分ける．ウイルスなどを攻撃する

I-2 骨髄と血液

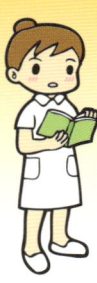

赤血球，白血球，血小板は，骨髄で造血幹細胞が増殖，成長して作られます．血球にはそれぞれ固有の寿命があり，古くなった血球は，主に脾臓で処理されます．

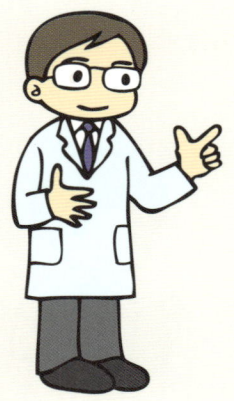

(1) 造血幹細胞

- 骨は骨格を支える働きをしていますが，その中心部には「骨髄」という比較的スカスカで軟らかな部分があります．骨髄には造血幹細胞が住み着いていて，これが骨髄中で成長し，赤血球，白血球，血小板になります（図1）．
- 造血幹細胞は細胞分裂をして，自らを2つに増やしていくことができます（増殖）．一方で，赤血球などに成長していくこともできます（分化）．
- 造血幹細胞が分化していく過程を詳しくみると，図2のようになっています．

図1 血球は骨髄で作られる

骨髄中の造血幹細胞が成長して，赤血球，白血球，血小板になります．

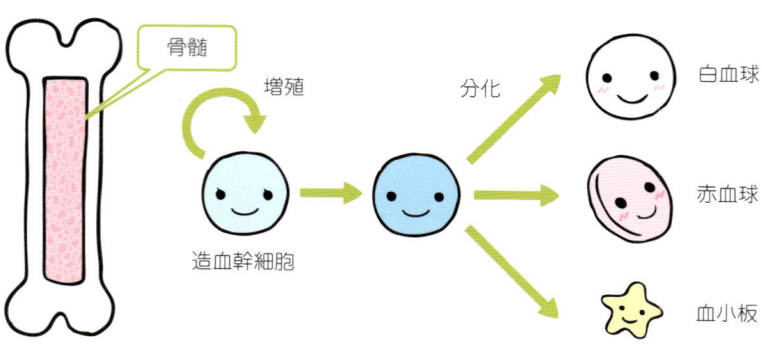

図2 造血幹細胞の分化

B細胞は骨髄 (bone marrow) で分化します.
T細胞は胸腺 (thymus) で分化します.

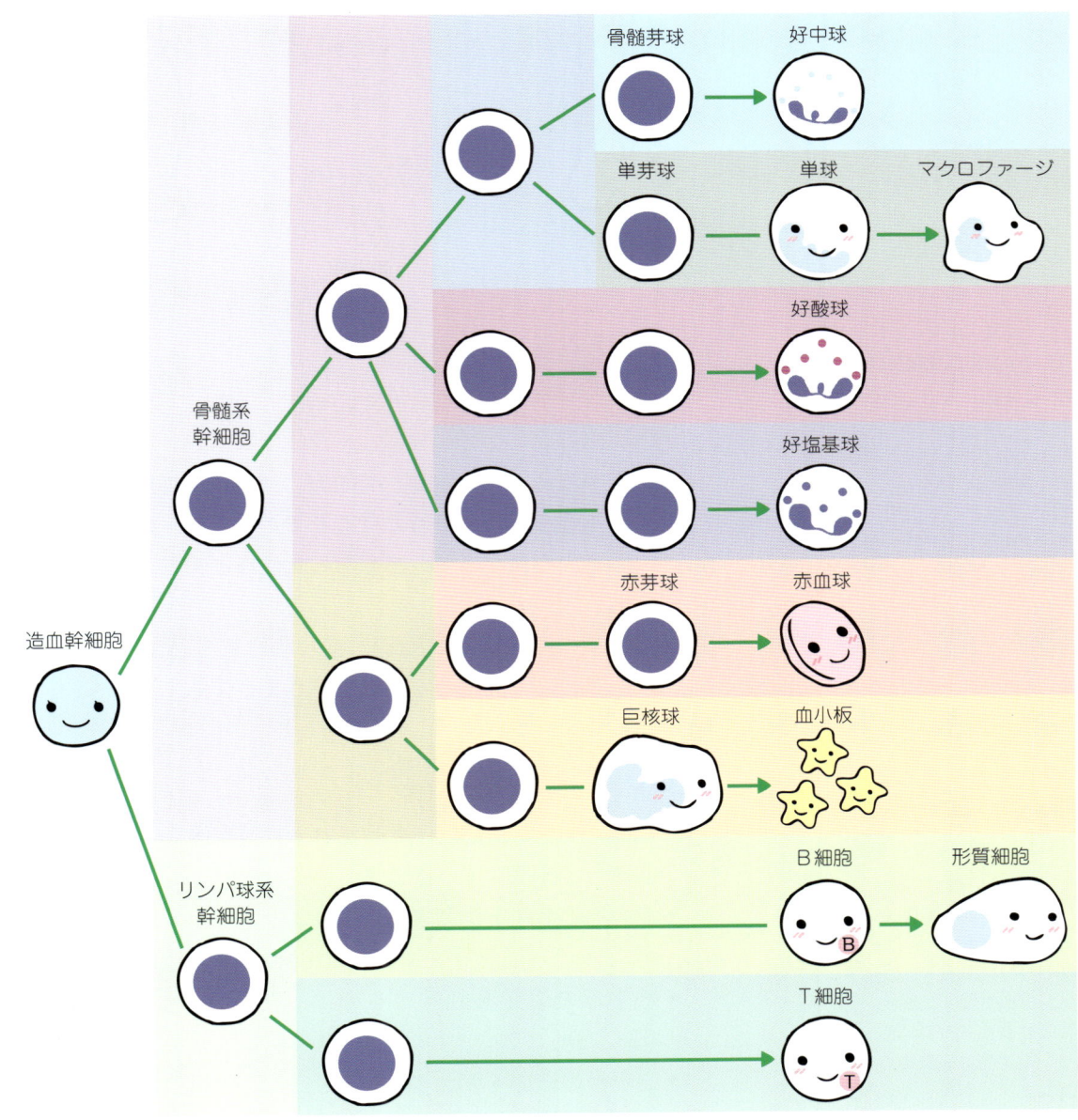

I 血液学の基礎

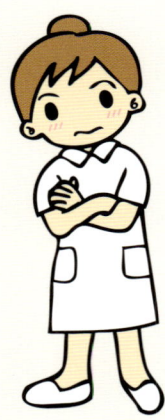

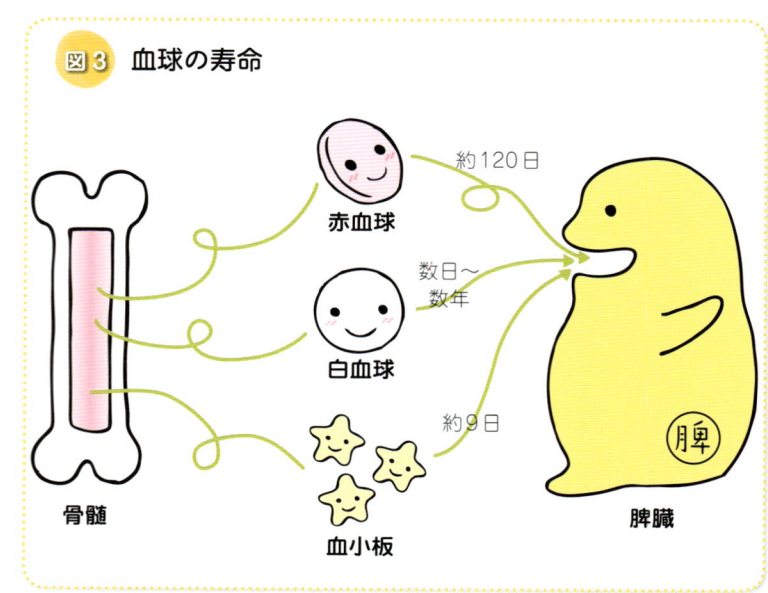

図3 血球の寿命

(2) 血球の寿命

- 骨髄で作られた赤血球，白血球，血小板は血液中に流出し，全身を巡ってそれぞれの機能を果たします．血球にはそれぞれ固有の寿命があり，古くなった血球は脾臓で処理されます（図3）．
- 赤血球の寿命は約120日，血小板は約9日で，白血球はその種類により数日から数年までさまざまです．

(3) 血球の分化と造血因子

- 造血幹細胞に造血因子と呼ばれる物質が働くと，赤血球や白血球へと成長していきます．
- 赤血球の造血を刺激するのは，エリスロポエチン（EPO，エポ）という造血因子です（→Advanced Study 1，図4）．
- 好中球の造血を刺激するのは，顆粒球コロニー刺激因子（G-CSF）です．
- 血小板の造血を刺激するのは，トロンボポエチン（TPO）です．血小板は，巨核球という細胞の細胞質がちぎれてできたものです（→Advanced Study 2，図5）．

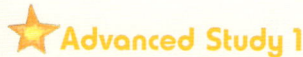

Advanced Study 1

EPOによる赤血球産生調節

EPOは腎臓から分泌されるホルモンです．動脈血の酸素分圧が低くなると，EPO分泌が増加します．①血中のヘモグロビンが減少（貧血）すると，②酸素分圧が低下するので，③EPO分泌が増加して，④赤血球産生が増加します（図4）．赤血球が増加したら，動脈血酸素分圧が上がりEPO分泌が抑えられ，赤血球産生の増加も抑えられます．こうして，赤血球数はほぼ一定に保たれます．

Advanced Study 2

TPOによる血小板産生調節

TPOは主に肝臓で作られる物質で，巨核球や血小板表面に結合します．TPOが血小板に結合すると血小板内に吸収されてしまいます．血小板が減少すると，血小板に吸収されるTPOが減ることになり，相対的に血漿中のTPOが増加します．増加したTPOが血小板産生を刺激し，血小板が増加します．血小板が増加するとTPOの吸収が増え，血漿中のTPOが減少します．こうして，血小板数はほぼ一定に保たれます．

I-2 骨髄と血液

図4 赤血球の造血

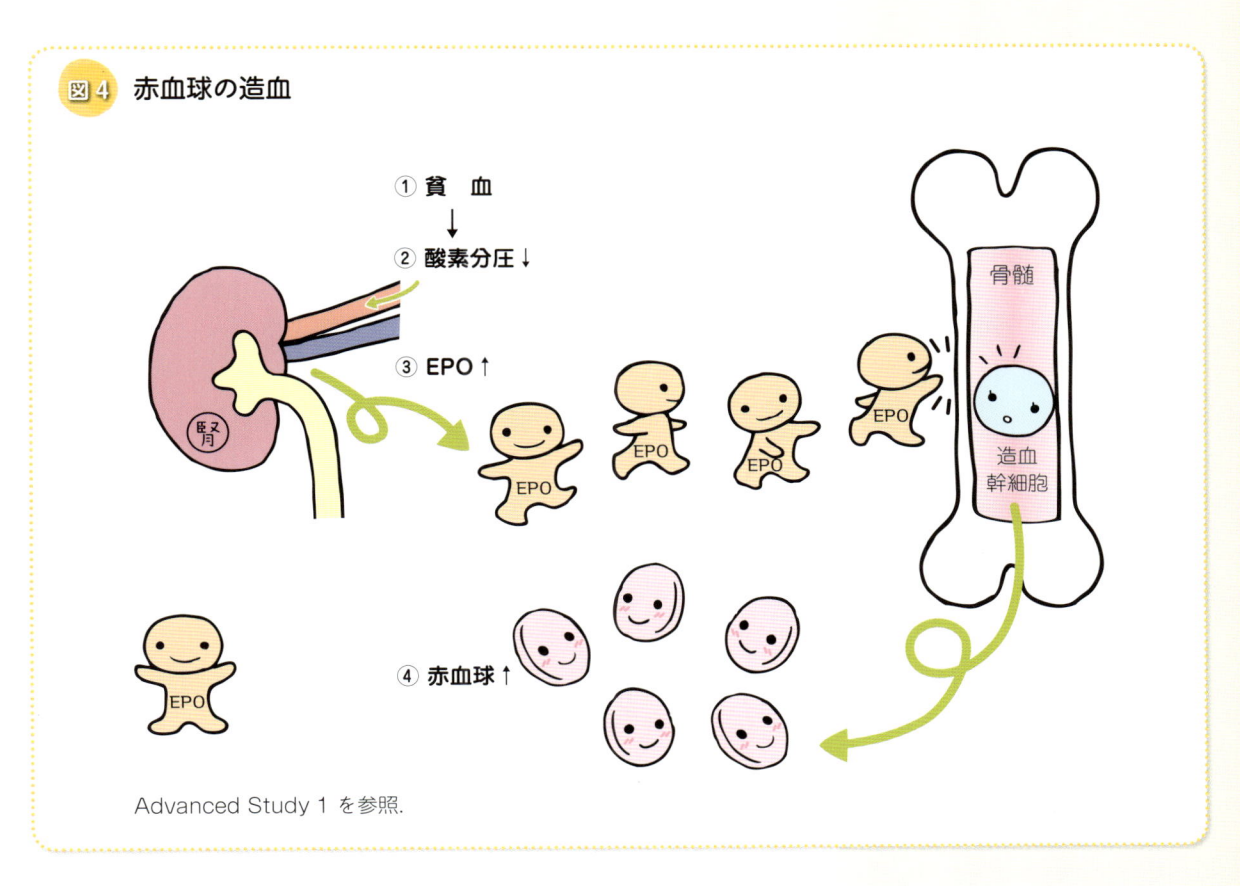

① 貧血
↓
② 酸素分圧↓
③ EPO↑
④ 赤血球↑

骨髄
造血幹細胞

Advanced Study 1 を参照.

図5 血小板の造血

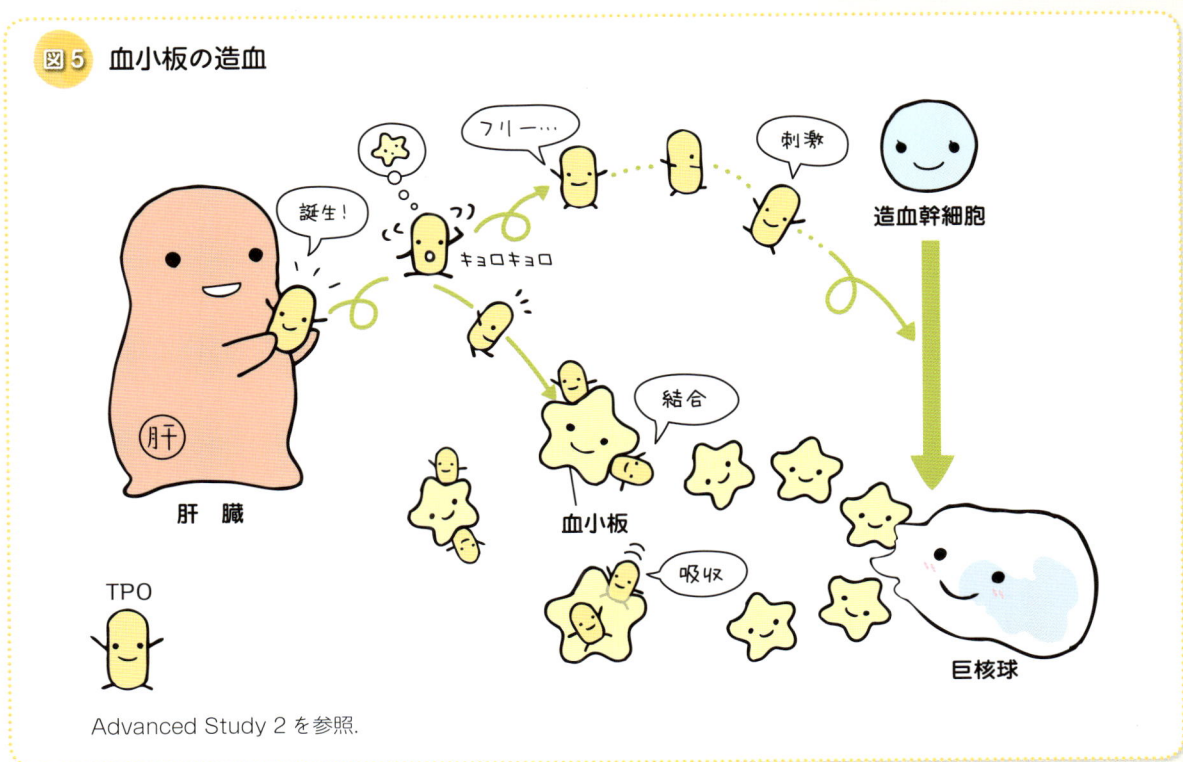

誕生！
フリー…
キョロキョロ
刺激
造血幹細胞
結合
吸収
肝臓
血小板
巨核球
TPO

Advanced Study 2 を参照.

I 血液学の基礎

I-3 止血機構

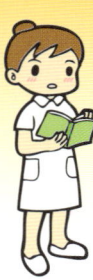

血液は血管内を流れているときには凝固しませんが，血管外に漏れ出すと速やかに凝固して出血を止めます．この際に働くのが，血小板と凝固因子（主に血漿中に存在する蛋白）です．

Dictionary 1

凝固第Ⅰ～ⅩⅢ因子

第Ⅰ因子はフィブリノゲン，第Ⅱ因子はプロトロンビン，第Ⅲ因子は組織因子（TF），第Ⅳ因子はカルシウムで，これらは番号ではなく物質名で呼ばれるのが一般的です．第Ⅵ因子は欠番です（図2）．歴史的には，血液を凝固させる物質を「フィブリン」，「フィブリン」を作るものを「トロンビン」，「トロンビン」を作るものを「トロンボプラスチン」と呼んでいました．実際には，「トロンボプラスチン」という単一の物質はなく，図2に示す複数の凝固因子が関係しています．

★ Advanced Study 1

内因系と外因系

凝固系が活性化する契機には2通りあります．第Ⅻ因子などが血管外に漏出し血管外のものに接触した場合（内因系）と，組織因子（TF）という組織中（血管外）にある物質が第Ⅶ因子と結合した場合です（外因系）．最初のちょっとしたきっかけから，反応が次々と増幅され，短時間で大量のフィブリンが形成されるような仕組みになっています（図2）．

（1）血小板による止血

- 血液が血管から漏れ出すと，漏れ出した場所で血小板が凝集し，血液をとりあえず凝固させます．
- このあと主に血漿中に存在する凝固因子の働きで，フィブリンが血液から析出して凝血をさらに強固にします（図1）．

（2）凝固系の活性化と凝固因子

- 凝固因子は，発見された順にⅠ～ⅩⅢの番号がつけられています（→Dictionary 1）．
- 血漿が血管外に漏出すると凝固系が活性化され，フィブリンができます（図2）．
- 凝固系が活性化する経路には，内因系と外因系があります（→Advanced Study 1）．
- 凝固制御因子は凝固系にブレーキをかける働きをします．プロテインC，プロテインS，アンチトロンビンが代表的な凝固制御因子です（p.194～参照）．

（3）線溶系（線維素溶解）

- 凝血塊を溶かすのが線溶系の役割です．プラスミンがフィブリンを分解します（p.182～参照）．
- プラスミンの生成も，複数の線溶制御因子でコントロールされています．

I-3 止血機構

図1 血小板とフィブリン

まず血小板が血管の穴をふさぎ，フィブリンが赤血球や白血球をまき込んで凝血を完全なものにします．

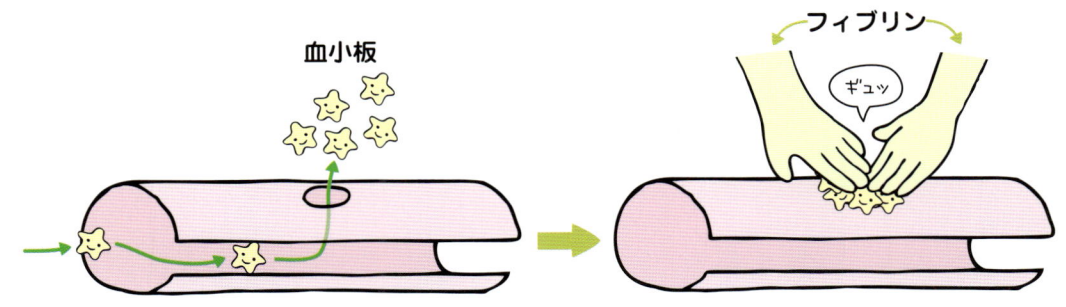

図2 凝固因子の活性化

凝固因子が次々と活性化されて反応が大きくなるので，「凝固カスケード（滝）」と呼ばれます．TF：組織因子．さらに詳しい図は，p.195の図1参照．

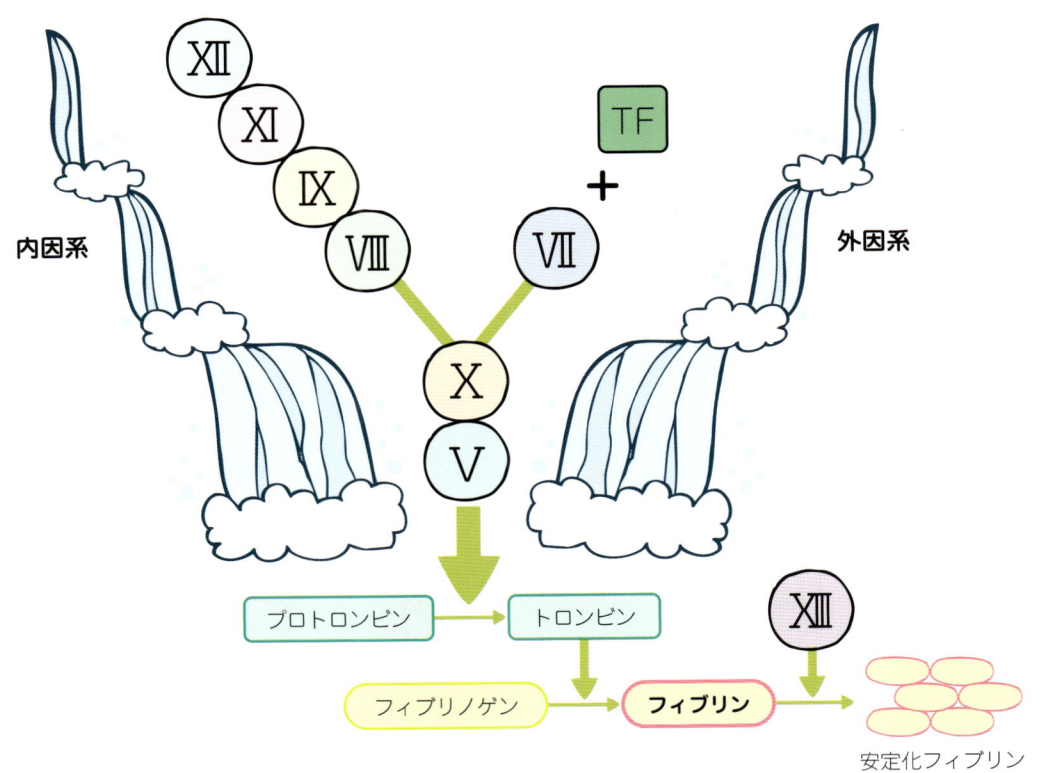

I-4 免疫機構

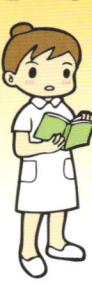

身体内に侵入してきた微生物を排除するのが，免疫系の主な役割です．リンパ球，樹状細胞，マクロファージ，好中球などの細胞や，補体などの液性因子（血漿中の蛋白）が複雑なネットワークを構成して，微生物を排除します．

⭐ Advanced Study 1

リンパ球

リンパ球は，B細胞，T細胞，NK細胞に分類されます．B細胞は形質細胞へと分化し抗体を産生します．T細胞はヘルパーT細胞と細胞傷害性T細胞に分類されます．ヘルパーT細胞は種々の液性因子（サイトカイン）を分泌し，B細胞を刺激して抗体を作らせます．細胞傷害性T細胞は病原体を直接攻撃します．NK細胞（natural killer）は，感染初期に病原体を排除する働きをします．

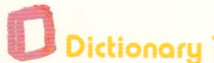 Dictionary 1

補体

補体は血液中に存在する免疫物質で，1番（C1）から9番（C9）まであります．補体系が活性化されると，異物（細菌など）を攻撃して溶解させる働きをもっています．

⭐ Advanced Study 2

好中球

好中球は，貪食した細菌を分解・殺菌する能力を持っています．好中球は抗体がなくても殺菌能を発揮しますが，細菌に抗体が結合していると貪食能が増し，さらに強力になります．

(1) 免疫系の機能

- 自己と他者（異物）を区別し，異物を排除するのが免疫系の機能です．
- ヒトの細胞表面にはHLA（ヒト白血球抗原）があり，これが一人一人異なっています．免疫系は，HLAが異なる細胞を異物と判断します（図1）．

(2) 抗体を介した感染の防御（図2）

- 身体内に病原体（微生物）が侵入すると，マクロファージや樹状細胞がそれを捕まえ，ヘルパーT細胞に病原体の情報を伝えます（抗原の提示）．
- 病原体の情報を受け取ったヘルパーT細胞は，B細胞を刺激します．B細胞は形質細胞に分化し，その病原体に対する抗体を作ります（→Advanced Study 1）．
- 抗体が病原体に結合すると，①細胞傷害性T細胞，②補体（→Dictionary 1），③マクロファージが病原体を攻撃して排除します．

(3) 自然免疫

- 抗体を介した免疫系（獲得免疫，図2）は強力ですが，抗体ができるまで数日かかるのが欠点です．
- 好中球やNK細胞は，抗体なしでも病原体を攻撃できます（自然免疫）．そのため，感染初期の防御機構として重要です（→Advanced Study 2）．

I-4 免疫機構

図1 HLA抗原

T細胞がHLAを認識して，自己と他者を区別します．

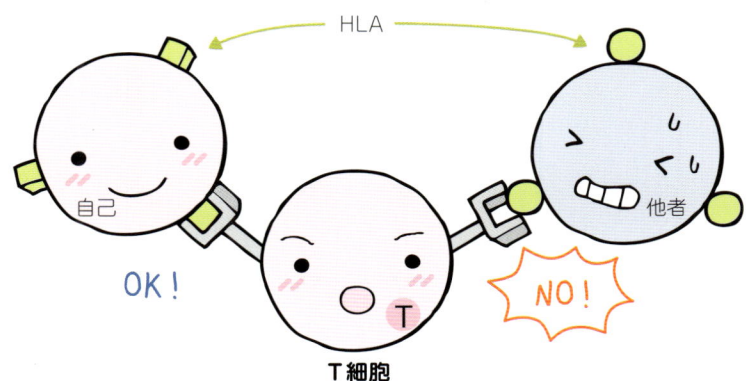

図2 免疫系の機能

病原体固有の情報を獲得（記憶）してから攻撃するので，獲得免疫といいます（本文参照）．

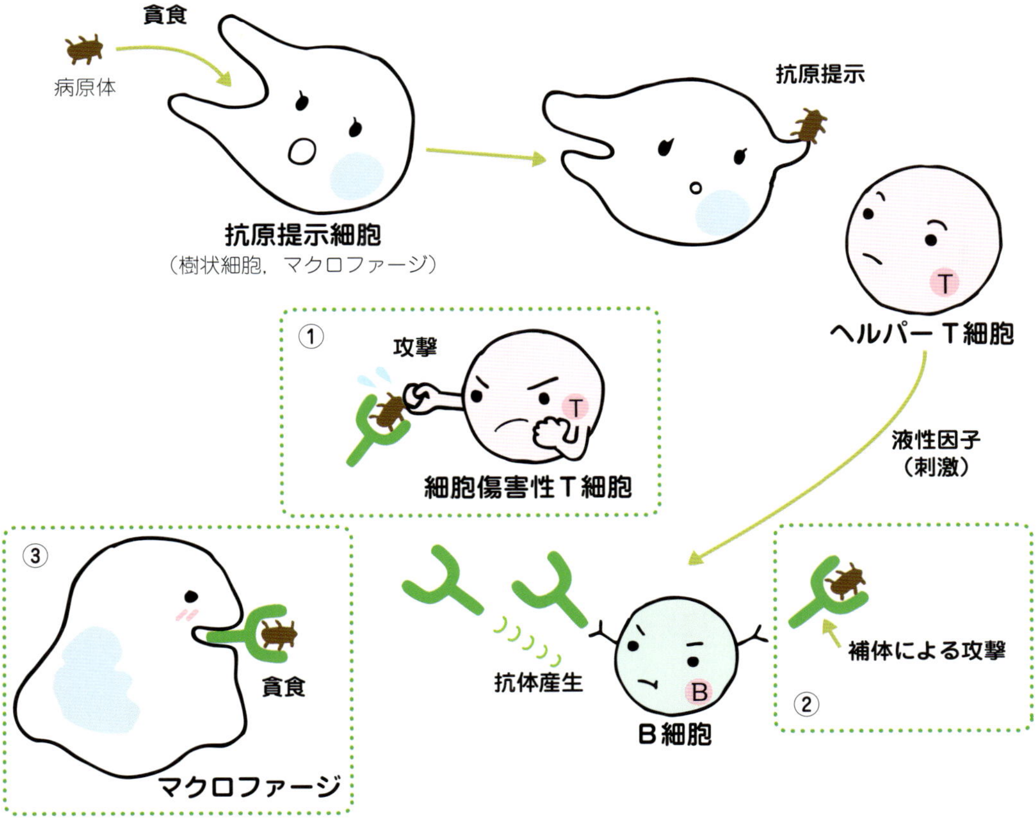

検査 Ⅱ

II-1 血液検査

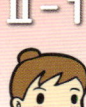

血算・血液像と血液生化学が，血液検査の基本です．血算は血球数の増減を調べ，血液像は血球の形態を調べます．血液生化学検査では，血清中の蛋白や電解質を調べることによって，身体の機能を推測することができます．

★ Advanced Study 1

抗凝固剤

血液を凝固させない状態で検査をしたい場合，抗凝固剤入りの採血管を使います．抗凝固剤として，エチレンジアミン四酢酸(EDTA)，ヘパリン，クエン酸ナトリウム(チトラート) などがありますが，血算のときにはEDTA入りの採血管が使われます (血球が変形しにくいのがその理由です)．

Dictionary 1

赤血球恒数

赤血球恒数として，平均赤血球容積(MCV＝Ht/RBC)，平均赤血球ヘモグロビン(MCH＝Hb/RBC)，平均赤血球ヘモグロビン濃度(MCHC＝Hb/Ht) が算出されます．MCV は，赤血球1個の平均的な体積を示します．MCVの大小によって，貧血の原因をある程度推測することが可能です．MCV＜80 fLの場合 (小球性貧血)，鉄欠乏性貧血が疑われます．MCV＞100 fLの場合 (大球性貧血)，巨赤芽球性貧血が疑われます．

(1) 血算

● 別名・略称
- 全血球計算，CBC (complete blood count)

● どんな検査か
- 白血球数(WBC)，赤血球数(RBC)，ヘモグロビン値(Hb)，ヘマトクリット(Ht)，血小板数(Plt) を調べる検査です (表1)．抗凝固剤(→Advanced Study 1) 入りの採血管に採血して，自動血球分析装置で測定します．
- Hb は赤血球に含まれている物質です．Ht は全血液中に占める赤血球体積の比率を表します．すなわちRBC，Hb，Ht は，いずれも赤血球に関連した検査項目です．この3者から，赤血球恒数(MCV，MCH，MCHC) が算出されます (→Dictionary 1)．

● 検査の解釈において気をつける点
- 食事や日内変動の影響はあまり受けません．
- 赤血球に関する検査項目(RBC，Hb，Ht) のうち，Hb にまず注目します (図1)．
- 貧血(Hb の低下) がある場合，次にMCV に注目します (→Dictionary 1)．MCH とMCHC は，通常は無視してかまいません．

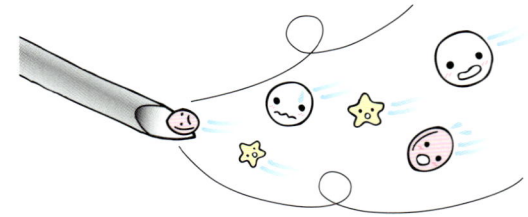

表1 血算と白血球分画のおよその基準値

項目	略称	基準値
白血球	WBC	4,000〜8,000/μL
好中球	NEU	45〜70%
杆状核好中球	ST	0〜5%
分節核好中球	SEG	45〜65%
好酸球	EOS	2〜6%
好塩基球	BAS	0〜1%
単球	MON	3〜6%
リンパ球	LYM	30〜40%

項目	略称	基準値
赤血球	RBC	450〜550万/μL（男） 400〜500万/μL（女）
ヘモグロビン	Hb	14〜17 g/dL（男） 12〜15 g/dL（女）
ヘマトクリット	Ht	40〜50%（男） 35〜45%（女）
血小板	Plt	15〜30万/μL

図1 血算で注目する項目

WBC, Hb, Plt に注目します。Hb の低下があれば，MCV にも注目します。

(2) 血液像（白血球分画）

- 血液を顕微鏡で観察して，血球の形態を調べる検査です．
- 白血球を表1のように分類し，その百分率を出したものを白血球分画といいます．白血球分画は，自動血球分析装置でも測定することができます．
- 白血球が減少したときは，白血球分画をみて，好中球数を算出します．白血球数（/μL）×好中球（%）＝好中球数（/μL）です．好中球＜500/μL を無顆粒球症と呼びます（→ Advanced Study 2）．
- 貧血の際には，赤血球像を観察することが，診断の手がかりになることがあります．

★ Advanced Study 2

無顆粒球症

好中球，好酸球，好塩基球をまとめて顆粒球（広義の顆粒球）と呼びます．この中では好中球が一番多いので，好中球と顆粒球を同じ意味で使う場合もあります（狭義の顆粒球）．好中球が極端に減った状態を無顆粒球症 agranulocytosis といいます．臨床の場では英名を省略して「アグラ」などと呼び，早急に感染予防対策を考慮すべき緊急事態と考えられています．

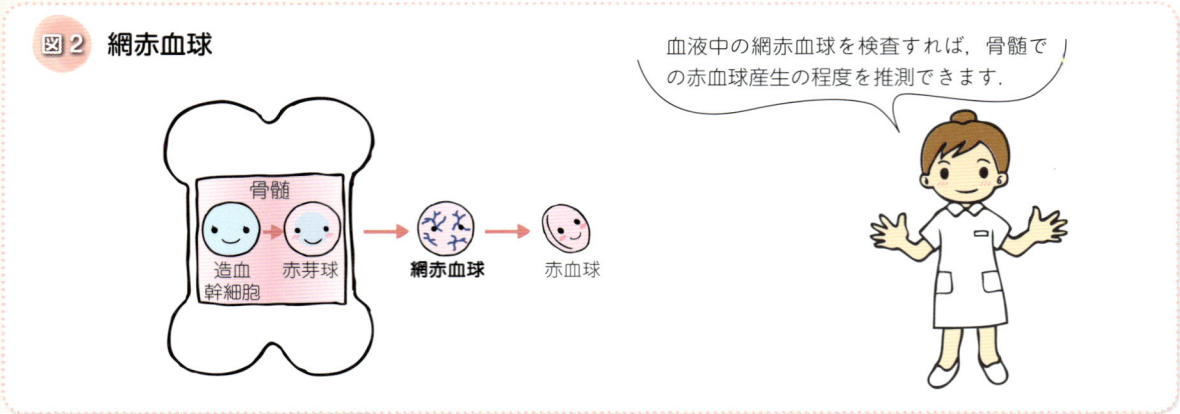

図2 網赤血球

血液中の網赤血球を検査すれば，骨髄での赤血球産生の程度を推測できます．

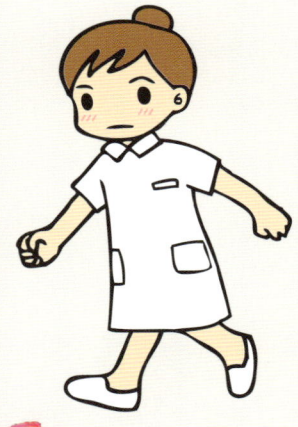

Dictionary 2

ASTとALT

AST，ALTは，以前はGOT，GPTと呼ばれていました．
ASTもALTも，肝細胞の中に含まれています．急性肝炎などで，肝細胞が破壊されると肝細胞の中からASTとALTが漏れ出してきて，血中のAST，ALTが高値になります．
ただし，ASTは肝臓だけではなく，筋肉や肺，血液にも含まれているので，これらの臓器障害のときにも高値になります（図5）．

(3) 網赤血球（レチクロ）

- 網赤血球は幼若な赤血球です（図2）．専用の染色液を使うと，赤血球中に網目状の模様が見えるので，この名前で呼ばれます．
- 自動血球分析装置でも検査できる場合があります．
- 赤血球の造血が活発になると，網赤血球が増加します．

(4) 血液生化学検査

● どんな検査か

- 採血した後，検体を15分程静置すると，血液が凝固します．それを遠心分離した，その上澄みが血清です（図3）．
- 血清には，種々の物質（蛋白，脂質，電解質など）が溶け込んでいます．これらの濃度を検査するのが生化学検査です．
- 一方，血液を凝固させないで遠心分離した上澄みが血漿です（図3）．検査項目によっては，血漿で検査する方がよいものもあります（ホルモン検査の一部など）．
- 生化学検査では，肝機能（AST，ALTなど，→Dictionary 2）や腎機能（BUN，Cre）などを検査します．栄養状態を評価したり，腫瘍の病勢を推測するなど，いろいろな目的で使います（図4）．

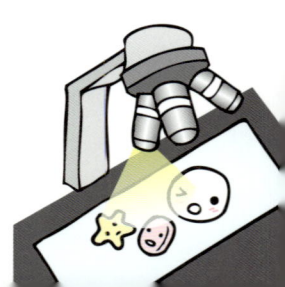

図3 血清と血漿

血漿には凝固因子が含まれています．血清には凝固因子が含まれていません．

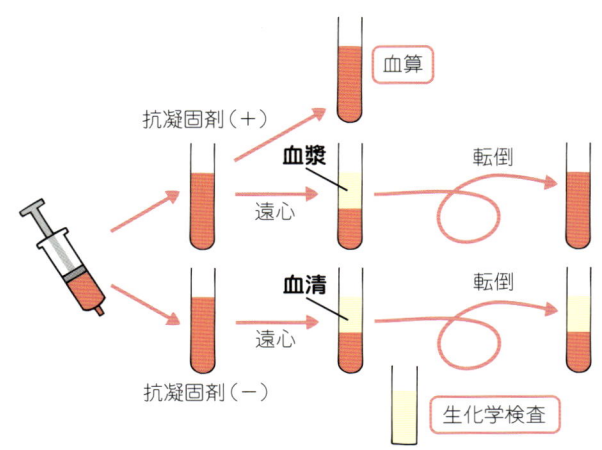
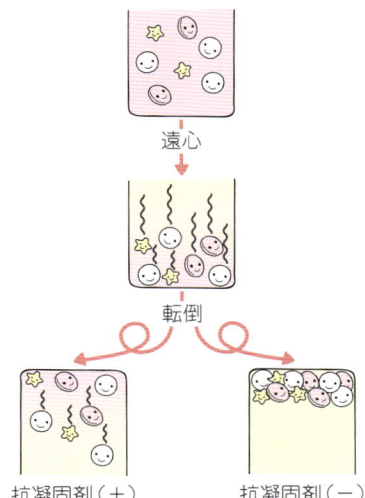

図4 生化学検査

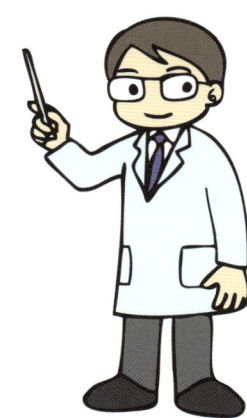

肝機能
AST, ALT, LDH
ALP, γGTP, T-Bil

栄養状態
Alb, T-Chol

腎機能
BUN, Cre

代謝機能
血糖, UA

血液腫瘍の状態
LDH（白血病，悪性リンパ腫）
TP, ZTT（多発性骨髄腫）

電解質
Na, K, Cl
Ca, P

例えば，肝機能なら ALT，腎機能なら Cre にまず注目します．

例）白血病の患者で特に注目する項目
ALT
Cre
LDH

Dictionary 3

CRP

日本語ではC反応性蛋白（C-reactive protein）といい，肝臓で作られる物質です．身体内で炎症が起きると高値となります（発熱するような病態があると，CRP値が上がります）．細菌感染に比べると，ウイルス感染や腫瘍熱・薬剤熱の際にはCRP値が上がりにくいという傾向はありますが，CRP値だけで発熱の原因を特定することはできません．

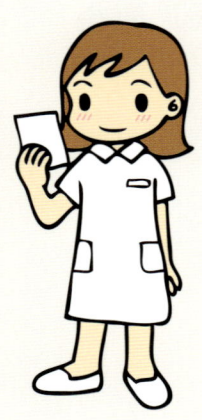

検査の解釈において気をつける点

- AST，ALT，LDHは肝障害だけではなく，筋肉や肺の異常などでも高値になります（図5）．
- 白血病や悪性リンパ腫でもLDH高値になります（図6）．
- 電解質異常は，意識障害や不整脈の原因になることがあるので，とくに注意が必要です（図7）．
- 採血時に溶血させると，検査結果に影響が出る場合があります（高K血症や高LDH血症になります）．

（5）免疫学的検査

- 感染症などの際に血液中に出現する物質（抗原や抗体など）を検出する検査です．
- 血清中の物質を調べるという点では，生化学検査と同様です．健康保険上の扱いが別であったり，分析する機器が違ったりするので，生化学検査とは別扱いにします．
- CRPは免疫学的検査のひとつです（→Dictionary 3）．

（6）腫瘍マーカー

- 腫瘍が体内にあるときに血液中に出現する（多くの場合，腫瘍が作り出す）物質です．
- 造血器腫瘍では，可溶性IL-2レセプターが悪性リンパ腫の腫瘍マーカーとなります（p.110〜参照）．

（7）動脈血血液ガス分析（ABG）

- 血液ガス分析では，動脈血の酸素濃度（PaO_2）に加え，二酸化炭素濃度（$PaCO_2$）とHCO_3も測定します．$PaCO_2$とHCO_3からpHが決まります．
- 動脈血のpHは正常では7.4です．pHが大きくても小さくても，呼吸循環動態に悪影響を及ぼします．
- PaO_2は，パルスオキシメーターによる経皮的酸素飽和度測定（SpO_2）で代用することが可能です．しかし，pHは血液ガス分析をしないと分かりません．血液ガス分析が必要な理由はここにあります．

図5 臓器障害における生化学検査

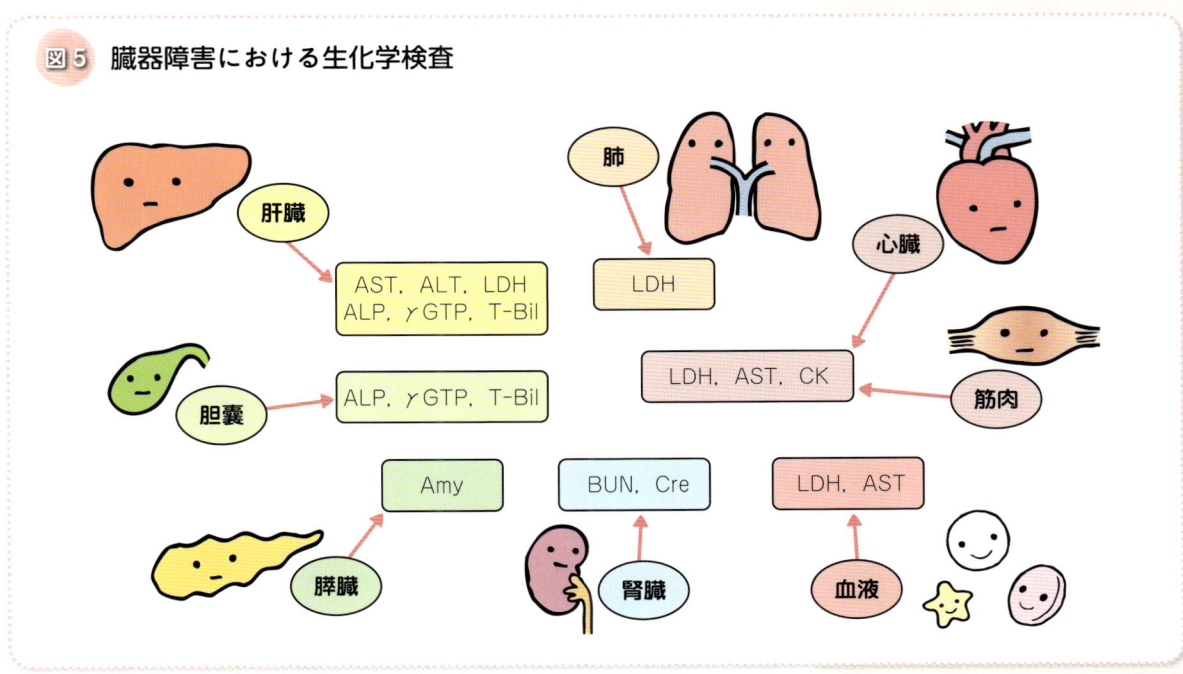

図6 造血器腫瘍と生化学検査

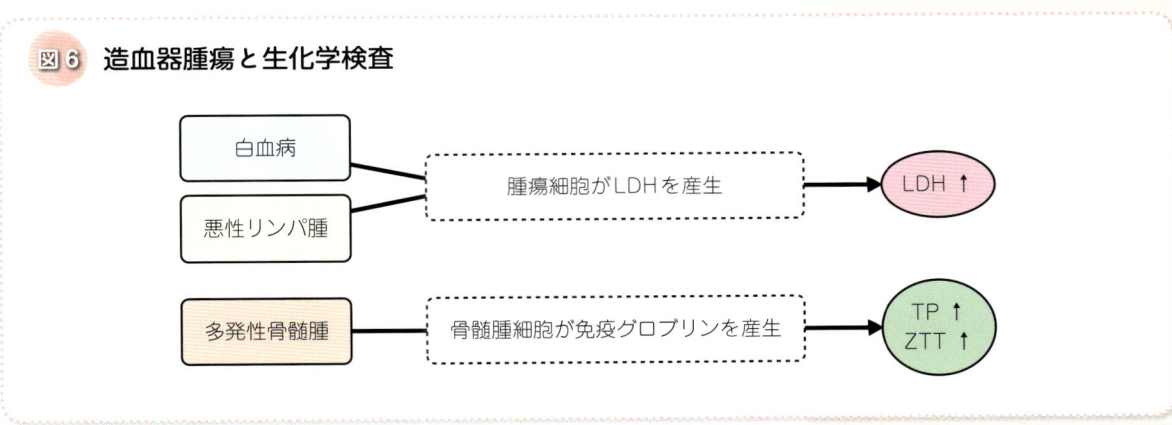

図7 電解質異常による急性症状

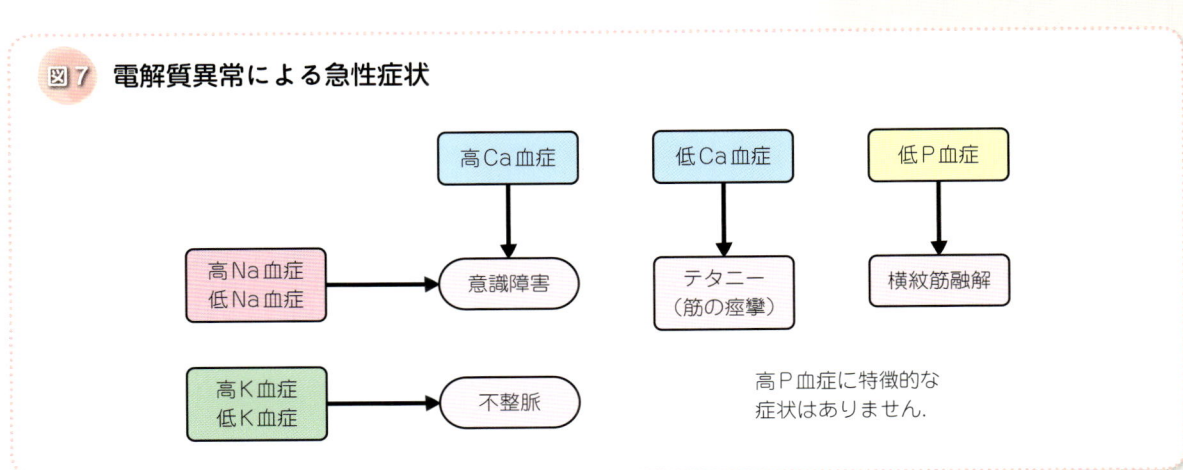

II 検査

II-2 骨髄検査

骨に針を刺して骨髄細胞や組織を採取する検査です．採取した骨髄細胞を顕微鏡で観察したり，遺伝子検査を行ったりして，血液疾患の原因や治療効果を調べます．骨髄穿刺と骨髄生検の2通りの方法があります（図1）．

Q&A 1
骨髄穿刺に関する疑問

1. 骨髄穿刺は，腸骨と胸骨のどちらで行うのがよいでしょうか．一般的に，腸骨より胸骨の方が骨髄細胞を豊富に含んでいるので，胸骨から採取した方が，診断に適したきれいな細胞が採れます．しかし，胸骨は薄いので骨折しやすく，胸骨の背後には大動脈がありますから，穿刺位置を誤ると大きな事故につながる危険性があります．これらを考えに入れて，どちらから採取するかを決めています．
2. 骨髄液を2本以上の注射器に分けて採取する場合があります．これは，骨髄液を一度に多量に吸引すると，末梢血液が混入するためです．検査のために1mL以上の骨髄液が必要な場合は，2本以上の注射器に分けて採取すると，1本目の注射器には血液の混ざらないきれいな骨髄液が採れます．
3. 骨髄穿刺後は，15分ほど仰臥位で安静にします．これには，①止血を十分に行う目的と，②検査後に自律神経の異常（血管迷走神経反射）によって，一時的に血圧が下がって倒れてしまう場合があるので，それを防ぐ目的があります．

(1) 骨髄穿刺

● 別名・略称
- マルク（→Dictionary 1），BMA（ビーエムエイ：bone marrow aspiration）

● 方法
- 胸骨（胸部正中の骨）または，腸骨（骨盤の骨）から採取します（図2）．胸骨から採取するときは，患者を仰臥位として胸骨の穿刺部周囲を消毒，局所麻酔し，骨髄穿刺針（マルク針：図3a）を刺入します．注射器で骨髄液を吸引採取し，検査に提出します（→Q&A 1）．
- 検査後は15分ほど安静にして，バイタルサインに変化がなければ，その後は通常の生活をしても構いません．
- 穿刺時と骨髄液吸引時には痛みが出ますが，その後は局所麻酔がきれても痛むことはありません．検査後も長く痛みが残るようなら，出血などの合併症を起こしている可能性があります．

● どのような場合に検査が必要か
- 貧血や白血球，血小板の異常など，骨髄の疾患を疑った場合に検査をします．1個1個の骨髄細胞の形がよくわかるので，通常は骨髄の検査と言えば，骨髄穿刺のことを指します．

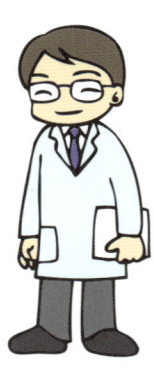

Ⅱ-2 骨髄検査

図1 骨髄穿刺と骨髄生検の違い

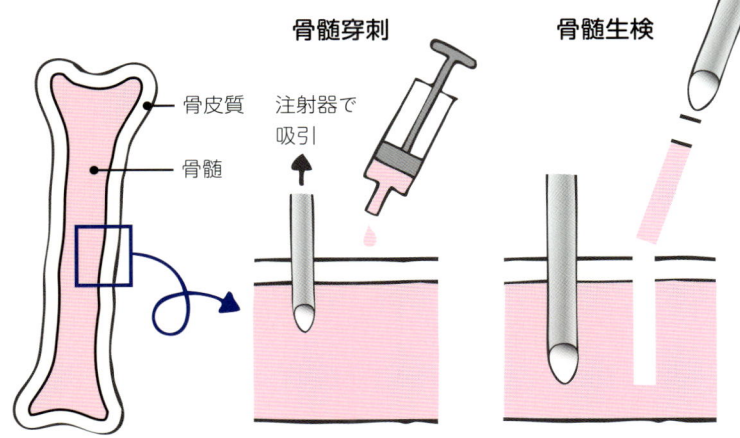

注射器で骨髄液を吸い取ってくるのが骨髄穿刺.
骨髄組織ごと，針の中にくり抜いて取ってくるのが骨髄生検.

図2 胸骨穿刺　腸骨穿刺

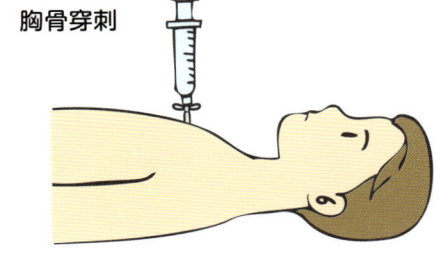
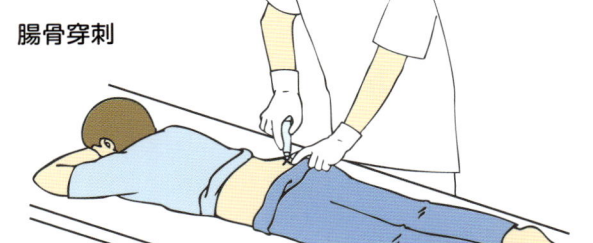

図3 マルク針　ジャムシディー針

a. マルク針
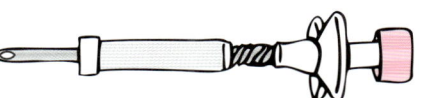

b. ジャムシディー針
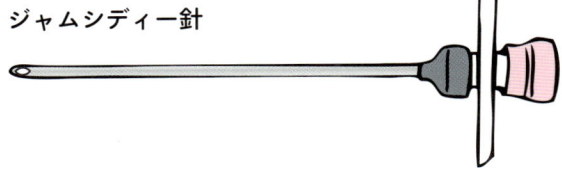

Dictionary 1

マルク

骨髄は英語で bone marrow. マルク (mark) はドイツ語で，marrow を意味します．昔，日本はドイツ医学を手本としていたので，いろいろな医学用語にドイツ語の名残がみられます．

Ⅱ 検査

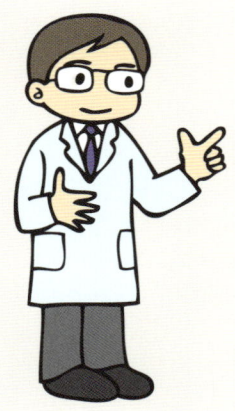

表1 骨髄生検が必要な疾患と病態

骨髄生検が必要な状態・疾患	骨髄生検が必要な理由
骨髄穿刺がドライ タップ（吸引不能）	・骨髄に白血病細胞や悪性リンパ腫の細胞が充満している可能性がある ・骨髄に線維化が起こっている可能性がある
骨髄線維症	・骨髄に線維化が起こると骨髄液は吸引できない
悪性リンパ腫	・リンパ腫細胞の骨髄浸潤を，骨髄穿刺より正確に検出できる可能性がある
再生不良性貧血	・骨髄の細胞密度を正確に評価できる
粟粒結核	・結核による肉芽腫が検出できる可能性がある

(2) 骨髄生検

● 別名
- BMB（ビーエムビー：bone marrow biopsy）

● 方法
- 患者を伏臥位（うつ伏せ）にして，腸骨から採取します．穿刺部周囲を消毒，局所麻酔し，骨髄生検針（ジャムシディー針：図3b）を刺入します．生検針内に，骨髄組織をくり抜いてくるようにして採取し，検査に提出します．
- 検査後は骨髄穿刺と同じ扱いで構いません．骨髄穿刺よりは刺入時の痛みが強く，検査後も痛みが残ることがありますが，鎮痛薬を要する程の強い痛みになることは通常ありません．

● どのような場合に検査が必要か

①骨髄穿刺で骨髄液が吸引できなかったとき（「ドライ タップ」といいます），②骨髄の細胞密度を正確に知りたいとき，③骨髄生検でしか診断できない特殊な疾患・病態を疑ったときに施行します（表1）．骨髄穿刺と同時に行うこともあります．

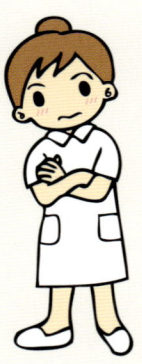

II-2 骨髄検査

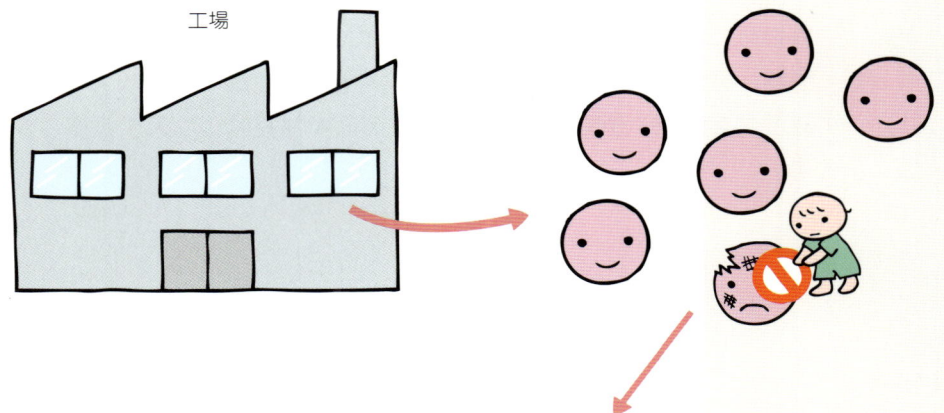

不良品が出荷されたら，工場の内部を査察して，その原因を調査します．

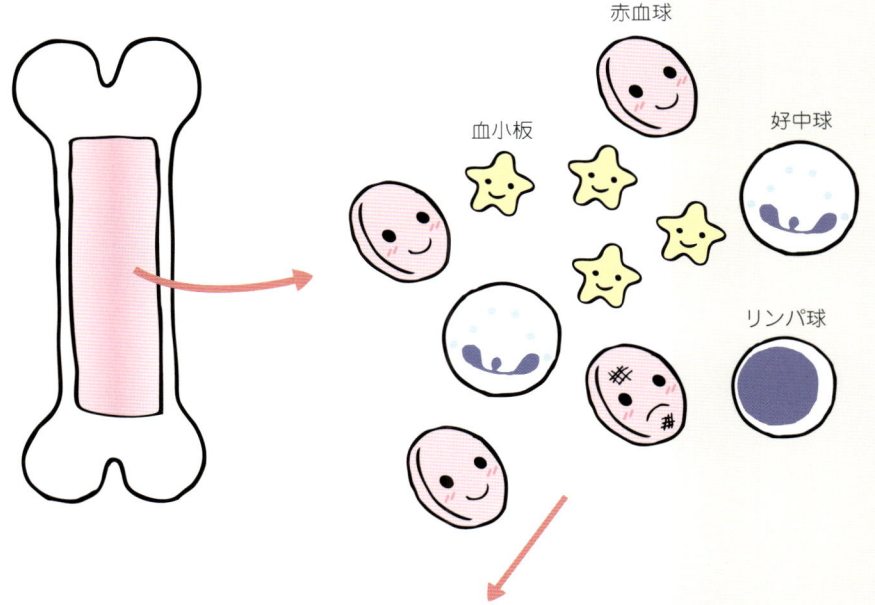

血液中の赤血球，白血球，血小板に異常があったら，骨髄検査をして，その原因を調査します．

II-3 脳脊髄液検査

脊髄腔に針を刺して脳脊髄液を採取する検査です．細胞数，蛋白濃度，細胞診，細菌培養などの検査をします．急性白血病や悪性リンパ腫の中枢神経浸潤を治療・予防するために，抗癌薬を髄腔内に注入する場合があります．

⭐ Advanced Study 1

脳脊髄液検査後の頭痛

検査後，脳脊髄液が漏出し，脳周囲の髄液が減少するために，頭痛を生じる場合があります．頭を低くして寝ていると，脳脊髄液が脳の方までまわるので，頭痛は軽減します．このような頭痛は，長くても数日で自然に軽快するので，心配ありません．

⭐ Advanced Study 2

抗癌薬の髄腔内投与

中枢神経（脳と脊髄）は，血漿に溶け込んだ薬がむやみに入ってこないように，バリアで守られています（血液・脳関門）．すなわち，点滴で抗癌薬を投与しても，抗癌薬は脳脊髄に届きにくいのです．そこで，白血病や悪性リンパ腫の中枢神経浸潤を治療・予防するときには，抗癌薬を髄腔内に直接注入します．

(1) 脳脊髄液検査

● **別名**
- 腰椎穿刺，ルンバール，髄注

● **方法**
- 患者に図1の姿勢をとらせ，腰椎のL3/4またはL4/5を穿刺部（⬆）として，その周囲を消毒，局所麻酔し，腰椎穿刺針（ルンバール針）を刺入します．髄液圧を測定，脳脊髄液を5 mLほど採取し，検査に提出します．検査に引き続いて抗癌薬の髄腔内投与を行う場合があります（髄注）．
- 検査後は30分ほど安静にして，バイタルサインに変化がなければ，その後は通常の生活をしても構いません．検査後の合併症として頭痛を生じる場合があります（→Advanced Study 1）．

● **どのような場合に検査が必要か**
- 急性白血病や悪性リンパ腫で，中枢神経浸潤を疑った場合に検査をします．急性白血病では，全身の治療の一環としてルーチンに検査を行い，予防的に髄注をします．

(2) 髄注（IT：intrathecal）

- 白血病やリンパ腫の中枢神経浸潤の治療や予防をするために，検査に引き続いて抗癌薬を注入する場合があります（→Advanced Study 2，図2）．

II-3 脳脊髄液検査

図1 脳脊髄液検査

患者を側臥位として，両腕で膝を抱え込むように背中を丸めさせます．

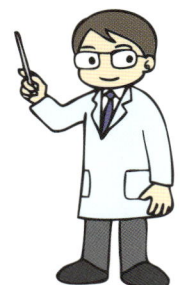
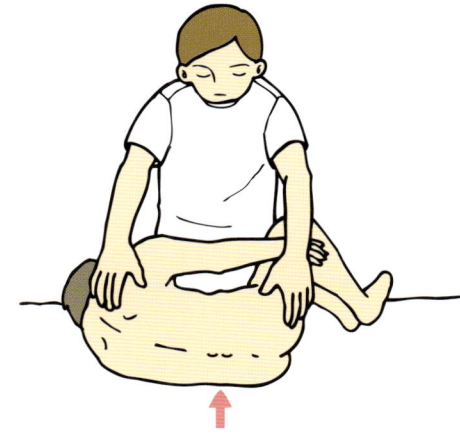

図2 抗癌薬の髄注

髄注できる抗癌薬は，シタラビンとメトトレキサートだけです．抗癌薬の刺激による髄膜炎を予防する目的で，副腎皮質ホルモン薬も併用します．全量を5〜7mL程度に調製します．

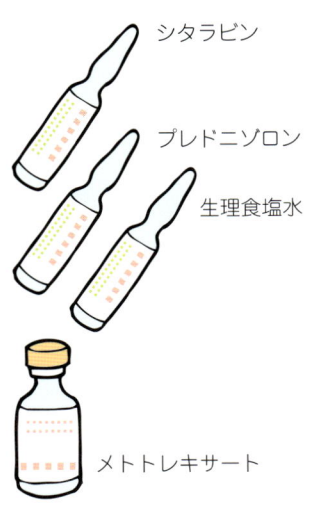

① 介助者（または薬局）が抗癌薬を調製します．

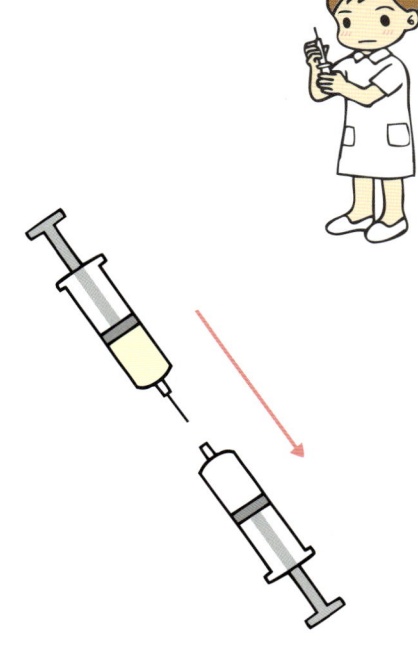

② 術者が清潔なシリンジで受けて，髄注します．

II-4 染色体・遺伝子検査

白血病や悪性リンパ腫などの造血器腫瘍は，遺伝子の変異が原因で生じます．遺伝子そのものの変化を見つける検査や，「遺伝子の束」とも言える染色体の検査は，血液疾患を診断，治療する際に重要な情報を与えます．

 Advanced Study 1

染色体と遺伝子

遺伝子の本体はDNA（デオキシリボ核酸）です．DNAからRNA（リボ核酸）が作られ，RNAからアミノ酸が作られます．アミノ酸が鎖のように連なったものが蛋白です（図1）．種々の蛋白の働きで生命は維持されています．
DNAは「ヒストン」と呼ばれる蛋白などと結合して，染色体を作っています．染色体が，父親と母親から1対ずつ受け継がれることによって，遺伝子が親から子へと受け継がれていきます．

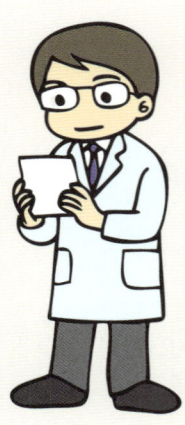

染色体・遺伝子検査

基礎

- ヒトの細胞ではDNAからRNAが作られ，RNAから蛋白が作られます（→Advanced Study 1, 図1）．
- 染色体は，DNAがひも状に長く連なったものです．遺伝子とは「蛋白を生み出すDNA配列」です．染色体の上には，遺伝子がとびとびに存在しています（図2）．
- 白血病や悪性リンパ腫などの造血器腫瘍は，遺伝子の変異が原因で生じます．遺伝子や染色体の検査は，病気の診断や治療の際に重要です．

(1) 染色体検査（G-banding, FISH法, SKY法）

- ヒトの染色体は46本あり，22対の常染色体と1対の性染色体から構成されています（図3）．染色体を顕微鏡で観察して，染色体の過剰，欠失，転座などを調べます．
- 染色体検査は，どの遺伝子に異常があるかを知る手がかりになります．骨髄やリンパ節の細胞で検査します．

(2) 遺伝子検査（PCR法, TMA法, サザン解析）

- 「どの遺伝子を検査するか」を決めないと，遺伝子検査はできません．その手がかりになるのが，染色体検査です．
- 疾患によっては，特定の遺伝子異常が原因で発症することが知られています．その疾患を疑ったときには，最初から遺伝子検査をする場合があります（表1）．

II-4 染色体・遺伝子検査

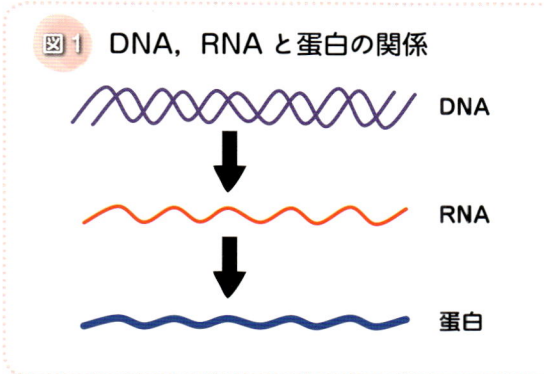

図1 DNA，RNAと蛋白の関係

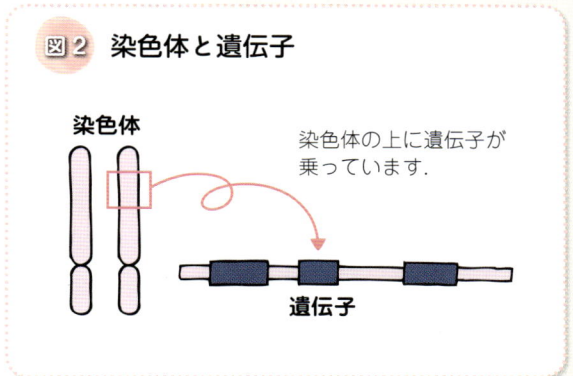

図2 染色体と遺伝子

染色体の上に遺伝子が乗っています．

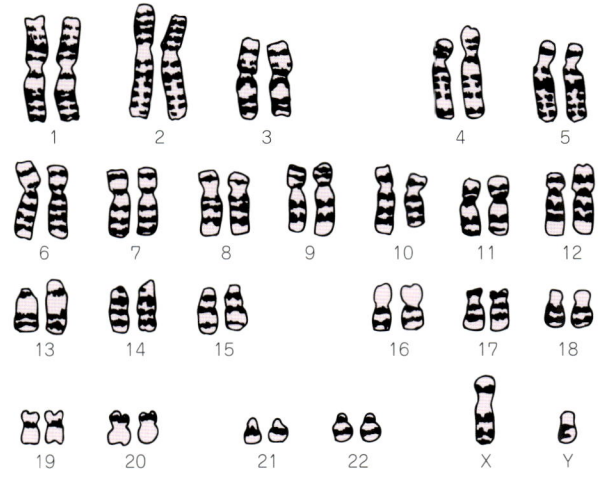

図3 染色体分析（男性）

正常の染色体は，男性では 46, XY，女性では 46, XX と記載されます．

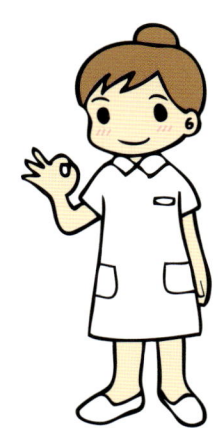

表1 造血器腫瘍と染色体・遺伝子異常の例

疾患	染色体異常	遺伝子異常
急性骨髄性白血病	t(8;21)(q22;q22)	RUNX1-RUNX1T1
	inv(16)(p13.1q22)	CBFB-MYH11
急性リンパ性白血病	t(9;22)(q34;q11)	BCR-ABL
急性前骨髄球性白血病	t(15;17)(q22;q12)	PML-RARA
慢性骨髄性白血病	t(9;22)(q34;q11)	BCR-ABL
濾胞性リンパ腫	t(14;18)(q32;q21)	IgH-BCL2
Burkitt リンパ腫	t(8;14)(q24;q32)	IgH-MYC

染色体異常と遺伝子異常は，1：1 対応しています．疾患と遺伝子異常は必ずしも 1：1 対応していません．

II-5 表面抗原検査

細胞の表面には，その細胞を特徴づける蛋白が数多く存在しています．白血病や悪性リンパ腫の細胞表面にも，その腫瘍を特徴づける蛋白が存在しており，それらを検査することによって造血器腫瘍の診断ができます．

⭐ Advanced Study 1

CD 番号

CD は cluster of differentiation（分化抗原群）の略称です．もともとは，白血球の細胞表面に存在する抗原（主に蛋白）を整理する目的で番号がつけられました．今では，白血球だけでなくいろいろな細胞の表面抗原に CD 番号がつけられています．CD 番号を決定する国際会議は 2～4 年に 1 回開催され，国際会議で認定された順番に CD 番号がつけられています．

⭐ Advanced Study 2

表面抗原と造血器腫瘍の診断

白血病や悪性リンパ腫などの造血器腫瘍は，どの血液細胞が腫瘍化したか，ということをもとに分類します．例えば，白血病細胞がCD10やCD19など未熟なB細胞の表面抗原を表出していれば，B細胞性急性リンパ芽球性白血病と診断します．リンパ腫細胞がCD3やCD8などT細胞の表面抗原を表出していれば，T細胞性リンパ腫と診断します．

表面抗原検査

🔸 別名
- 表面マーカー検査，フローサイトメトリー検査，白血病リンパ腫解析検査（LLA）

🔸 基礎
- 造血幹細胞が赤血球や白血球，血小板に成長（分化）すると，細胞表面にその細胞特有の物質（表面抗原）が現れます（図1）．表面抗原には国際会議で認定された番号がつけられています（→Advanced Study 1）．
- 表面抗原の検査は，抗体を用いて，フローサイトメトリーという方法で行います（図2）．

🔸 方法
- ヘパリンや細胞培養液を入れた容器に骨髄液や血液を入れ，凝固しないようにして検査室へ運びます．リンパ節でも検査可能です．
- 表面抗原は保存した検体では検査できません．採取したその日のうちに検査することが必要です．

🔸 どんな検査か
- 白血病や悪性リンパ腫の診断・分類をする際に有用です（→Advanced Study 2，表1）．
- B細胞リンパ腫でCD20が陽性ならリツキサン®，急性骨髄性白血病でCD33陽性ならマイロターグ®が投与可能など，治療方針を決める際にも重要です．

図1 血液細胞の分化と表面抗原

GPA：glycophorin A

造血幹細胞 (CD34) → CD34 →
- CD13, CD33 → CD33 好中球 ／ CD33, CD14 単球
- GPA → GPA 赤血球
- CD41 → CD41 血小板

CD34 →
- CD10, CD19 → CD20, CD19 B細胞
- CD3 → CD3, CD4 or 8 T細胞

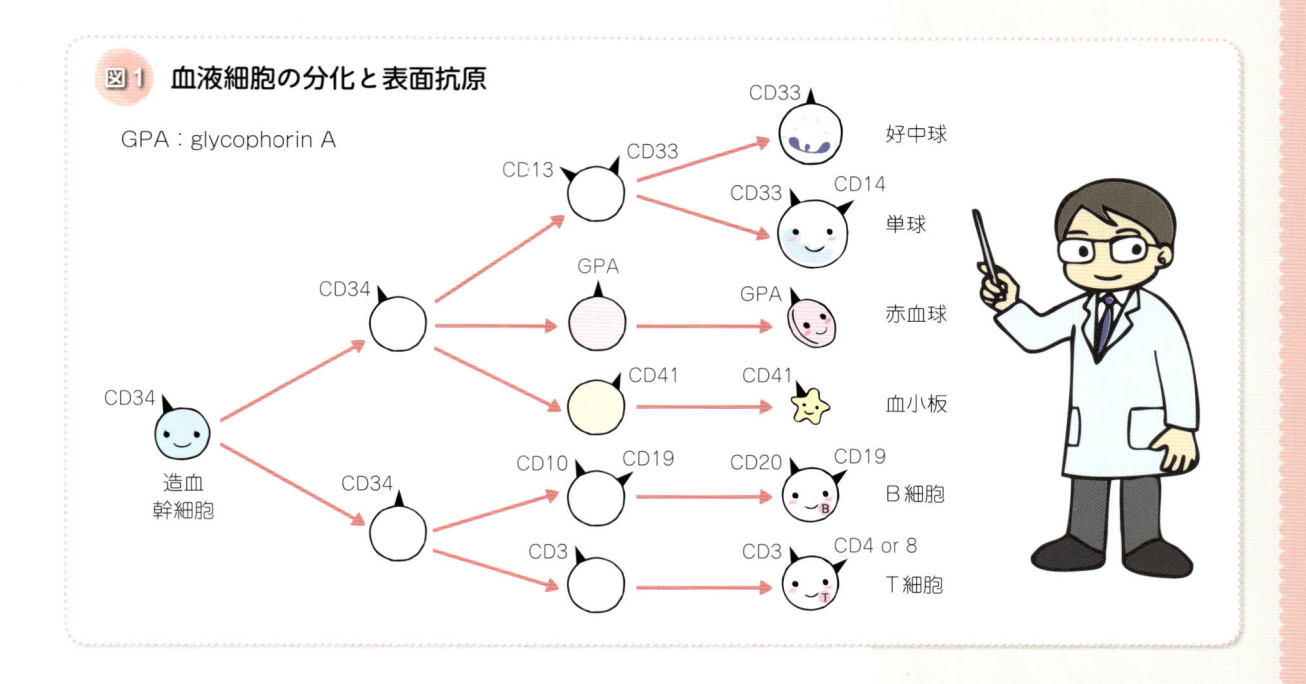

図2 抗体を用いた細胞表面抗原検査

抗体が認識（結合）するものを抗原と呼びます．抗体に蛍光色素を結合しておき，その蛍光を「フローサイトメーター」という機器で検出します．

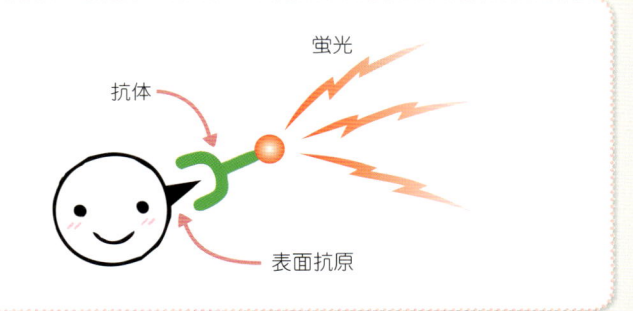

蛍光／抗体／表面抗原

表1 血液細胞と表面抗原

血液細胞		主な表面抗原
造血幹細胞		CD34
骨髄球系細胞	好中球	CD13, CD33
	単球	CD14, CD33
赤血球		GPA
血小板		CD41
リンパ球	B細胞	CD10, CD19, CD20
	T細胞	CD3, CD4 or CD8, CD5, CD7
	NK細胞	CD56

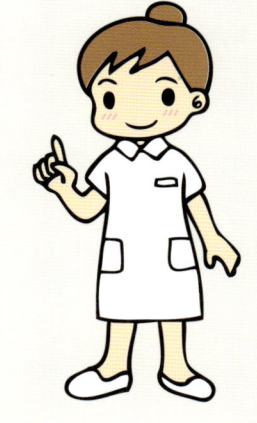

GPA：glycophorin A

II-6 画像検査

悪性リンパ腫や多発性骨髄腫において，腫瘍が身体内のどこに，どの程度の大きさで存在しているかを知ることは重要です．CTやMRIなどの画像検査の特徴を理解して，適切に検査を行うことが必要です．

Advanced Study 1
単純CTと造影CT

単純CTでも異常の有無はある程度わかりますが，造影CTではリンパ節が見分けやすいなどのメリットがあります．造影剤は，副作用としてショックや腎障害を起こすため，ヨードアレルギーや腎機能障害のある患者には使えません．100 mLほどの造影剤を1〜2分で急速に注入するので，少なくとも22G以上（ダイナミックCTの際は20G以上）の針で点滴用の血管を確保する必要があります．

Advanced Study 2
画像検査の読影で使う用語

CTで白く見えるものをhigh density，黒く見えるものをlow densityと呼びます（表1）．例えば，肝臓の中に黒く見える腫瘤がある場合，「肝臓内にlow density SOL（エスオーエル）がある」と言います（SOL：space occupying lesion, 空間占拠性病変）．「肝臓内にLDA（エルディーエー：low density area）がある」と言うこともあります．

(1) CT検査

● どんな検査か

- X線で身体の横断面を見る検査です（図1）．
- 検査台の上で仰臥位となって検査を受けます．検査時間は数分です．
- 造影剤を使わないのが単純CT，ヨード造影剤点滴後に撮影するのが造影CTです（→Advanced Study 1）．
- X線を通さないものは白く，通しやすいものは黒く見えます．生体内のもので，白く見えるのは石灰化したもの（骨など）と出血です（→Advanced Study 2）．

● 検査に際しての注意点

- 腹部を撮影する場合や造影剤を使う場合には，食待ちで検査します．
- 妊娠中またはその可能性のある女性は，検査ができません．

(2) MRI検査

● どんな検査か

- 磁力を利用して，身体の横断面や縦断面を見る検査です（図2）．放射線（X線）を使わないので，被曝しません．
- 検査台上，仰臥位で検査を受けます．検査時間は30分程かかるので，安静を保てない患者は検査ができません．
- CTではわからない異常がMRIでわかる場合もありますが，その逆の場合もあります．
- 造影剤を使うと，腫瘍が見やすくなる場合があります．

図1 腹部 CT 画像

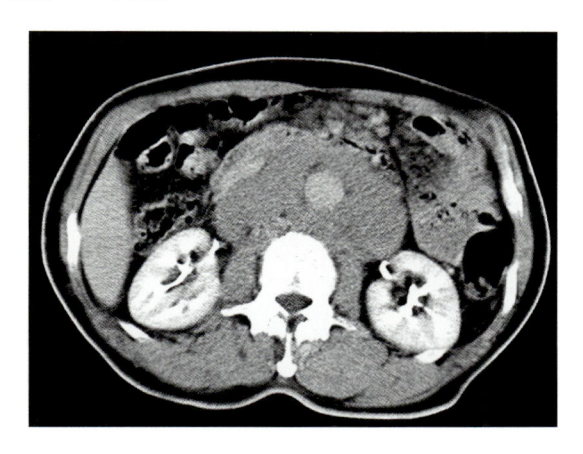

悪性リンパ腫の患者．大動脈を取り囲むようにリンパ節が腫れています．

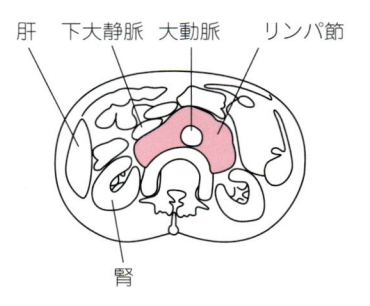

肝　下大静脈　大動脈　リンパ節

腎

図2 腰椎 MRI 画像

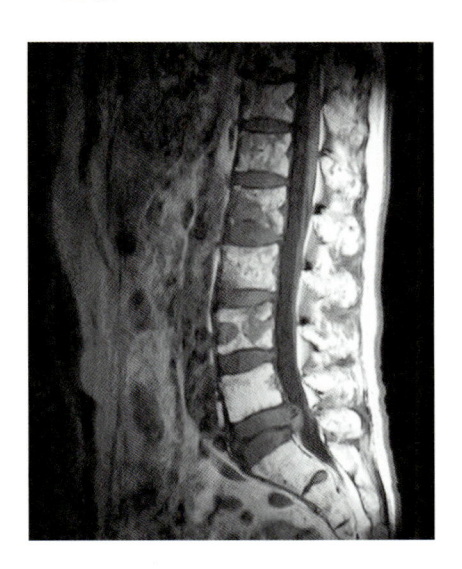

多発性骨髄腫の患者．椎体内に腫瘤ができ，L5 は完全に潰れています．

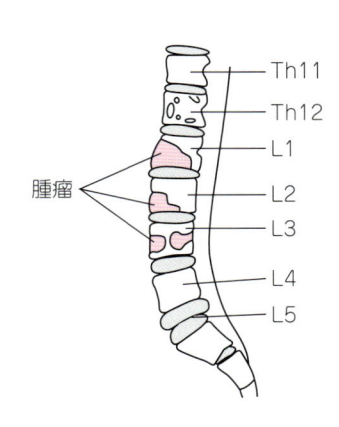

腫瘤

Th11
Th12
L1
L2
L3
L4
L5

表1 画像所見の表現方法

	白く見えるもの	黒く見えるもの
CT	high density（高濃度）	low density（低濃度）
MRI	high intensity（高信号強度）	low intensity（低信号強度）
US	high echo（高エコー）	low echo（低エコー）

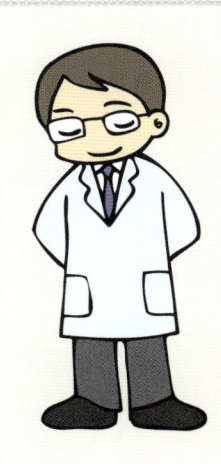

II 検査

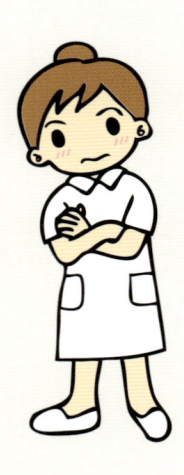

検査に際しての注意点
- 腹部を撮影する場合や造影剤を使う場合には，食待ちで検査します．
- ペースメーカー装着患者は検査ができません．撮影部位に近いところに金属（プレートなど）が入っている場合も検査できません．

(3) 超音波検査

別名・略称
- エコー，US

どんな検査か
- 超音波で身体の内部を見る検査です．
- ベッドサイドでも検査可能で，被曝がないので繰り返し検査ができます．
- 中心静脈穿刺，胸腔・腹腔穿刺の際にも用いるなど，幅広く利用されます．

(4) PET検査

別名
- FDG-PET（エフディージー・ペット），PET-CT

どんな検査か
- 放射性物質を注射し，注射後約1時間で全身をPETカメラで撮影して，放射性物質がどこに集積しているかを調べます（→Advanced Study 3，図4）．
- CTと組み合わせると，異常の部位がさらに正確にわかります（PET-CT）．
- 全身をくまなく検査できるので，悪性リンパ腫の診断の際に有用です．CTでは「リンパ節が腫れている」ということしかわかりませんが，PETでは腫れているリンパ節がリンパ腫の活動性病変であるかどうかまでわかります．

検査に際しての注意点
- 食待ちで検査します．
- 糖尿病の患者では，血糖のコントロールがよくないと検査結果が正しく出ません．

⭐ **Advanced Study 3**

PET検査の原理（図3）

PET検査のときに使う放射性物質は，FDG（フルオロデオキシグルコース）というブドウ糖に似た物質です．ブドウ糖は細胞のエネルギー源なので，活発に分裂・増殖をしている細胞，すなわち腫瘍細胞にたくさん取り込まれます．FDGも腫瘍細胞に取り込まれるので，FDGを注射してからPET専用のカメラで全身を撮影すると，FDGが集積している場所が光って（白く）映ります（図4）．このように，PETで白く見えるところに腫瘍があると推測できます．

II-6 画像検査

図3 FDG-PETの原理

細胞が分裂するときに，ブドウ糖はエネルギー源として使われます．

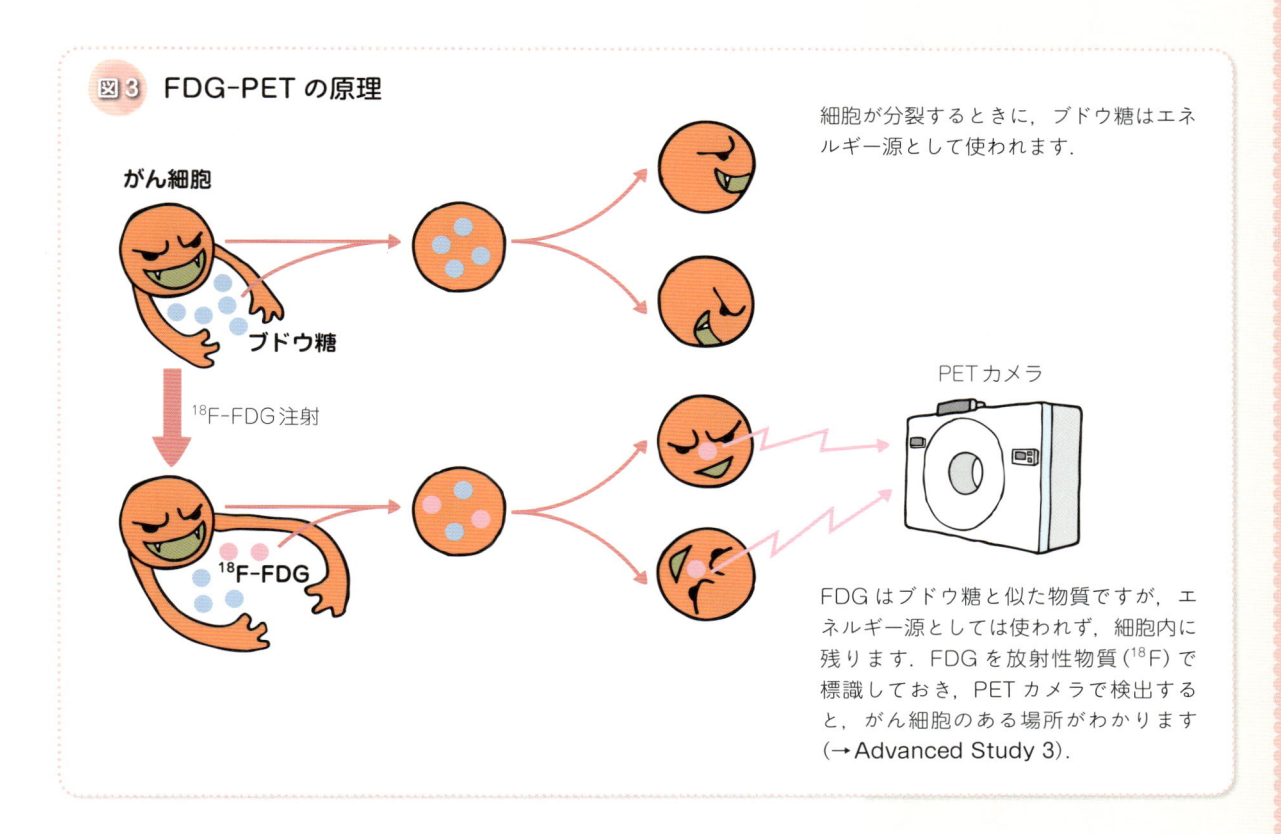

FDGはブドウ糖と似た物質ですが，エネルギー源としては使われず，細胞内に残ります．FDGを放射性物質（^{18}F）で標識しておき，PETカメラで検出すると，がん細胞のある場所がわかります（→Advanced Study 3）．

図4 全身PET画像

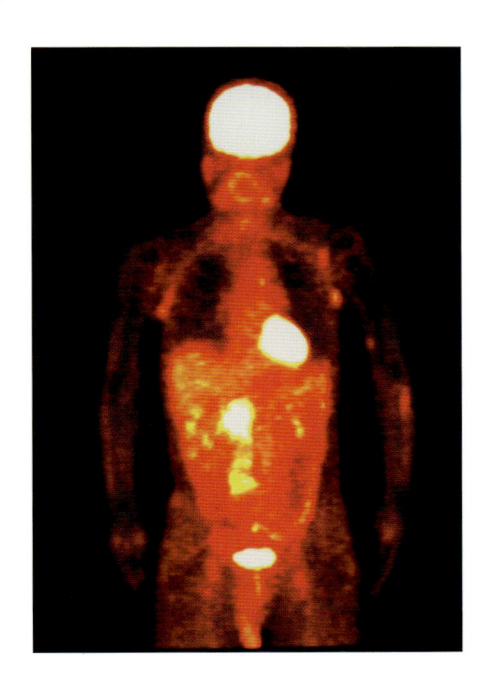

悪性リンパ腫の患者．脳や心臓，膀胱は病気がなくても，白く映ります．

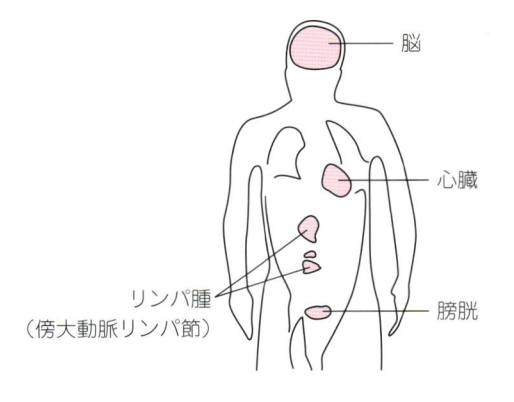

- 脳
- 心臓
- リンパ腫（傍大動脈リンパ節）
- 膀胱

Ⅱ-7 止血検査

血の止まりやすさを調べるためには，血小板と凝固系の両者を検査する必要があります．スクリーニング検査で，どちらに異常があるかを推測し，さらに詳しく調べていきます．

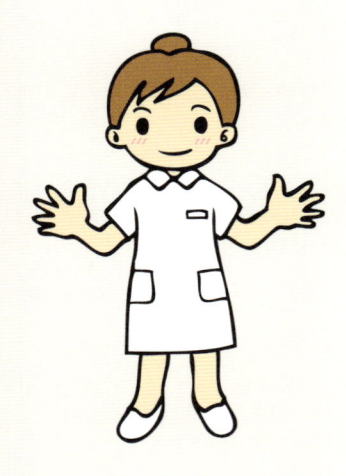

(1) 検査の総論

- 血小板または凝固系の異常によって出血傾向が生じます（p.8〜参照）．
- 血小板の検査としては血小板数，凝固系の検査としてはプロトロンビン時間（PT）と活性化部分トロンボプラスチン時間（APTT）をまず検査します（図1）．

(2) スクリーニング検査（表1）

①出血時間：止血機能を大ざっぱに調べる検査です．耳朶をランセットで刺し止血するまでの時間を検査します．
②血小板数：血算の一項目として検査されます．
③PT：凝固因子のうち主に外因系の機能を調べます（図2）．
④APTT：主に凝固内因系の機能を調べます（図2）．

(3) 特殊検査

①血小板機能検査：血小板が凝集する能力などを検査します．太い針で穏やかに採血し，すぐ検査室に提出します．
②FDP：フィブリンやフィブリノゲンが線溶系で溶かされたときに血中に出てくる物質です．DICの検査の一つです（→Advanced Study 1）．
③凝固因子活性測定：PTやAPTTが延長していたときに，それに相当する凝固因子（図2）の活性を測定します．

★Advanced Study 1

DICの検査

DIC（播種性血管内凝固症候群）を早期に正確に診断することは，治療を適切に始める上で重要です．FDP以外にも，TAT（トロンビン・アンチトロンビン複合体）やPIC（プラスミン・プラスミンインヒビター複合体），Dダイマーなどが，DICを早期に診断するための検査として使われています（p.182〜参照）．

II-7 止血検査

図1 出血傾向を示す患者に対する検査

```
出血傾向
  ↓
血小板数
 ├── 減少 → PT, APTT
 │           ├── 延長 → DIC, 肝硬変など → FDPなど
 │           └── 正常 → 血小板減少症 → 骨髄穿刺など
 └── 正常 → PT, APTT
             ├── 延長 → 凝固因子異常症 → 凝固因子測定
             └── 正常 → 血小板機能異常症など → 血小板機能
```

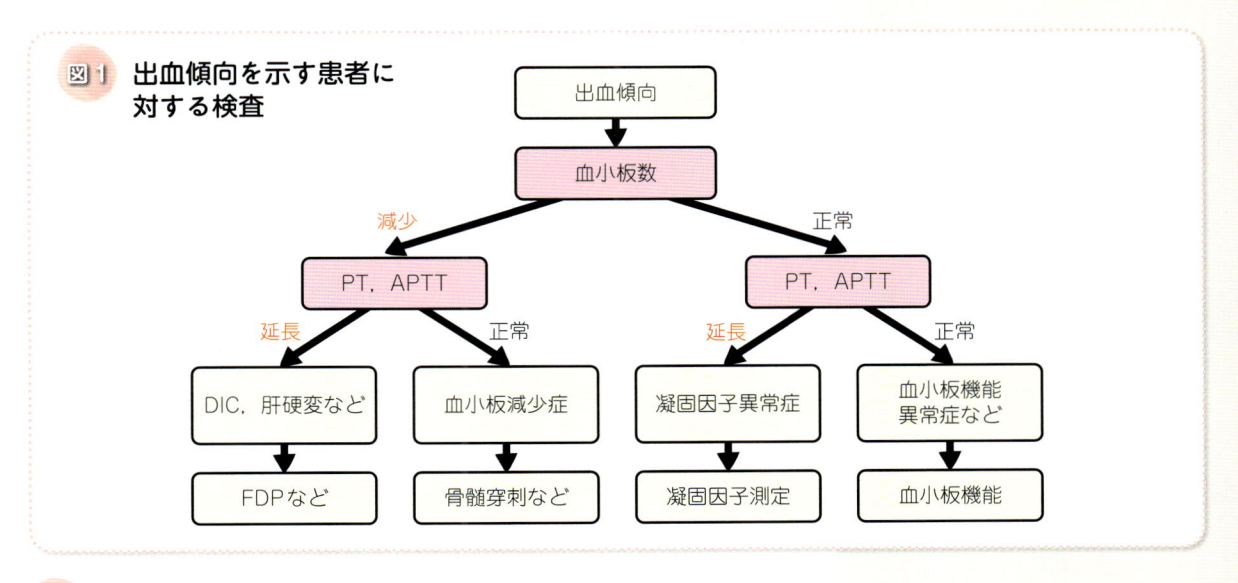

表1 出血性疾患と止血検査

疾患	出血時間	血小板数	PT	APTT	FDP
血小板減少症	延長	減少	N	N	N
血小板機能異常症	延長	N	N	N	N
肝硬変	延長	減少	延長	延長	N〜増加
ビタミンK欠乏症	N	N	延長	延長	N
DIC	延長	減少	延長	延長	増加
血友病	N	N	N	増加	N
フォン・ヴィレブランド病	延長	N	N	N〜延長	N

PT：プロトロンビン時間，APTT：活性化部分トロンボプラスチン時間，FDP：フィブリン/フィブリノゲン分解産物，DIC：播種性血管内凝固症候群，N：正常

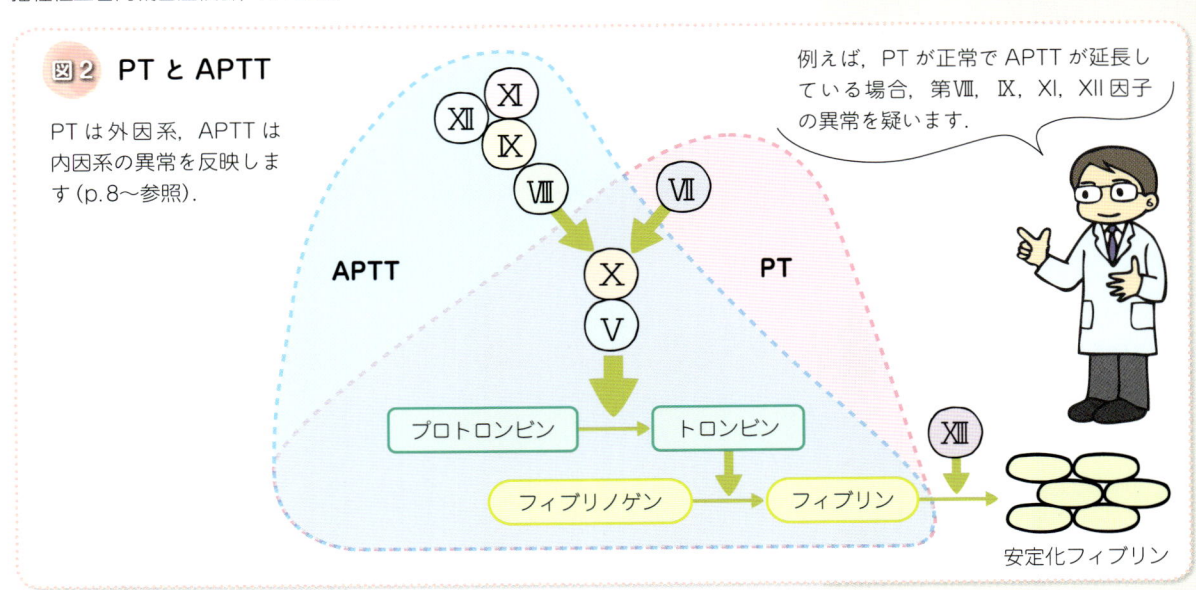

図2 PTとAPTT

PTは外因系，APTTは内因系の異常を反映します（p.8〜参照）．

例えば，PTが正常でAPTTが延長している場合，第Ⅷ，Ⅸ，Ⅺ，Ⅻ因子の異常を疑います．

APTT: Ⅻ, Ⅺ, Ⅸ, Ⅷ → Ⅹ → Ⅴ → プロトロンビン → トロンビン → フィブリノゲン → フィブリン
PT: Ⅶ → Ⅹ → Ⅴ
Ⅷ → 安定化フィブリン

Ⅲ 治療

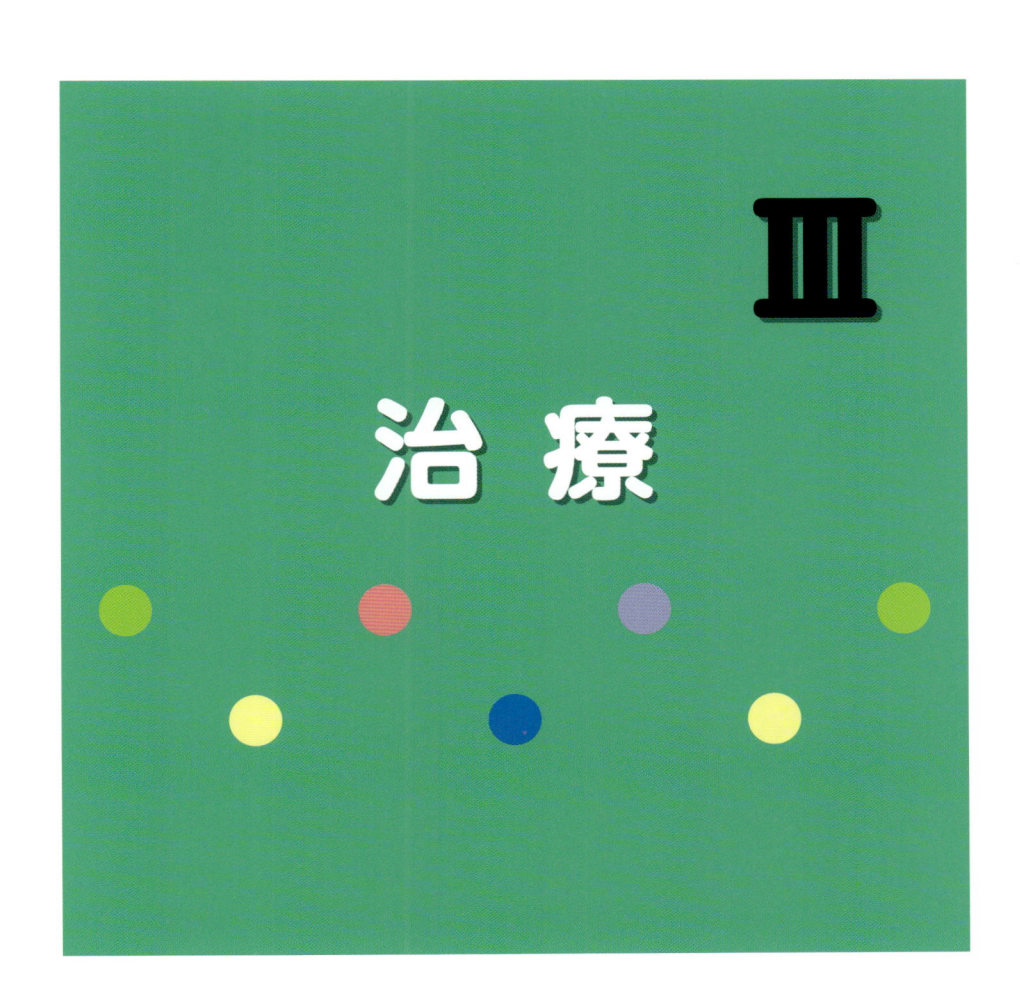

Ⅲ-1 抗癌薬

細胞の分裂や増殖を抑える薬を抗癌薬（抗癌剤）といいます．正常細胞の分裂や増殖も抑えてしまうので，それが副作用として身体に悪影響を与えます．造血器悪性腫瘍の治療には不可欠な薬剤です．

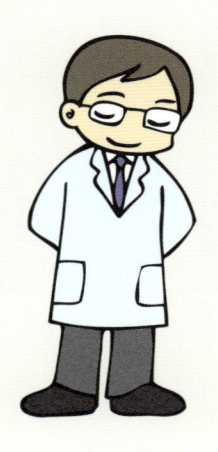

抗癌薬

● どんな薬か

- 細胞は分裂することによって自らを2つに増やします．この細胞分裂・増殖を抑える薬を抗癌薬といいます（図1）．
- 細胞は常に分裂しているわけではありません．ふだんは「静止状態」にあり，ときどき「細胞周期」という細胞分裂をする状態に活性化されます．抗癌薬は，静止期の細胞にはあまり作用せず，細胞周期に入っている細胞に強く作用します（図2）．癌細胞は，正常細胞に比べて，細胞周期に入っている時間が長い（盛んに分裂している）ので，抗癌薬がよりよく効きます．
- 抗癌薬は作用機序によって，いくつかの種類に分類されます（図3）．種類の異なる抗癌薬を2〜3種類組み合わせて投与すると，より強い効果が期待できます．

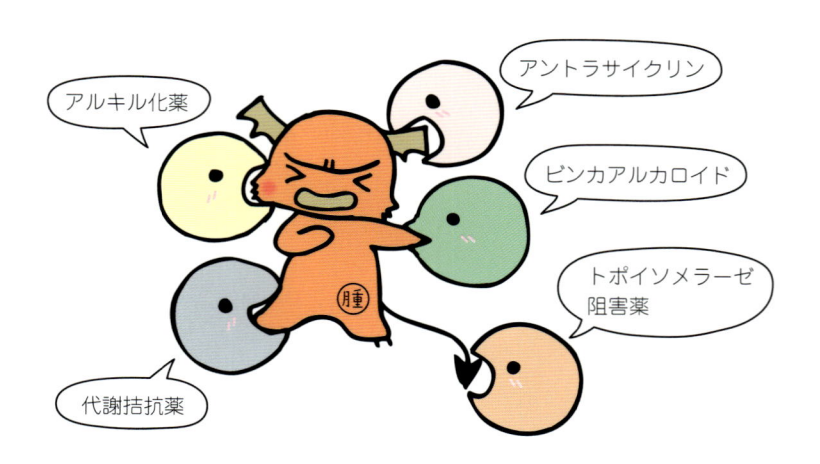

図1 抗癌薬の作用

図2 細胞の増殖

「モグラ叩きゲーム」のように，抗癌薬は細胞周期に入った細胞だけを叩きます．

細胞周期
静止期

抗癌薬
細胞周期
静止期

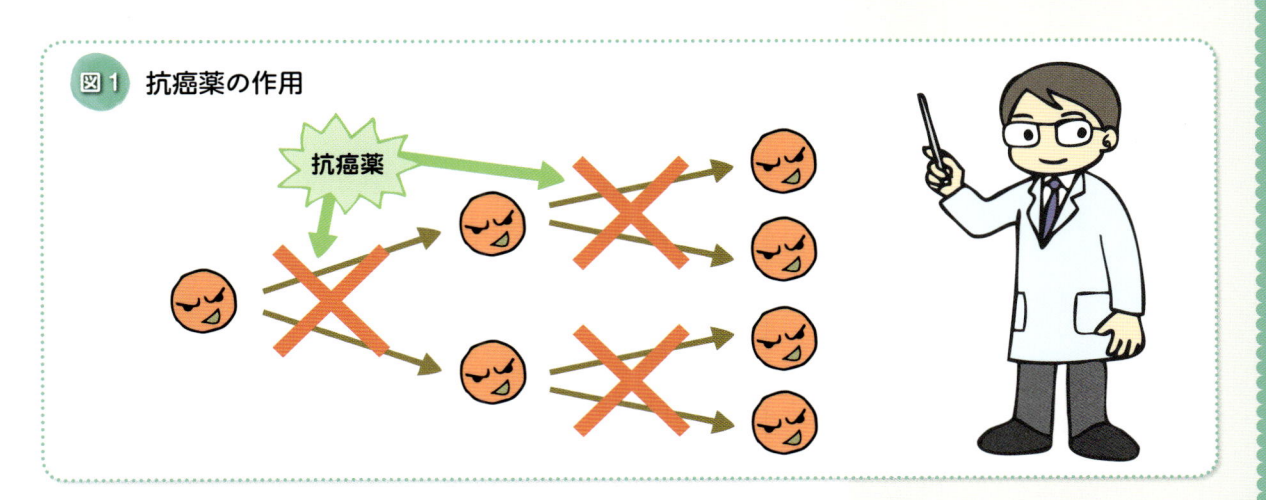

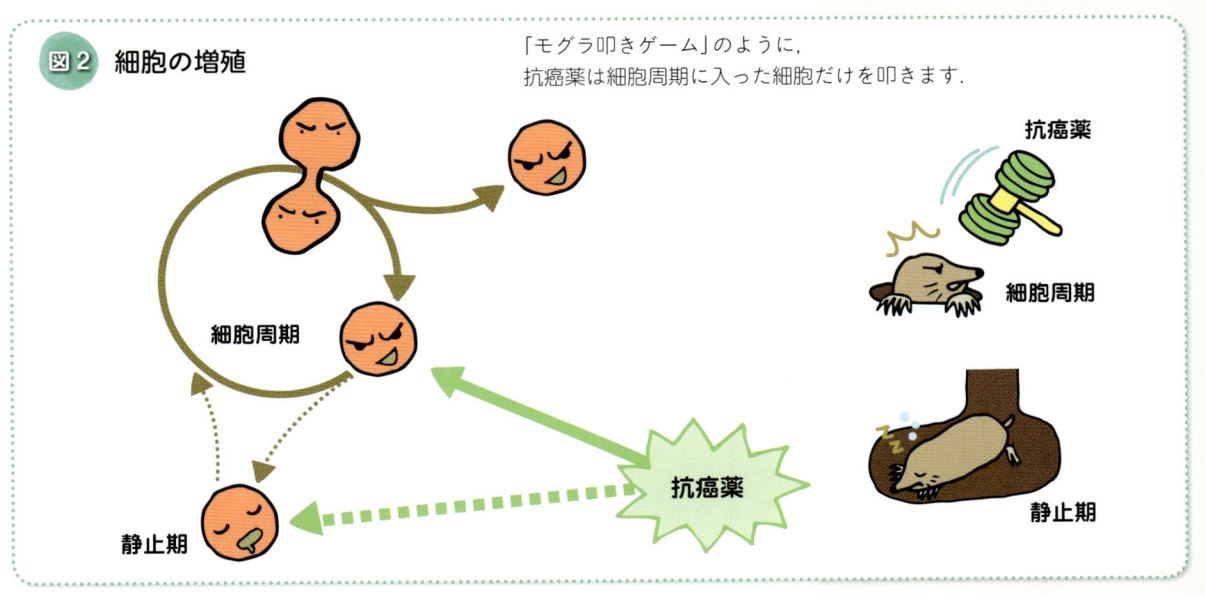

図3 抗癌薬の分類

代表的なものだけを示しました．

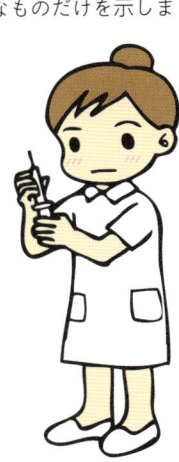

アントラサイクリン
- ドキソルビシン
- イダルビシン
- ダウノルビシン
- ミトキサントロン

代謝拮抗薬
- シタラビン
- メトトレキサート
- フルダラビン

ビンカアルカロイド
- ビンクリスチン
- ビンブラスチン
- ビンデシン

アルキル化薬
- シクロホスファミド
- イホスファミド
- ダカルバジン
- メルファラン

トポイソメラーゼ阻害薬
- エトポシド
- イリノテカン

III 治療

⭐ Advanced Study 1

抗癌薬の血管外漏出

抗癌薬の中で，シタラビン，メトトレキサート以外のものが血管外に漏出すると，程度の差はあれ，何らかの障害が皮膚に生じる恐れがあります．とくにビンクリスチンやドキソルビシンと同じグループの薬（図3参照）は，皮膚の壊死を起こし，植皮が必要になる場合もあります．

血管外漏出を起こした場合に，ヒドロコルチゾンなどの副腎皮質ステロイド薬を局所に皮下注する（図5）とよいという説もありますが，その効果は一定していません．局所を冷却することが一般的に推奨されています．

● 副作用・合併症

- 抗癌薬は正常細胞の分裂や増殖も抑えてしまうので，それが副作用として現れます．
- 一般的に，図4に示すような副作用が現れます．
- 嘔気や嘔吐はほぼ必発の副作用です．嘔気止めの薬は，嘔気が出てから使うのではなく，嘔気が出ないように事前に使います．
- 脱毛を確実に予防する方法はありません．抗癌薬投与後2〜3週間で始まり，投与終了後3カ月ほどするとまた生えてきます．
- 口内炎を生じた時に感染を起こさないように，日頃からうがいを励行し，口内を清潔に保つようにします．抗癌薬投与前に氷を口に含んで冷やしておくと，口内炎を軽減できる可能性があります．
- 抗癌薬が，点滴・静注中に血管外に漏れると，皮膚が炎症を起こして壊死する場合があります．抗癌薬が漏れたら直ちに点滴を中止し，副腎皮質ステロイド薬を局所へ皮下注し，冷やすことが必要です（→Advanced Study 1，図5）．

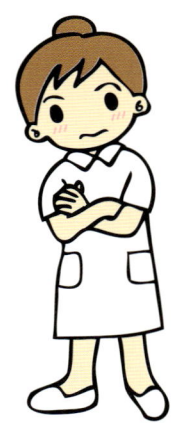

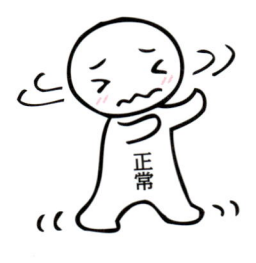

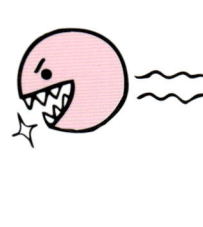

図4 抗癌薬の副作用と発症時期

抗癌薬
食欲不振・嘔気・嘔吐
アレルギー反応
脱毛
下痢
便秘
口内炎
血球減少

0　1　2　3　4
（週）

図5 抗癌薬が皮下に漏れた時の対応

周囲に副腎皮質ステロイド薬を皮下注射

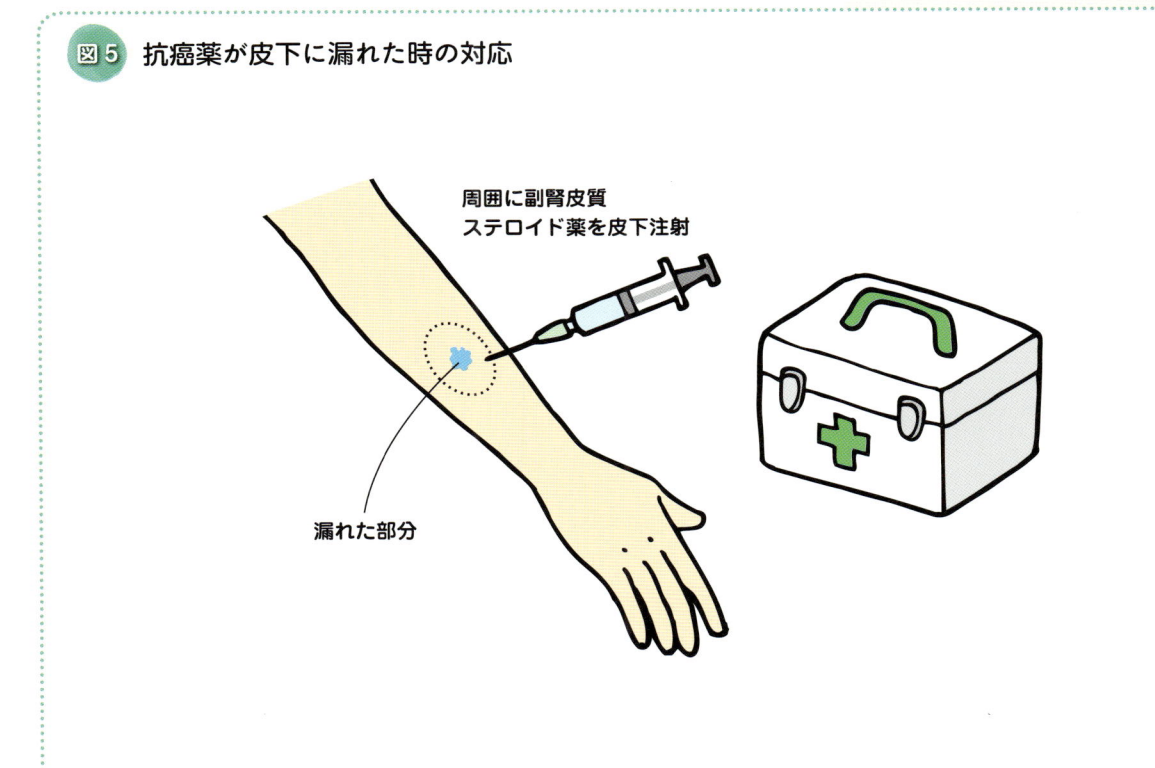

漏れた部分

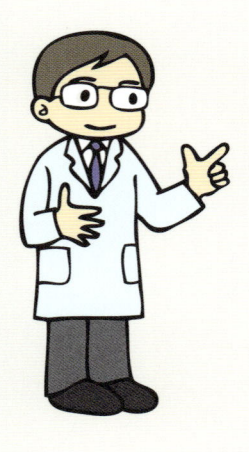

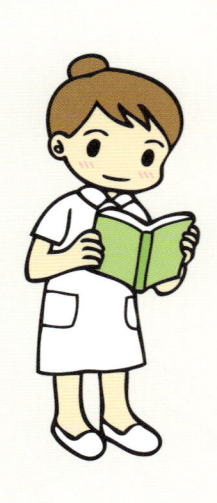

各抗癌薬の特徴（表1）

(1) シクロホスファミド

- シクロホスファミドは，投与後，体内で代謝されて尿に排泄されます．この代謝産物が膀胱粘膜を傷害して，出血性膀胱炎を起こします．
- 出血性膀胱炎を予防するために，補液を多くして尿量を増やし，なるべく代謝産物を希釈して尿に出すようにします．

(2) シタラビン

- 血中に薬剤が存在している時間が長ければ長いほど，効果が強く現れます．シタラビンは血中半減期が短い（点滴が終わると短時間で血中から消失する）ので，点滴時間がきわめて重要です．
- 通常は，24時間持続点滴で投与します．
- 大量療法（$2g/m^2$）を行う場合には，持続点滴ではなく1回3時間で点滴します．点滴時間が長くなると，薬の作用時間が長くなるので副作用が強くなります．
- 少量療法（$10mg/m^2$）を行う場合は，1日2回の皮下注射または24時間持続点滴をします．

(3) メトトレキサート

- 口内炎を起こしやすい薬です．
- 大量に投与する場合は，投与後にロイコボリン®を静注または経口で投与します．

(4) ビンクリスチン

- ビンカアルカロイド（図3）は，副作用として手足のしびれを生じます．投与2〜3週間後から生じ，累積投与量が多くなるほどしびれの程度が強くなります．
- 皮下に漏れると，重篤な皮膚障害（皮膚壊死など）を起こす場合があります．

(5) ドキソルビシン

- 心毒性の副作用があります．累積投与量が多くなると，致死的な心不全を生じる場合があります．
- 皮下に漏れると，重篤な皮膚障害（皮膚壊死など）を起こす場合があります．

表1　血液内科でよく使われる抗癌薬

一般名	略称	主な商品名	注意点
シクロホスファミド	CY / CPA	エンドキサン	出血性膀胱炎を起こすことがあるので，十分量の補液が必要です
ダカルバジン	DTIC	ダカルバジン	点滴時は遮光します．血管痛を起こすことがあります．注射用水で溶解後，生理食塩水で希釈します
シタラビン	AraC	キロサイド サイトサール	アレルギー反応を起こしやすい薬です．点滴時間に注意します（本文参照）
フルダラビン	FLU	フルダラ	注射用水で溶解後，生理食塩水で希釈します．経口薬もあります
メトトレキサート	MTX	メソトレキセート	口内炎を起こしやすい薬です．大量療法時には，ロイコボリン® を投与します
ビンクリスチン	VCR	オンコビン	末梢神経障害を起こしやすい薬です．点滴時は遮光します
イダルビシン	IDR	イダマイシン	累積投与量が増えると，心毒性があらわれます
ダウノルビシン	DNR	ダウノマイシン	
ドキソルビシン	DXR / ADR	アドリアシン	
ミトキサントロン	MIT	ノバントロン	
エトポシド	ETP / VP16	ラステット ベプシド	溶解しにくい薬です．溶解した後，長時間放置すると，析出することがあります．
ブレオマイシン	BLM	ブレオ	薬剤熱や肺線維症を起こしやすい薬です．

主要なものだけを示しました．p.207 の付録の表も参照．

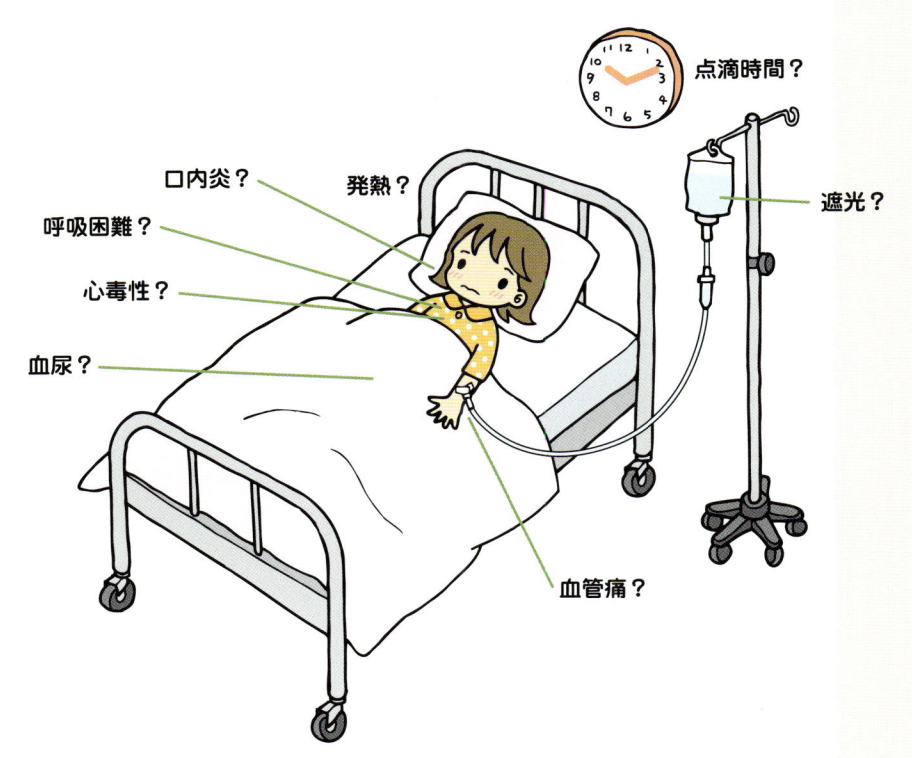

- 点滴時間？
- 遮光？
- 口内炎？
- 発熱？
- 呼吸困難？
- 心毒性？
- 血尿？
- 血管痛？

Ⅲ 治療

Ⅲ-2 分子標的治療薬

分子標的治療薬は，腫瘍細胞の中や細胞表面にある分子（蛋白などの物質）に作用して，細胞の増殖を抑える薬です．抗癌薬と違って，正常細胞に対する影響が比較的少ないので，一般的に副作用が軽度です．

★ Advanced Study 1

CML 細胞と BCR-ABL

CML 細胞においては，9番染色体と22番染色体が途中で入れ替わっていて（「相互転座」といいます），これによってフィラデルフィア染色体（Ph 染色体）が作られます．9番染色体には *ABL* 遺伝子が，22番染色体には *BCR* 遺伝子があり，相互転座の結果，Ph 染色体上に *BCR-ABL* 遺伝子が形成されます（図1）．
ABL 遺伝子から作られる ABL 蛋白は，「チロシンキナーゼ活性」をもっています．チロシンはアミノ酸の一種で，細胞内の物質中のチロシンをリン酸化（チロシンにリン酸を結合させる）するのが，ABL の主要な機能です．BCR-ABL は ABL に比べて，チロシンキナーゼ活性が過度に活性化されており，それが細胞を無秩序に増殖させる（白血病化させる）原因となっています（図2）．

分子標的治療薬

● どんな薬か

- 近年，正常細胞には作用せず，腫瘍細胞だけに働くような，新しい治療薬の開発が進んでいます．分子標的治療薬は，腫瘍細胞の中や細胞表面にある分子（蛋白などの物質）に作用して，細胞の増殖を抑える薬です．
- 抗癌薬はすべての細胞の分裂・増殖を抑えるのに対し，分子標的治療薬は腫瘍細胞の増殖だけを抑えます．

● 各分子標的治療薬の特徴

(1) イマチニブ（グリベック®）
- 慢性骨髄性白血病（CML）の治療薬です（p.124〜参照）．フィラデルフィア染色体陽性の急性リンパ性白血病（Ph 陽性 ALL）に対しても投与します．
- CML 細胞には，BCR-ABL 蛋白という，正常細胞にはない分子が存在します（図1）．BCR-ABL 蛋白が細胞をどんどん増殖させてしまうので，CML が発症します（→ Advanced Study 1）．
- グリベック® は，BCR-ABL 蛋白の働きを抑えることによって，抗腫瘍効果を発揮します（図2）．

(2) ダサチニブ（スプリセル®），ニロチニブ（タシグナ®）
- グリベック® を改良し，さらに強力にした薬です．
- 副作用でグリベック® を使えない患者やグリベック® が無効の患者に対して投与します．

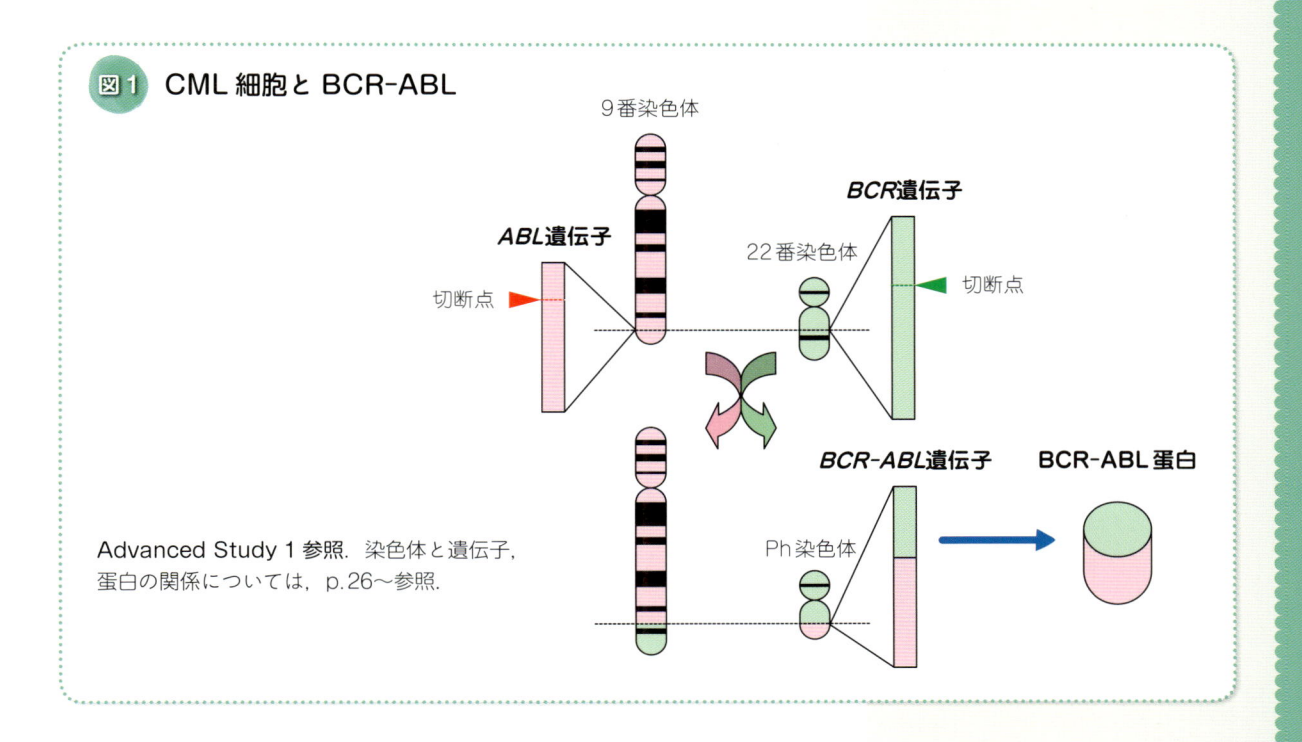

III-2 分子標的治療薬

図1 CML細胞とBCR-ABL

Advanced Study 1 参照．染色体と遺伝子，蛋白の関係については，p.26〜参照．

図2 細胞の増殖

正常細胞 → TK活性 → 正常な細胞増殖

CML細胞 → TK活性↑ → 異常な細胞増殖

グリベック® → TK活性↓ → 増殖の抑制

グリベック®でCML細胞の異常な増殖を抑えると，正常造血が回復してきます．
TK：チロシンキナーゼ（→Advanced Study 1）．リンは細胞の中でエネルギーを生み出す源になっています．TK活性が亢進すると，チロシンのリン酸化が進み，エネルギー過剰となった細胞が異常に増殖してしまいます（→Advanced Study 1）．

Ⅲ 治療

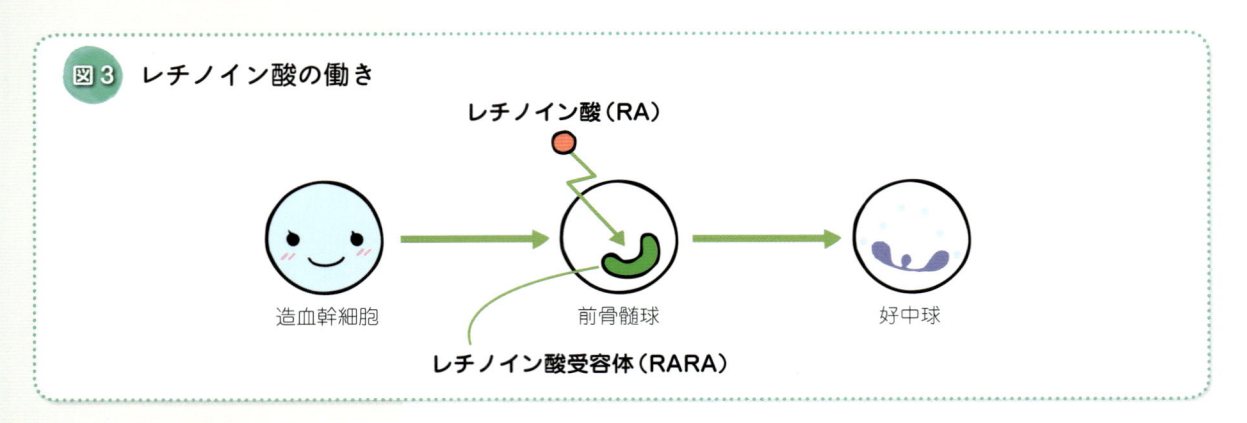

図3 レチノイン酸の働き

レチノイン酸（RA）
造血幹細胞 → 前骨髄球 → 好中球
レチノイン酸受容体（RARA）

⭐ Advanced Study 2

APL細胞とPML-RARA

APL細胞では，15番染色体と17番染色体が相互転座を起こしています．15番染色体上には*PML*遺伝子が，17番染色体上には*RARA*遺伝子（レチノイン酸受容体α遺伝子）があり，相互転座の結果，*PML-RARA*遺伝子が形成されます（図4）．

*RARA*遺伝子から作られたレチノイン酸受容体にレチノイン酸が結合すると，前骨髄球という細胞が好中球まで分化（成長）します（図3）．ところがAPL細胞では，レチノイン酸受容体がPML-RARAという変異体になっているので，前骨髄球が好中球に分化せず，前骨髄球の段階で止まったまま腫瘍化してしまいます（急性前骨髄球性白血病，図5）．

(3) トレチノイン（全トランスレチノイン酸：ATRA）（ベサノイド®）

- 急性前骨髄球性白血病（APL）の治療薬です（p.100〜参照）．
- 正常血液細胞は，レチノイン酸受容体（RARA蛋白）をもっています．血中に少量存在するレチノイン酸が，レチノイン酸受容体に結合すると，前骨髄球（造血幹細胞が好中球に分化する途中の段階の細胞）が好中球まで分化（成長）します（図3）．
- APL細胞では，レチノイン酸受容体がPML-RARA蛋白という分子に変化しています（図4）．PML-RARA蛋白に通常の量のレチノイン酸が結合しても，APL細胞は好中球に分化しません（→Advanced Study 2）．
- 治療薬として投与された大量のレチノイン酸がPML-RARA蛋白に結合すると，APL細胞が好中球に分化し，増殖力を失います（図5）．

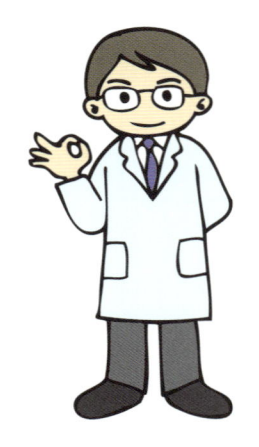

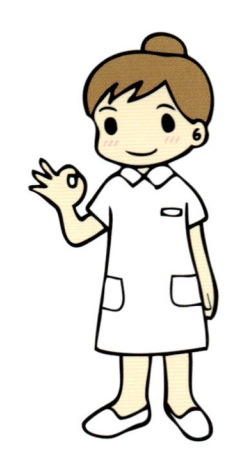

図4 APL細胞とPML-RARA

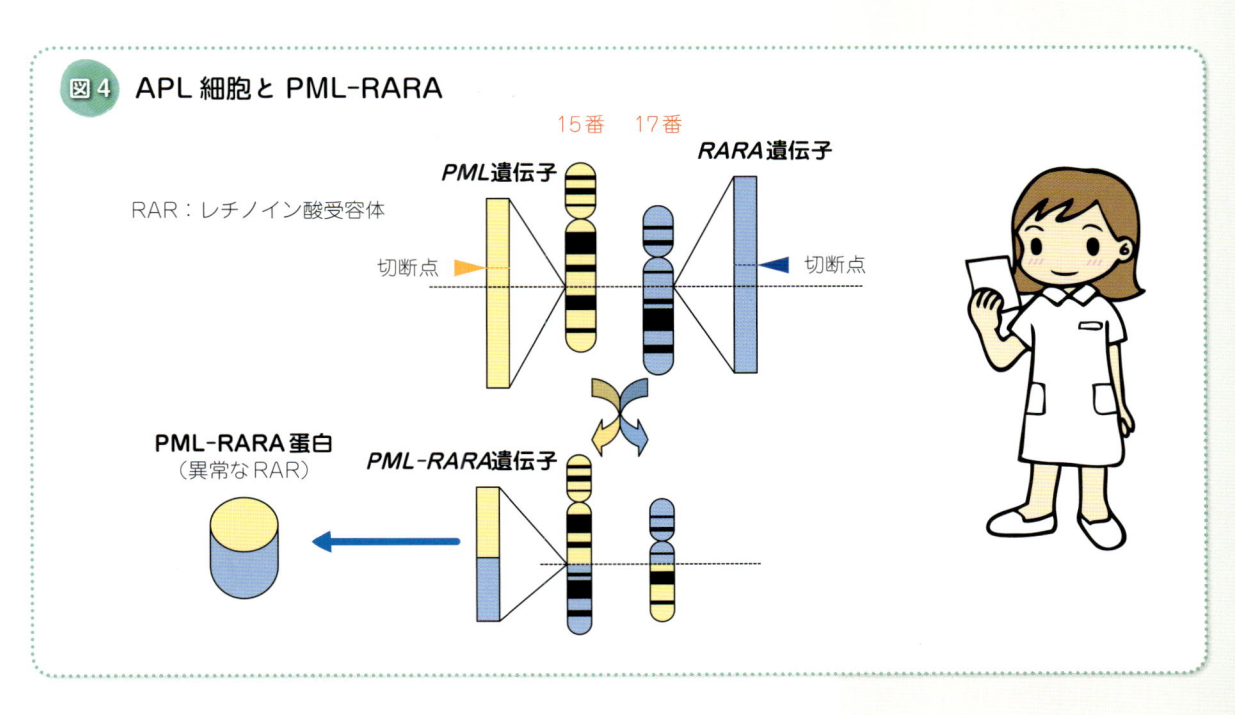

RAR：レチノイン酸受容体

15番　17番
*PML*遺伝子　*RARA*遺伝子
切断点　切断点

*PML-RARA*遺伝子

PML-RARA蛋白
（異常なRAR）

図5 APLの治療

Advanced Study 2 参照．
RA：レチノイン酸
APL細胞に大量のレチノイン酸が作用すると，好中球に分化します．

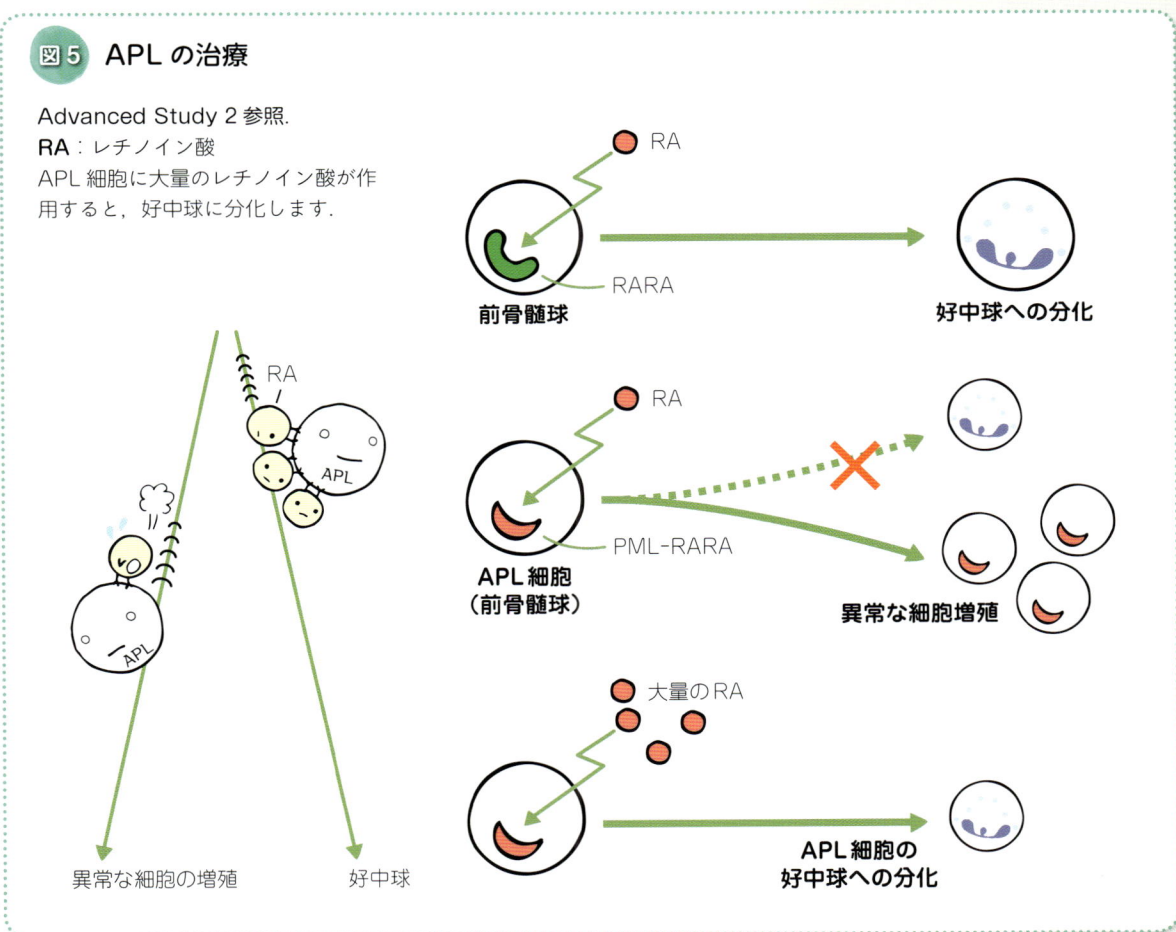

RA
RARA
前骨髄球　　好中球への分化

RA
PML-RARA
APL細胞（前骨髄球）　　異常な細胞増殖

大量のRA
APL細胞の好中球への分化

異常な細胞の増殖　　好中球

Ⅲ-3 抗体療法

人工的に腫瘍細胞に対する抗体を作製し，治療に用いる方法です．抗体だけを製剤化して，自分自身の免疫力で腫瘍細胞を退治するタイプのものや，抗体に抗癌剤や放射性物質を結合させたものがあります．

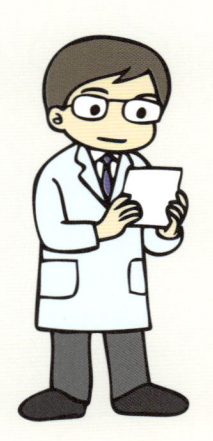

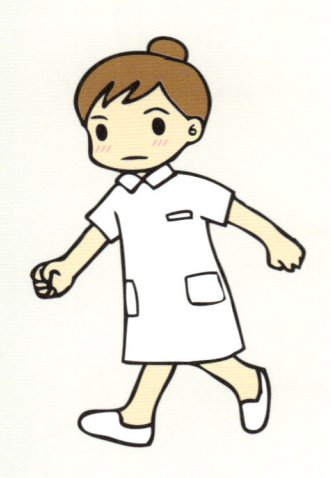

抗体療法

どんな薬か

- 抗体とは形質細胞（B細胞）が作り出す免疫物質で，体内に侵入した病原体（細菌やウイルスなどの微生物）に結合する物質です（p.10〜参照）．

治療薬の特徴

（1）リツキシマブ（リツキサン®）

- B細胞リンパ腫の治療薬です（p.108〜参照）．
- B細胞（リンパ球の一種）の細胞表面にはCD20という物質があります．リツキサン®はCD20に対する抗体です（図1）．リツキサン®がCD20に結合すると，免疫系（主に細胞傷害性T細胞）が働いて，B細胞リンパ腫の細胞を退治します（図2）．
- とくに初回投与時に「infusion reaction」というアレルギー反応に似た症状（発熱，血圧低下，SpO$_2$低下，肺水腫など）を起こすことがあります．点滴するときには，血圧や体温，SpO$_2$を測定しながら，徐々に点滴速度を上げていくようにします（図3）．

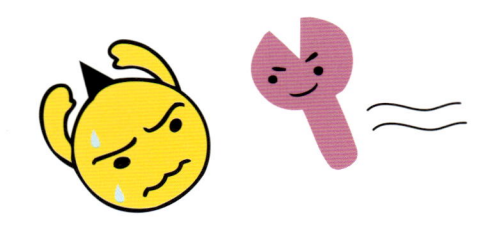

Ⅲ-3 抗体療法

図1 リツキサン®

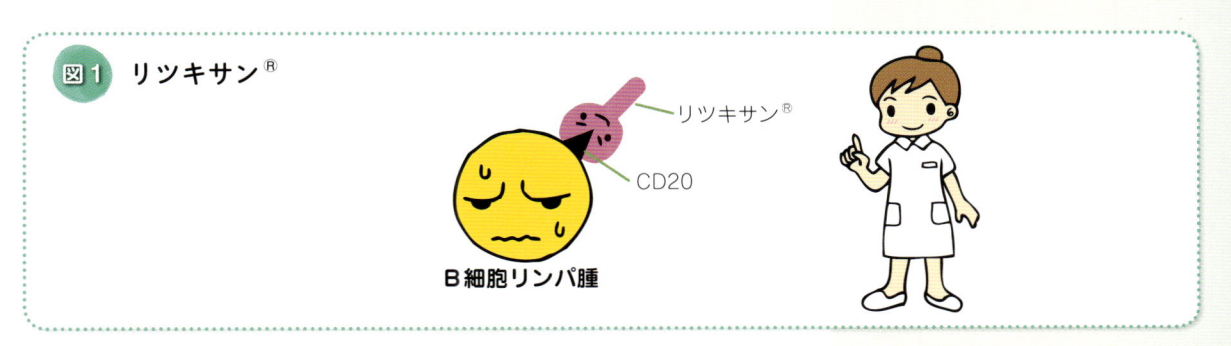

リツキサン®
CD20
B細胞リンパ腫

図2 リツキサン®の作用

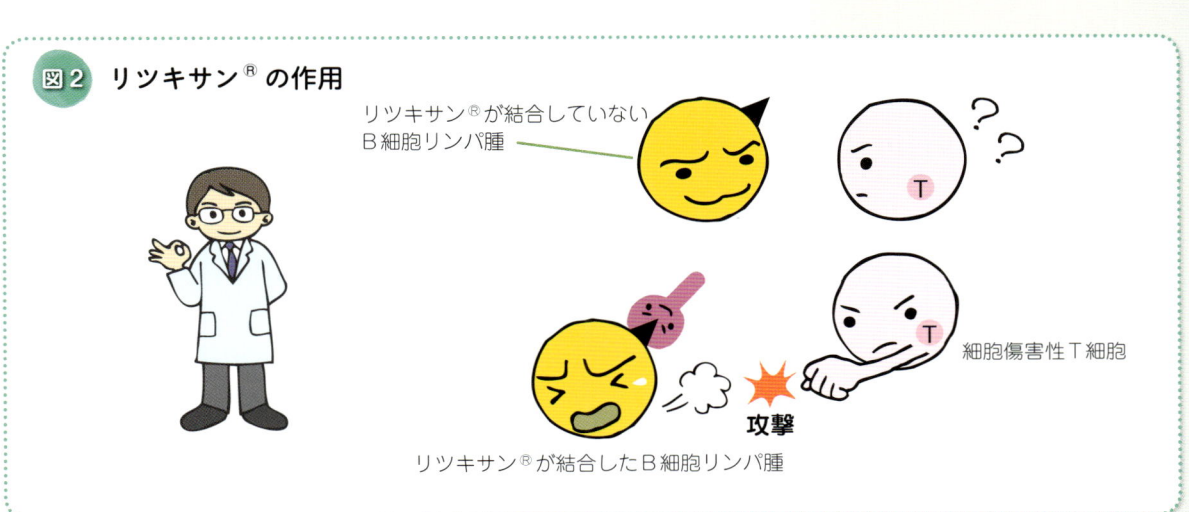

リツキサン®が結合していない
B細胞リンパ腫

細胞傷害性T細胞

リツキサン®が結合したB細胞リンパ腫

攻撃

図3 リツキサン®の点滴

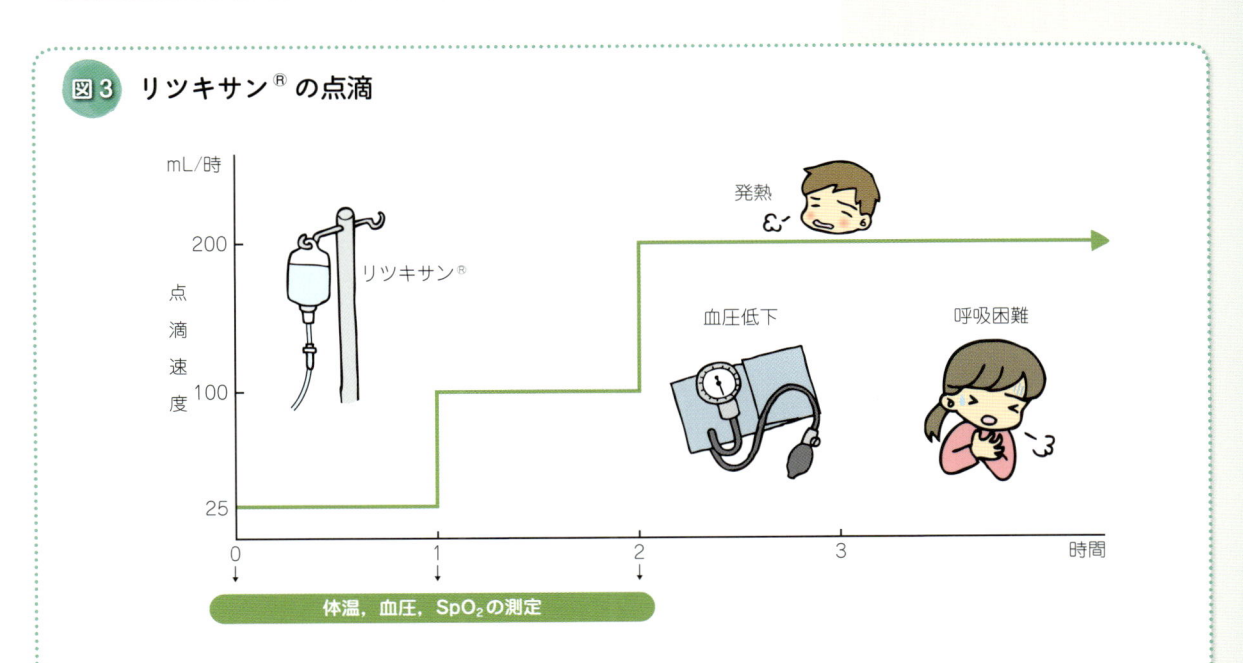

mL/時
点滴速度
200
100
25
0　1　2　3　時間

リツキサン®

発熱
血圧低下
呼吸困難

体温，血圧，SpO₂の測定

「infusion reaction」を予防するために，1時間ごとに 25 → 100 → 200 mL/時と徐々に点滴速度を上げます．点滴の切り替え時間を合わせるために，25 mL/時と100 mL/時のあいだに，75 mL/時で1時間点滴してもかまいません．

Ⅲ 治療

(2) イブリツモマブ（ゼヴァリン®）
- B細胞リンパ腫の治療薬です（p.108～参照）.
- リツキサン®と同じくCD20に対する抗体です. リツキサン®と違って, 抗CD20抗体に放射性物質（イットリウム90）が結合していて, これが抗腫瘍効果を示します（図4）.
- 治療抵抗性のB細胞リンパ腫に対して行われる治療です. 非常に高価であり, 放射性物質を使う治療なので, 治療可能な病院が限られています.
- 投与スケジュールに沿って治療を行います（→Advanced Study 1, 図5）.

(3) ゲムツズマブオゾガマイシン（マイロターグ®）
- 急性骨髄性白血病の治療薬です（p.100～参照）.
- 骨髄性白血病細胞の細胞表面にはCD33という物質があります. マイロターグ®は抗CD33抗体にカリケアマイシンという抗癌薬を結合させたものです（図6）. マイロターグ®が白血病細胞表面のCD33に結合すると細胞内にとりこまれ, そこで初めて抗癌薬が効果を発揮するようにできています（図7）.
- 難治性, 治療抵抗性の急性骨髄性白血病に対して投与します.

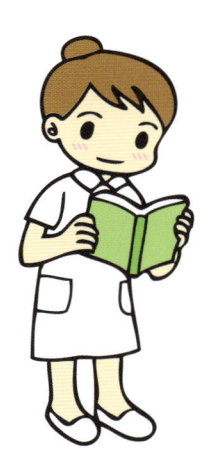

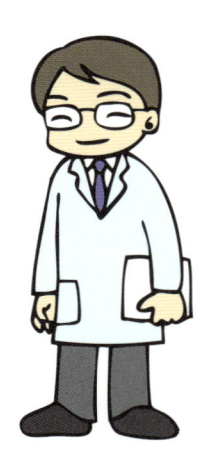

⭐ Advanced Study 1

ゼヴァリン®の投与法

ゼヴァリン®投与直前にリツキサン®を投与するのは, ゼヴァリン®がよけいなところに結合しないように, リツキサン®でブロックするためです.
ゼヴァリン®には, ゼヴァリン®インジウム（^{111}In-ゼヴァリン®）と, ゼヴァリン®イットリウム（^{90}Y-ゼヴァリン®）の2種類があります. 最初に, ^{111}In-ゼヴァリン®を投与して, ゼヴァリン®がどこに集積するか, 全身の撮影を行って確認します. 安全に投与できることが確認できたら, ^{90}Y-ゼヴァリン®を投与します（図5）. 治療効果を発揮するのは, ^{90}Y-ゼヴァリン®です.

図4 ゼヴァリン®

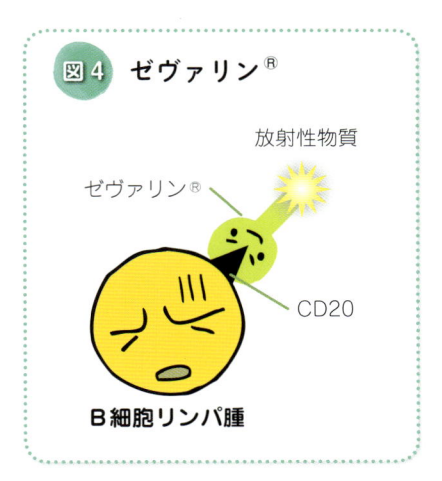

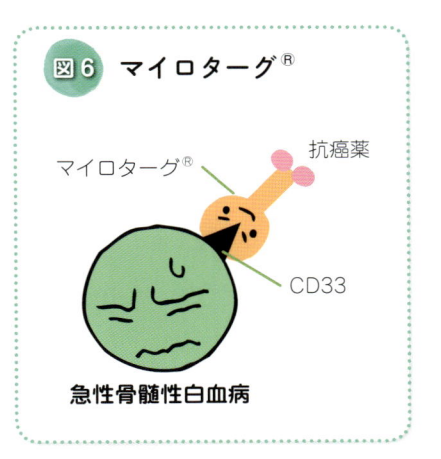

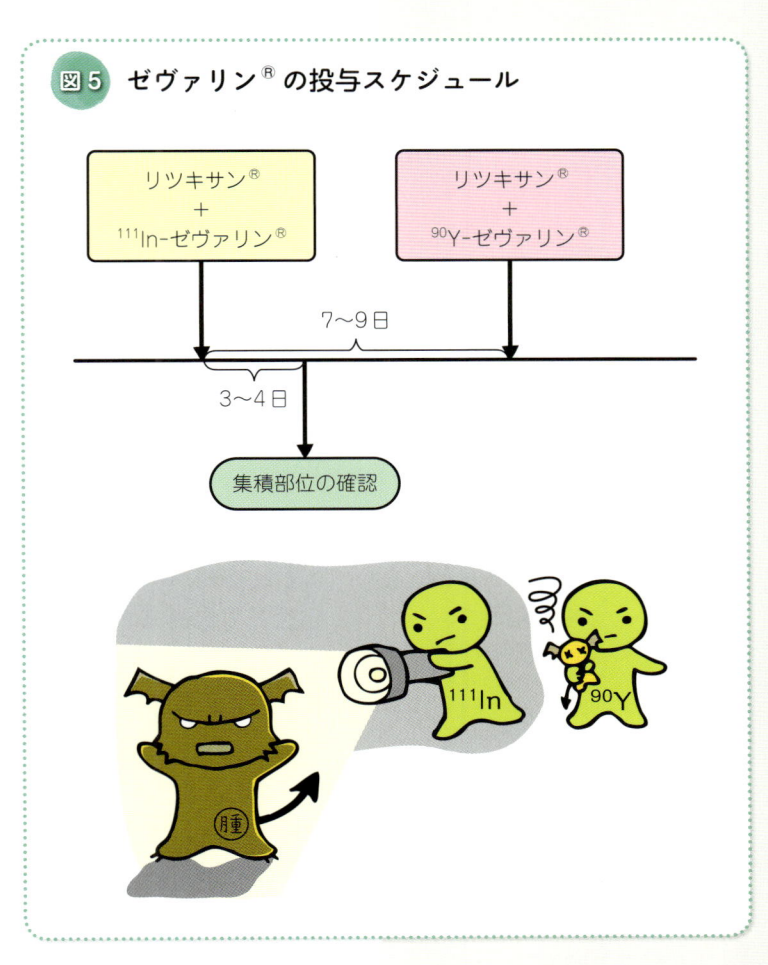

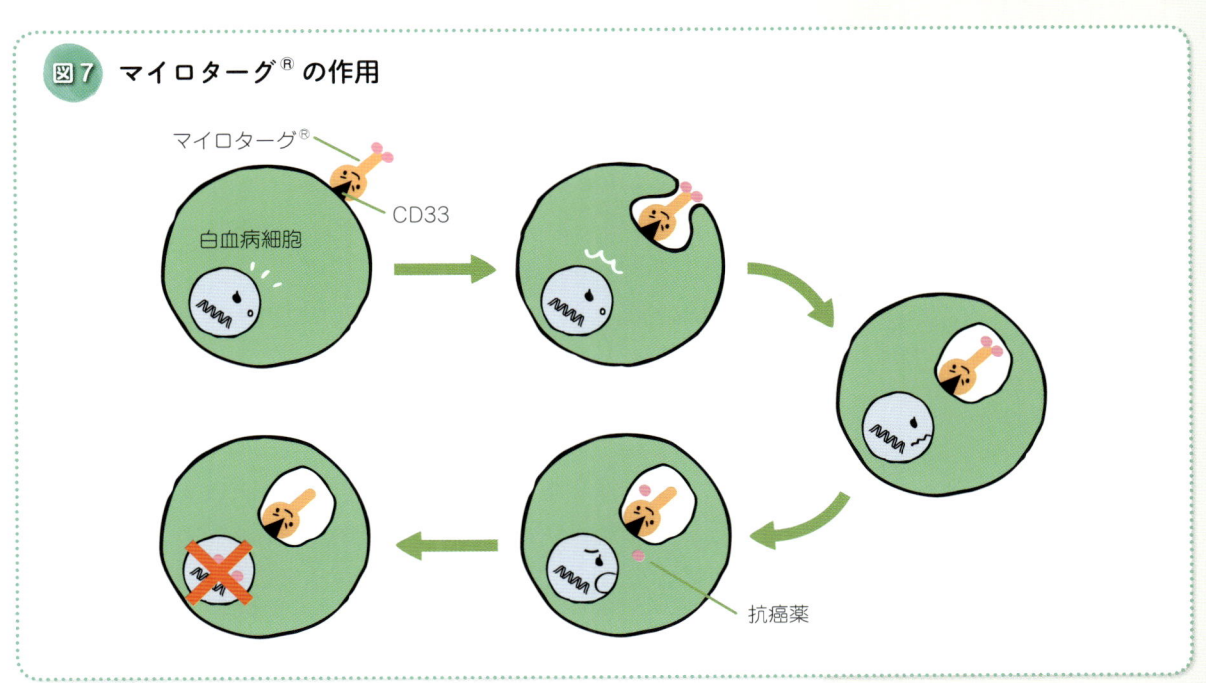

- ゼヴァリン®
- 放射性物質
- CD20
- B細胞リンパ腫

図5 ゼヴァリン®の投与スケジュール

リツキサン® ＋ ¹¹¹In-ゼヴァリン® → （3〜4日）集積部位の確認

リツキサン® ＋ ⁹⁰Y-ゼヴァリン®

7〜9日

図6 マイロターグ®

- マイロターグ®
- 抗癌薬
- CD33
- 急性骨髄性白血病

図7 マイロターグ®の作用

- マイロターグ®
- CD33
- 白血病細胞
- 抗癌薬

Ⅲ-4 輸血

献血によって提供してもらった，赤血球，血小板，血漿を患者に点滴して供給するのが輸血です．致命的な副作用や合併症を起こすことがあるので，輸血中に生じた異常を早期に発見することが大切です．

⭐ Advanced Study 1
血液製剤の保存

血液センターから届いた血液製剤は，病院の輸血部（病院によっては検査部）で厳重に温度管理された冷蔵庫，冷凍庫で保管します．輸血をするつもりで病棟や外来に持ち出した血液製剤を，不要になったからといって輸血部に返却しても，それを再利用することはできません．

📖 Dictionary 1
輸血関連肺障害

輸血開始後1時間〜数時間で急性肺水腫を起こすことがあり，輸血関連肺障害 transfusion-related acute lung injury：TRALI（トラリ）といいます．輸血によって心不全を起こす場合もあり，その症状と似ていますが，心不全と違って利尿剤は無効です．特異的な治療法は知られていないので，輸血を中止して，酸素投与や場合によっては人工呼吸など一般的な呼吸循環管理を行い，自然に軽快するのを待ちます（通常は2〜4日で回復します）．投与を中止した血液製剤は輸血部に返却し，副作用の原因を調査してもらいます．

輸血

● どんな治療か
- 献血によって提供された赤血球，血小板，血漿を血液センターで製剤化し，患者に点滴して供給するのが輸血です（→Advanced Study 1）．
- 自分の身体は自分の白血球でしか守れないので，白血球輸血は一般的には行われていません．

● 副作用・合併症
- 輸血によって副作用が起きる可能性があります（表1）．
- ABO不適合輸血（型違い輸血）に気づいたら，直ちに輸血を中止します（図1）．
- 発熱，発疹などのアレルギー反応を生じた場合，程度が強ければ輸血を中断して，抗ヒスタミン薬（クロール・トリメトン®など）や副腎皮質ステロイド薬（ハイドロコートン®など）を投与します．程度が軽ければ，その後も輸血を継続することが可能です（図2）．
- 呼吸困難，SpO_2の低下を生じた場合，ただちに輸血を中止して酸素投与を開始します．心不全と輸血関連肺障害（→Dictionary 1）の両者の可能性があります．
- かつては，輸血1〜2週後に発熱，皮膚の紅斑，下痢などで発症する輸血後GVHDを起こすことがありました．これを予防するために，血液製剤に放射線照射を行うようになってから，この合併症は見られなくなりました．

表1 輸血の主な副作用

発症時期	疾患	特徴，注意点など
輸血中	アレルギー反応（発熱，発疹）	血小板輸血でしばしば認められます
	心不全	症状だけでは，TRALIとの鑑別は困難です
	輸血関連肺障害（TRALI）	Dictionary 1 参照
	ABO不適合輸血	本文参照
輸血後	輸血後肝炎（HBV，HCVなど）	輸血3ヵ月後くらいの時期に，感染の有無について血液検査をします
	HIV感染症	
	ヘモクロマトーシス	赤血球輸血を頻回に行うと発症します
	輸血後GVHD	予防のため，血液製剤への放射線照射を行います

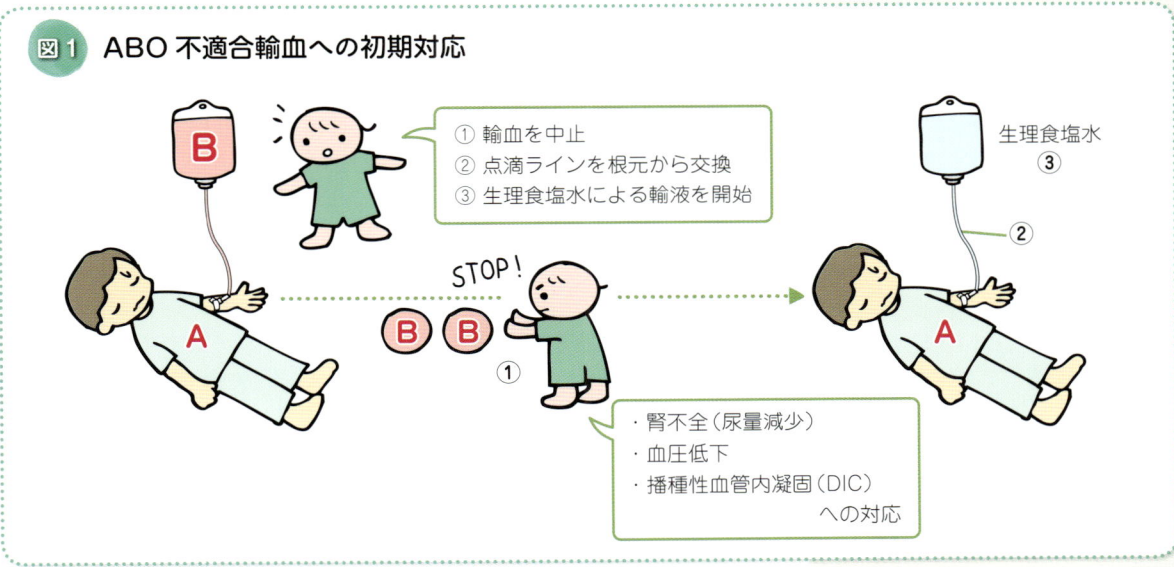

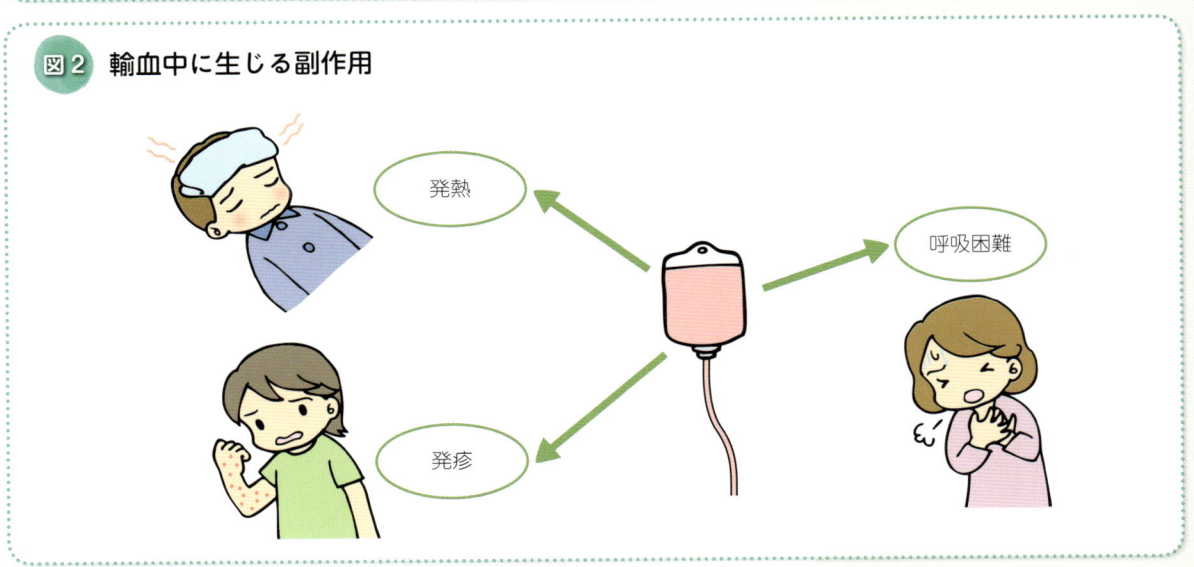

図1 ABO不適合輸血への初期対応

① 輸血を中止
② 点滴ラインを根元から交換
③ 生理食塩水による輸液を開始

生理食塩水

・腎不全（尿量減少）
・血圧低下
・播種性血管内凝固（DIC）
　　　　　　　　への対応

図2 輸血中に生じる副作用

発熱
呼吸困難
発疹

III 治療

(1) 赤血球輸血（赤血球濃厚液，red cell concentrate：RCC）

- 輸血前にABO，Rh(D)血液型に加え，不規則抗体を検査します（図3, 4）．
- Hb 6〜7g/dL程度を維持するように輸血します．
- 1回2単位（容量約280mL）を2時間程度で輸血するのが標準的です．高齢者や心不全の既往がある患者では，心不全を起こしやすいので，輸血速度を遅くします．

(2) 血小板輸血（濃厚血小板，platelet concentrate：PC）

- 血小板1〜2万/μL程度を維持するように輸血します．
- 1回10単位（容量約200mL）を1時間程度で輸血するのが標準的です．
- アレルギー反応を起こしやすいので，輸血前投薬として抗ヒスタミン薬（クロール・トリメトン®など）を投与する場合があります．
- 血小板輸血を繰り返すと，抗HLA抗体ができて輸血不応になる（輸血しても血小板が増えない）ことがあります．抗HLA抗体ができたら，HLA適合血小板を輸血します（→Advanced Study 2）．

(3) 血漿輸血（新鮮凍結血漿，fresh frozen plasma：FFP）

- DICなどの際に，主に凝固因子を補充する目的で，血漿フィブリノゲン100mg/dL程度を維持するように輸血します．
- 1回2〜5単位（2単位＝容量約240mL）を2〜3時間で輸血するのが標準的です．

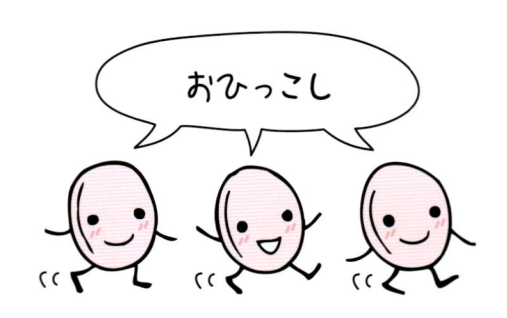

★ Advanced Study 2

HLA適合血小板

血液センターでは，HLA適合血小板輸血に備え，ボランティアで献血に協力して頂ける人（供血者）を登録しています．供血者が限られるので，ABO型が合わない場合もあります（A型の患者に，B型のHLA適合血小板製剤が供給されるなど）．血小板表面には，ABO血液型物質はわずかにしか存在しないので，血小板に関してはABO不適合輸血になっても，重篤な副作用は生じません．HLA適合血小板輸血に限っては，やむを得ずABO型違いになることがあるので，その際は特別な前処置は行わず通常と同じように輸血します．

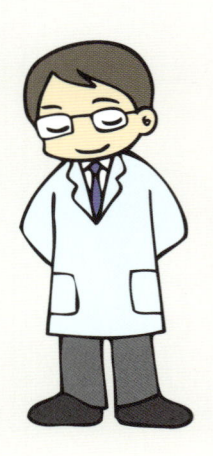

図3 血液型物質

血液型には，ABO型以外に，Rh型，P型，MN型などいろいろなものがあります．Rh型の中ではRhDが有名ですが，Rh型にはC，c，E，eもあります．A型の人の血清には抗B抗体が必ずできています（規則性抗体）．ABO型以外の血液型物質に対する抗体が「不規則抗体」であり，これはできている場合とできていない場合があります．

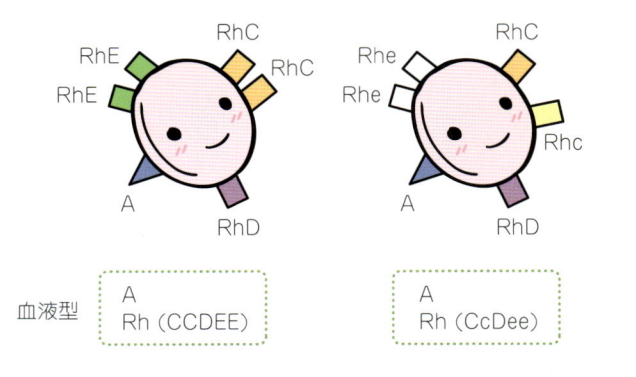

血液型　A Rh（CCDEE）　　A Rh（CcDee）

図4 不規則抗体

抗RhE抗体のことを不規則抗体といいます（図3も参照）．

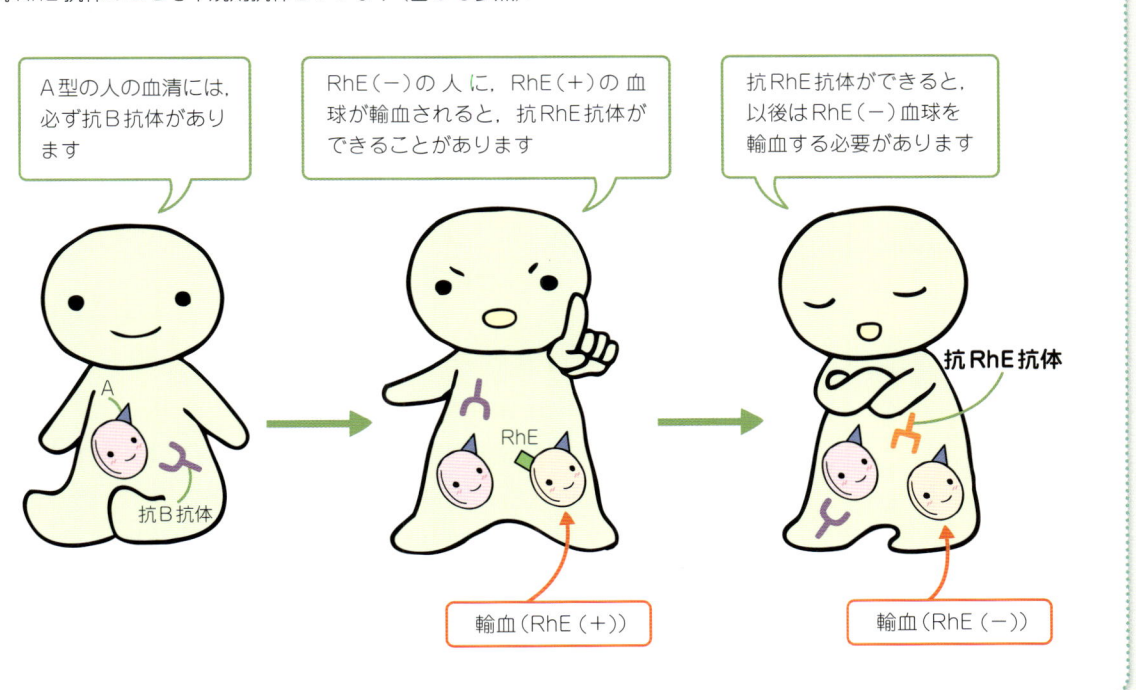

- A型の人の血清には，必ず抗B抗体があります
- RhE（－）の人に，RhE（＋）の血球が輸血されると，抗RhE抗体ができることがあります
- 抗RhE抗体ができると，以後はRhE（－）血球を輸血する必要があります

輸血（RhE（＋））　　輸血（RhE（－））

Ⅲ-5 造血幹細胞移植

他人や自分自身の造血幹細胞を，点滴静注して投与する方法を造血幹細胞移植といいます．移植といっても，手術をするわけではありません．移植前に抗癌薬や免疫抑制薬を大量に投与します．

⭐ Advanced Study 1

造血幹細胞の採取方法

造血幹細胞は，以前は骨髄にしか存在しないと考えられていました．骨髄移植では，骨髄穿刺検査と同じ方法で，腸骨（腰の骨）から骨髄液を500 mL〜1 L採取します．採取量が多いので，何か所も穿刺する必要があります．そこでドナーに全身麻酔をかけて採取します．

その後の研究で，化学療法後の骨髄抑制（血球減少）からの回復期に，造血幹細胞は末梢血にも流れ出てきて，それはG-CSF（p.66〜参照）を投与すると，さらに増加することがわかりました．この造血幹細胞を，成分献血と同じような方法で末梢血から採取するのが，末梢血造血幹細胞移植です．

また，臍帯血や胎盤にも造血幹細胞は豊富に含まれています．分娩直後にこれらを採取して凍結保存しておき，必要時に解凍して使用するのが臍帯血移植です．

造血幹細胞移植

● 略称

HSCT（hematopoietic stem cell transplantation），SCT

● どんな治療か

- 前処置として抗癌薬や免疫抑制薬を投与し，その後に他人や自分自身の造血幹細胞を点滴静注する治療方法を，造血幹細胞移植といいます（図1）．
- 他人の造血幹細胞を移植するのが同種造血幹細胞移植です．患者自身の造血幹細胞を凍結保存し，あとで患者に戻す方法を自己（自家）造血幹細胞移植といいます．
- 造血幹細胞をどこから採取するかによって，骨髄移植，末梢血造血幹細胞移植，臍帯血移植に分類されます（→Advanced Study 1，表1）．
- 前処置として抗癌薬を大量に投与（場合によっては全身放射線照射も追加）し，患者の造血幹細胞を全滅させたあとに，ドナー（造血幹細胞提供者）の造血幹細胞を移植するのが通常の移植（フル移植）です．前処置の抗癌薬を減量し，その代わりに免疫抑制薬を投与して移植するのが骨髄非破壊的移植（RIST；reduced-intensity stem cell transplantation，ミニ移植）です（図2）．抗癌薬の投与量が減って，前処置の際の身体への負担が軽減されているので，高齢者に対する移植も可能です．条件が整えば，フル移植は50歳程度，ミニ移植は65歳程度まで施行可能です．

図1 造血幹細胞移植

ドナー：造血幹細胞の提供者．ドナーの造血幹細胞を患者に点滴静注し，血液細胞をドナーのものに置換します．
血液型が違っても移植できますがその場合は，移植後に患者の血液型が変わります．

前処置
・抗癌薬
・免疫抑制薬

ドナー

造血幹細胞

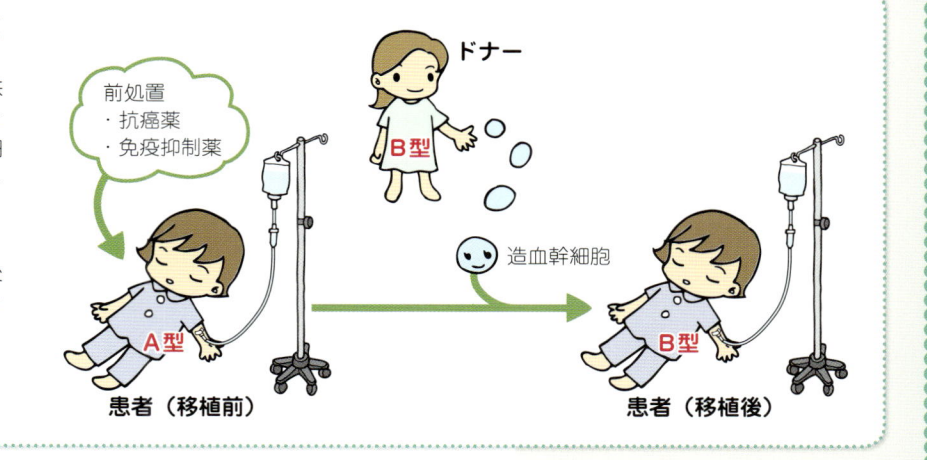

患者（移植前）　A型 → 患者（移植後）　B型

表1 造血幹細胞移植の種類と特徴

	特　徴
骨髄移植	昔から行われている方法です．全身麻酔が必要なので，ドナーへの負担が大きいという問題があります
末梢血造血幹細胞移植	ドナーへの全身麻酔は不要です．合併症（慢性GVHD）が骨髄移植より高度となる可能性があります
臍帯血移植	ドナーへの負担がなく，HLAの適合度が低くても移植可能です．一方で，移植後の造血の回復が悪く，生着不全も多いという欠点があります

図2 フル移植とミニ移植

ミニ移植では，造血幹細胞が拒絶されないように免疫を抑制してから移植をします．

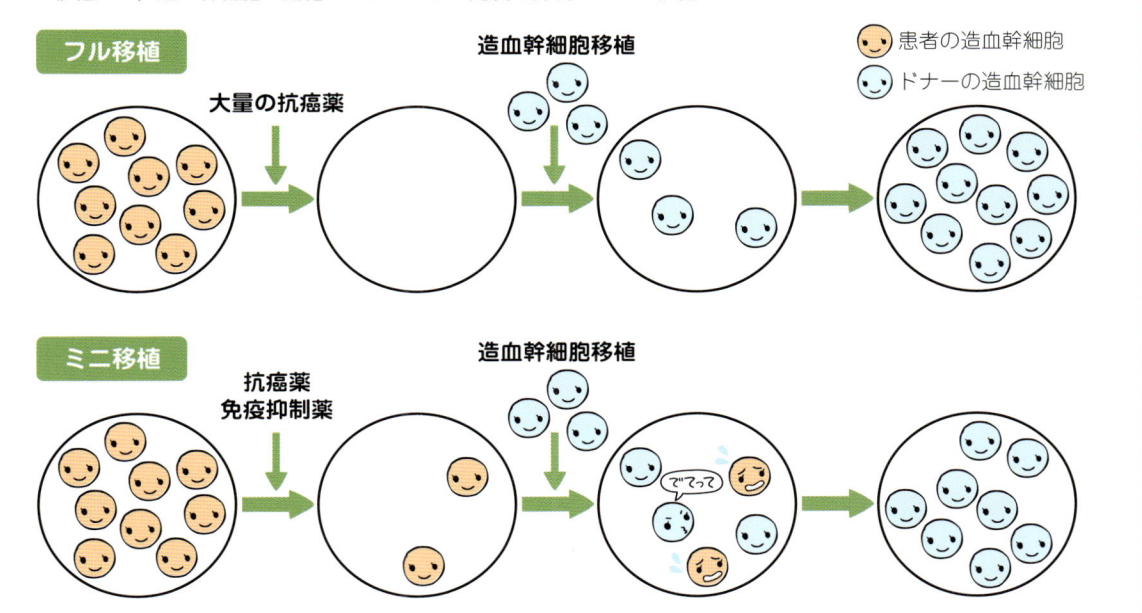

フル移植
大量の抗癌薬 → 造血幹細胞移植 →

ミニ移植
抗癌薬
免疫抑制薬 → 造血幹細胞移植 → でてって →

● 患者の造血幹細胞
● ドナーの造血幹細胞

Ⅲ 治療

Dictionary 1
骨髄バンクと臍帯血バンク

ボランティアで骨髄の提供者（ドナー）となってくれる人を募って，血液検査でHLAを検査しておき，その情報を登録・管理しているシステムです（骨髄移植推進財団がその役割を担っています）．主治医が骨髄バンクに患者の登録をして，患者とHLA型が一致したドナーがいた場合，骨髄バンクの担当者がそのドナーと連絡をとって，骨髄提供の可否やその日程などを調整します（この作業をコーディネートと呼びます）．
臍帯血バンクは，認定施設で採取された臍帯血（臍帯・胎盤から採取した血液）のHLAを調べ，その情報とともに臍帯血を凍結保存しています．

Dictionary 2
無菌室

「無菌室」といってもその内部に菌が全くいないわけではなく，実態は「低菌室」です．特殊なフィルターを通した空気を供給し，室内に持ち込む物品も滅菌するなどの工夫がされています．面会も制限され，室内には限られた医師と看護師しか入室できません．面会者はガラス窓越しに会って，会話もインターホンで行うなどの構造になっています．

（1）同種造血幹細胞移植（allo-SCT）

- 主に急性白血病（p.100〜参照）や再生不良性貧血（p.138〜参照）に対する治療として施行します．
- 患者とHLA（ヒト白血球抗原）型の一致したドナーが必要です．HLAは両親から1つずつ受け継ぐので，同胞（兄弟姉妹）なら4分の1の確率でHLA型が一致します（図3）．ABO型は不一致で構いません．
- 血縁者（主に同胞）のドナーがいない場合，骨髄バンクに登録して非血縁者のドナーを探します．骨髄バンクからの移植ができない場合，臍帯血バンクに登録してドナーを探します（→Dictionary 1）．
- 「無菌室（→Dictionary 2）」に入室して抗癌薬を投与したあと，ドナーの造血幹細胞を点滴静注します．静注された造血幹細胞は骨髄で増殖を始め，約1ヵ月でドナーの造血が回復します（この間，無菌室で管理します）．ドナーの造血が回復すると，リンパ球はドナー由来のものとなり，これが患者の皮膚，肝臓，腸管などを「異物」として攻撃します．これをGVHD（移植片対宿主病 graft versus host disease）といいます．無菌室を出た後は，GVHDを免疫抑制薬で抑える治療を行って退院します（図4）．1〜2年で免疫抑制薬は中止できることが多いです．

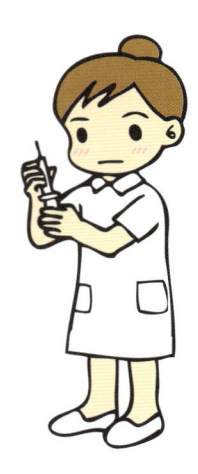

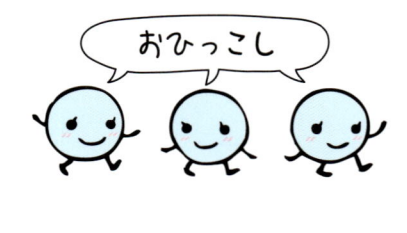

図3 HLAの遺伝形式

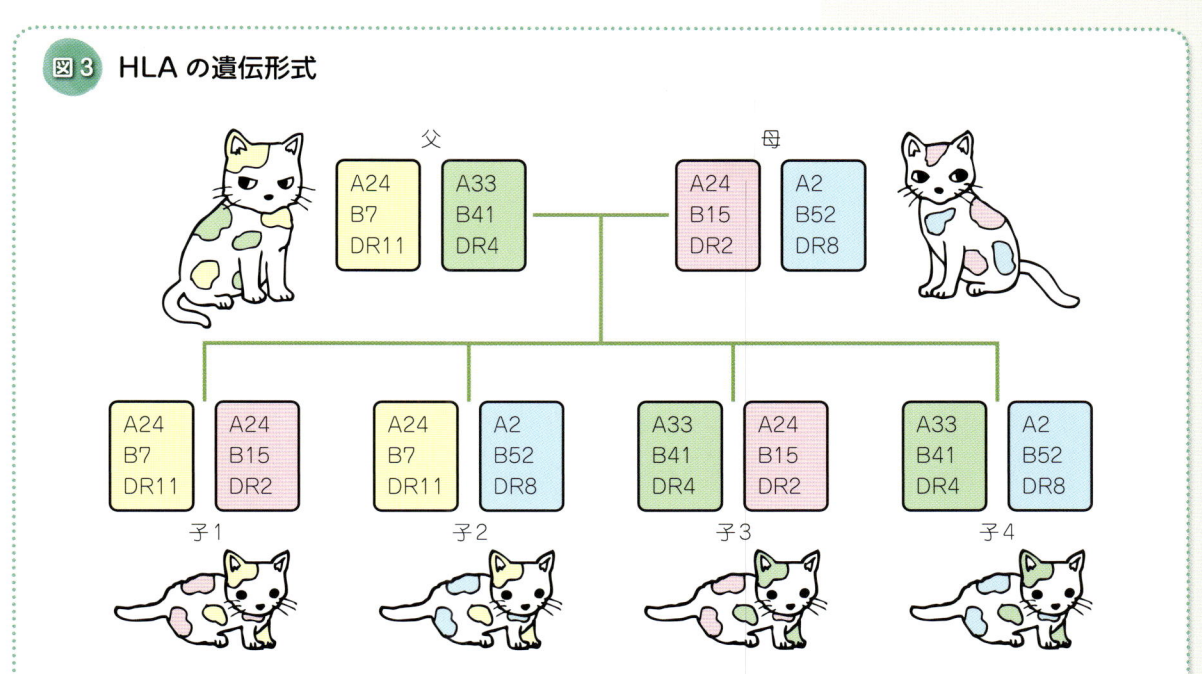

父: A24 B7 DR11 / A33 B41 DR4
母: A24 B15 DR2 / A2 B52 DR8

子1: A24 B7 DR11 / A24 B15 DR2
子2: A24 B7 DR11 / A2 B52 DR8
子3: A33 B41 DR4 / A24 B15 DR2
子4: A33 B41 DR4 / A2 B52 DR8

HLA座にはA, B, C, DR, DQ座があり, これらには20〜50ほどの遺伝子の種類があり, それぞれ数字で示されています. 移植の際にはA, B, DR座の6つの数字が一致することが重要です（最近はC座も重要と言われています）. 6座のうち, ひとつだけ違っていても移植可能な場合があります（一座不一致）.

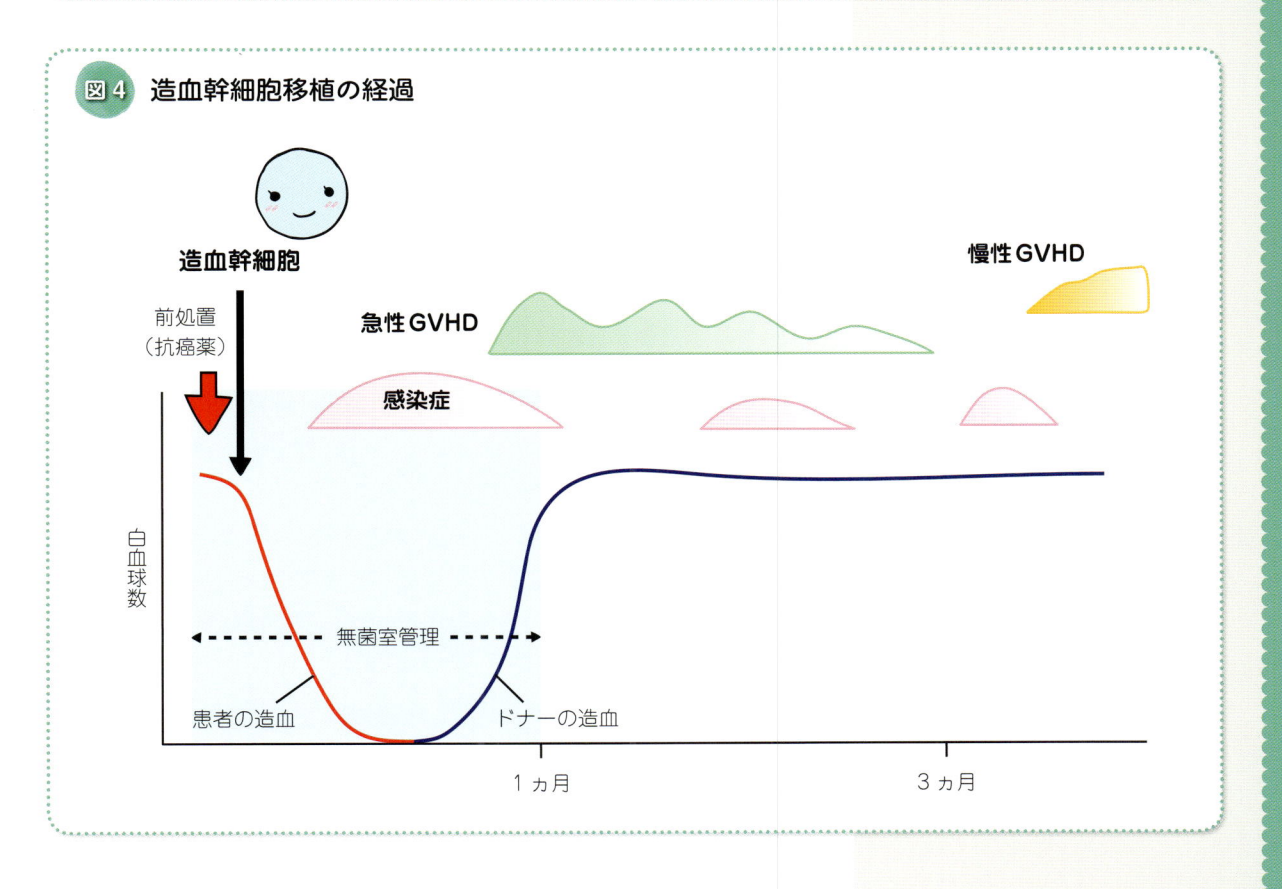

図4 造血幹細胞移植の経過

造血幹細胞
前処置（抗癌薬）
急性GVHD
慢性GVHD
感染症
無菌室管理
患者の造血
ドナーの造血
白血球数
1ヵ月
3ヵ月

Ⅲ 治療

> **図5** GVHD と GVL
>
> 白血病細胞は患者由来のものなので，移植後にドナーのリンパ球が，白血病細胞を「他人のもの」と判断して攻撃します（GVL効果）．

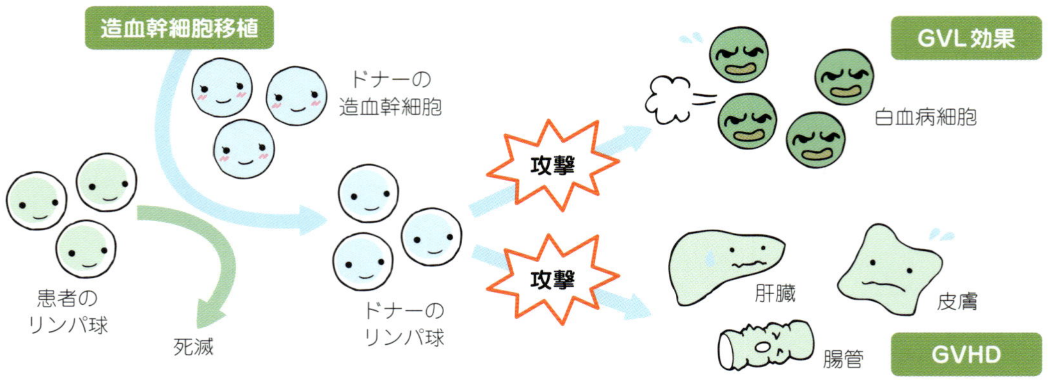

- 前処置として投与した大量の抗癌薬だけでは，白血病細胞を全滅させることはできません．わずかに残った白血病細胞はもともと患者由来の細胞なので，ドナーの免疫系はこれを「異物」として攻撃します．これをGVL効果（移植片対白血病効果 graft versus leukemia effect，図5）といいます．GVL効果によって，白血病細胞はゼロとなる，すなわち治癒します（図6）．
- ミニ移植は，GVL効果によって白血病細胞を駆逐することを狙う治療法です．

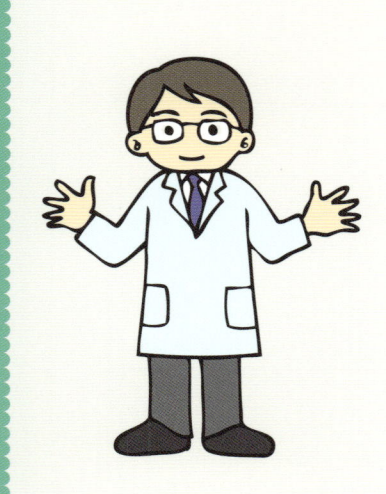

(2) 自己造血幹細胞移植（auto-SCT）

- 主に（悪性リンパ腫，p.108〜）や多発性骨髄腫（p.118〜参照）に対する治療として施行します．
- 患者の造血幹細胞を，あらかじめ骨髄もしくは末梢血から採取し，凍結して保存しておきます．前処置として大量の抗癌薬を投与し，その後，保存しておいた造血幹細胞を点滴静注して戻します（図7）．
- 前処置の際に投与する大量の抗癌薬で，腫瘍細胞を全滅させることを狙う治療法であり，その本質は，「超大量化学療法」です．

図6　急性白血病に対する造血幹細胞移植

抗癌薬によって殺しきれなかった白血病細胞を，GVL効果によって全滅させます（本文参照）．

寛解導入療法
地固め療法
造血幹細胞移植
超大量化学療法
GVL効果
白血病細胞数

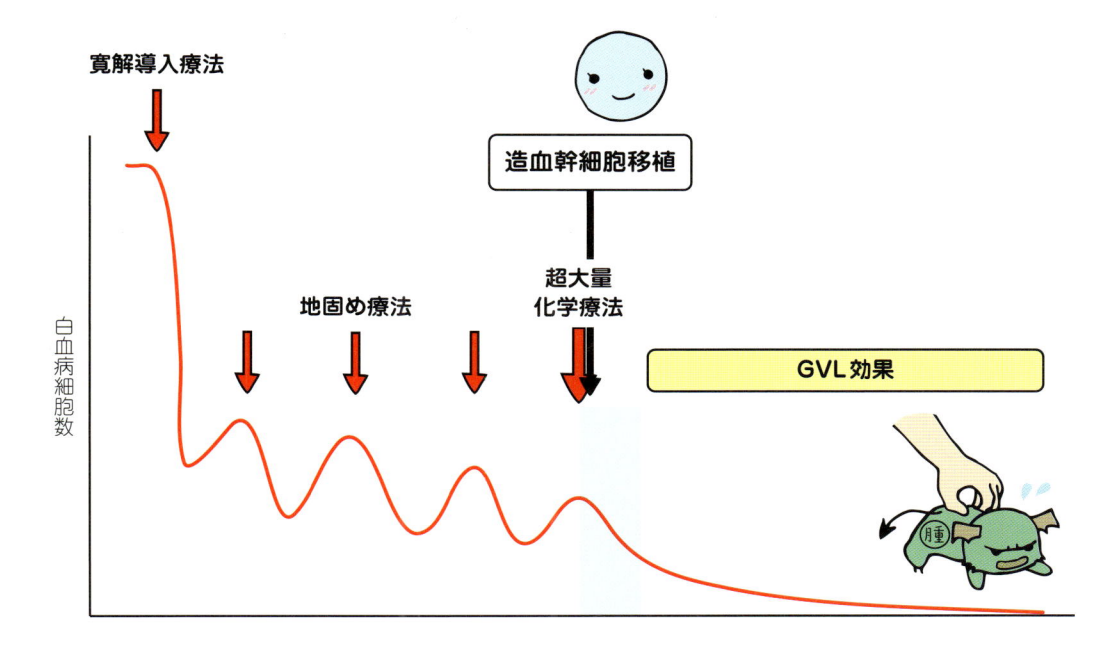

図7　自己造血幹細胞移植

化学療法のあいまに，造血幹細胞を採取して凍結保存しておきます．超大量化学療法で自分の造血幹細胞は全部死んでしまいますが，保存しておいた造血幹細胞を戻して造血能を回復させます．

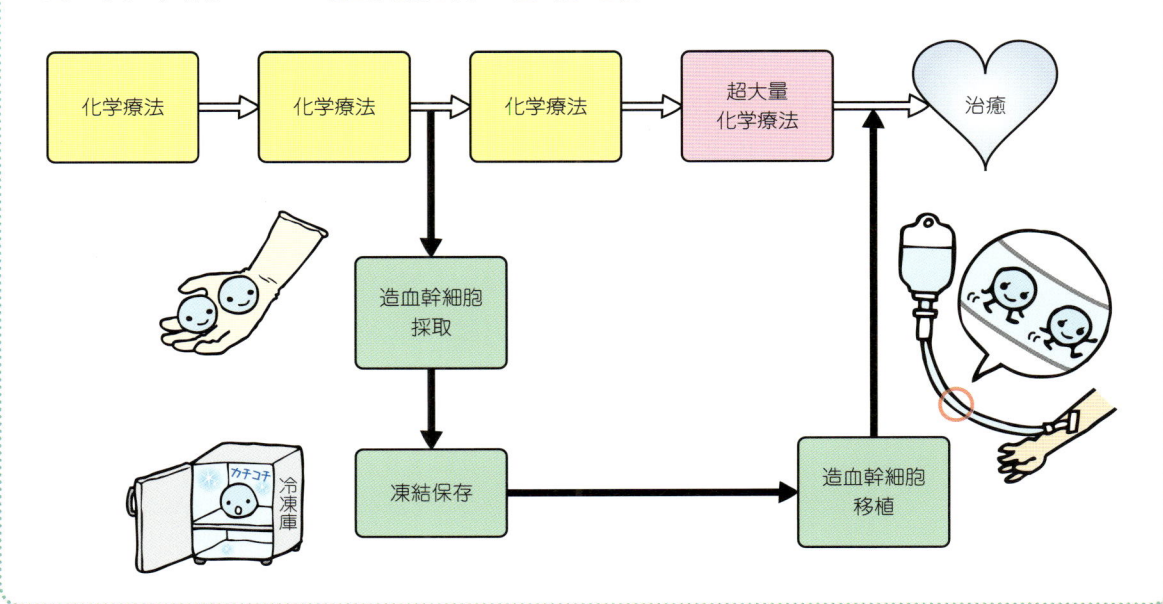

化学療法 → 化学療法 → 化学療法 → 超大量化学療法 → 治癒

造血幹細胞採取 → 凍結保存 → 造血幹細胞移植

冷凍庫

Ⅲ-6 感染症治療薬

細菌に対する薬剤が抗菌薬，真菌（カビ）に対する薬剤が抗真菌薬，ウイルスに対する薬剤が抗ウイルス薬です．すべての病原微生物に有効な薬はないので，その特徴と副作用を見極めて使い分けます．

Advanced Study 1

抗菌薬の選択方法

通常は，「肺炎」「尿路感染症」など，まずどの臓器の感染症かを診断し，次にそれがどのような細菌で起こりやすいかという経験的な知識にもとづいて，投与する抗菌薬を決めます．耐性菌を作るといけないので，最初から幅広く効く（いろいろな細菌に対して有効な）抗菌薬は投与しないのがふつうです（特定の細菌を狙い撃ちします）．

一方，好中球減少時には，投与した抗菌薬が効かなかった場合，あっという間に重症化して致命的な経過をとることがあるので，最初から幅広く効く抗菌薬を投与するのが一般的です（いわば薬の絨毯爆撃です）．その後，血液培養の結果などから起炎菌（感染を起こした原因細菌）が同定されたら，その細菌に効く抗菌薬に変更する場合があります（狙い撃ちに変更する）．

（1）抗菌薬

● どんな薬か

- 細菌を死滅させたり，増殖を抑えたりする薬です．
- 抗生物質は，真菌などの微生物が作り出す物質で，もともと自然界に存在するものです．化学的に設計された合成抗菌薬もあるので，これらを総称して抗菌薬と呼びます（図1）．
- 薬をよりよく効かせるために，血中に存在する時間を長くした方がよい薬と，血中濃度のピークを上げた方がよい薬とがあります（図2）．
- どの抗菌薬も「万能」ということはなく，肺炎球菌に強い（効果を有する）抗菌薬，大腸菌に強い抗菌薬など，抗菌薬によって得意とする細菌の種類が異なります．

● 投与法

- 好中球減少時に発熱した場合は，カルバペネム系薬剤などの強力な抗菌薬が選択されます（→Advanced Study 1）．
- 抗菌薬を3日投与しても解熱しないときは，その抗菌薬は無効と判断します．抗菌薬を別のものに換えるか，細菌感染症でないことが判明した場合には抗菌薬を中止します．
- βラクタム系薬剤（図1）は，1日3〜4回に分割投与した方が効力が強くなります（図2）．アミノグリコシドとニューキノロン（図1）は，1日1回投与の方が有効です（図2）．

Ⅲ-6 感染症治療薬

図1 抗菌薬の分類

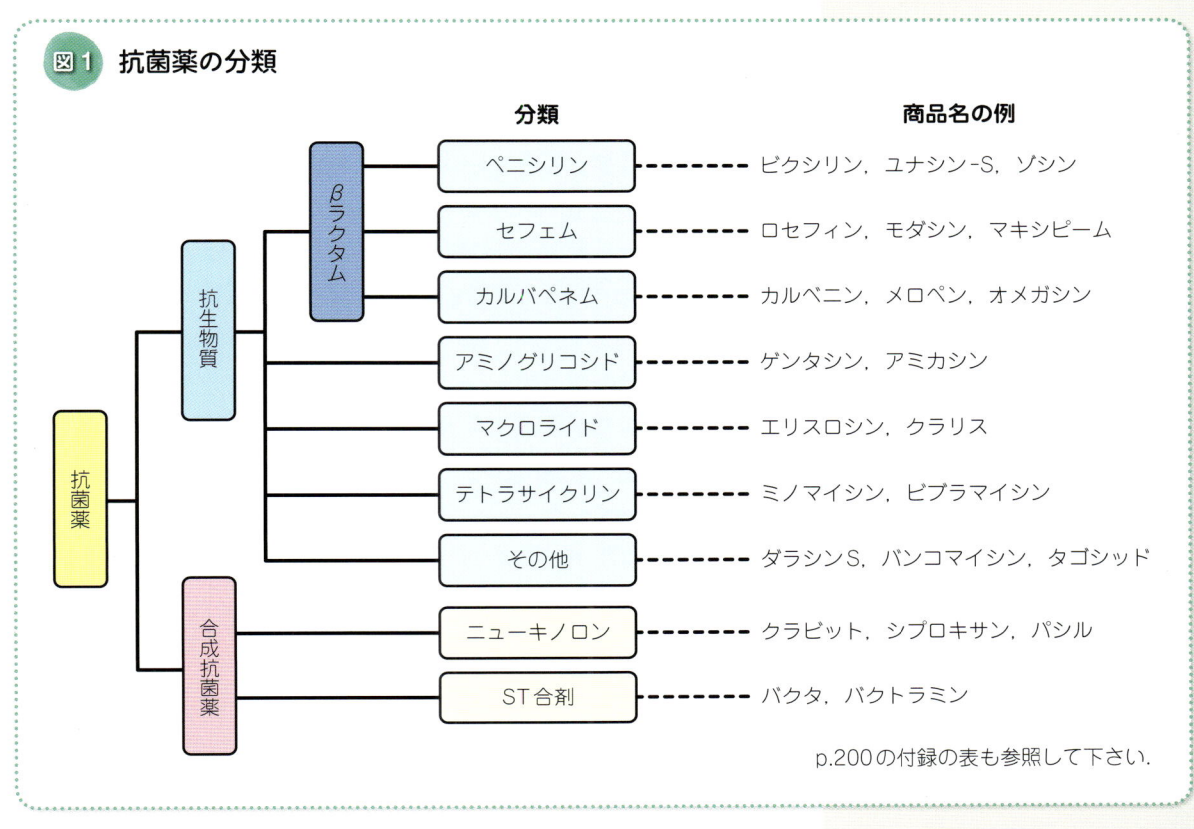

分類	商品名の例
βラクタム - ペニシリン	ビクシリン，ユナシン-S，ゾシン
βラクタム - セフェム	ロセフィン，モダシン，マキシピーム
βラクタム - カルバペネム	カルベニン，メロペン，オメガシン
抗生物質 - アミノグリコシド	ゲンタシン，アミカシン
抗生物質 - マクロライド	エリスロシン，クラリス
抗生物質 - テトラサイクリン	ミノマイシン，ビブラマイシン
抗生物質 - その他	ダラシンS，バンコマイシン，タゴシッド
合成抗菌薬 - ニューキノロン	クラビット，シプロキサン，バシル
合成抗菌薬 - ST合剤	バクタ，バクトラミン

p.200の付録の表も参照して下さい．

図2 抗菌薬の投与回数

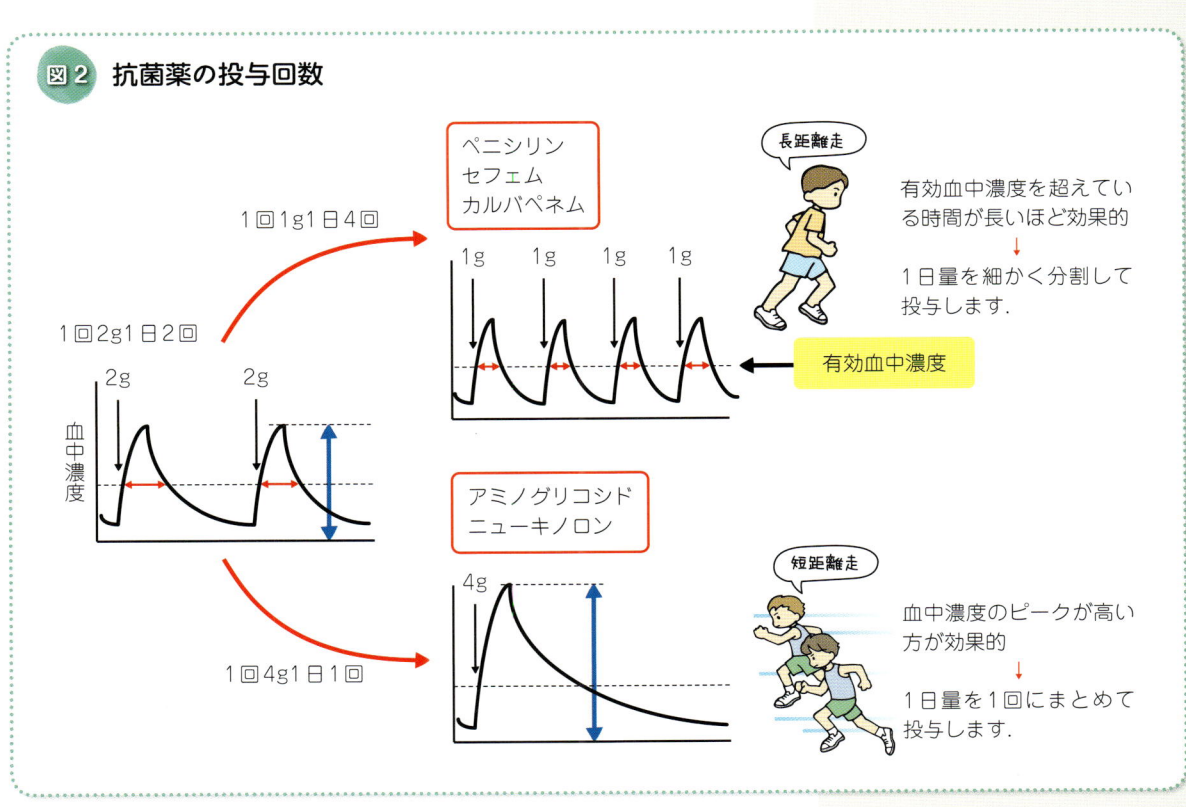

ペニシリン，セフェム，カルバペネム：1回1g1日4回

長距離走：有効血中濃度を超えている時間が長いほど効果的
→ 1日量を細かく分割して投与します．

1回2g1日2回

アミノグリコシド，ニューキノロン：1回4g1日1回

短距離走：血中濃度のピークが高い方が効果的
→ 1日量を1回にまとめて投与します．

Ⅲ 治療

⭐ Advanced Study 2

真菌感染症の診断

真菌感染症は細菌感染症と異なり、喀痰や尿、血液などを培養しても真菌が生えてこないことが多く（培養が難しい）、菌の同定は困難です。肺真菌症は、CT検査で特徴的な画像を呈するので、CTが診断に有用な場合があります。

血液検査でも真菌感染の診断に有用な検査項目があります。β-Dグルカンは真菌感染の際に高値になることがあります。アスペルギルス抗原、カンジダ抗原、クリプトコッカス抗原もそれぞれの真菌に感染した際に陽性になることがあります。これらの検査は、感染を生じても必ず陽性になるわけではないので、検査結果が陰性でも、それだけで感染を否定することはできません。

(2) 抗真菌薬

- 真菌を死滅させたり、増殖を抑えたりする薬です（**表1**）。
- 真菌は培養しても検出することが難しく、病原体を同定できないことも多くあります。画像検査（CTなど）や血液検査の真菌抗原・抗体の結果から、真菌感染の有無を推測します（→Advanced Study 2）。真菌感染の証拠がなくても、抗菌薬が無効な発熱が続く場合に、抗真菌薬を試験的に投与する場合があります。
- 抗真菌薬も抗菌薬と同様に、万能というものはありません。予防投与、試験的投与、治療など目的に応じて使いわけます（**図3**）。
- 抗菌薬に比べ、効果が現れるのに時間がかかる（数日～数週間）場合があります。治療期間も抗菌薬に比べて長く、1ヵ月以上にわたって投与を継続する場合もあります。

(3) 抗ウイルス薬

- ウイルスの増殖を抑える薬です。
- 抗ウイルス薬はすべてのウイルスに効くわけではなく、特定のウイルスにしか効力を発揮しません。ウイルスの種類は非常に多いのですが、使用できる抗ウイルス薬は限られています（**表2**）。
- ウイルス感染の治療だけでなく、ウイルス感染を予防する目的でも使用されます。

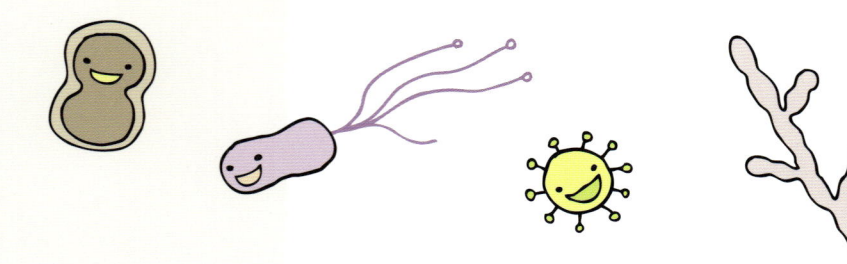

表1 主な抗真菌薬（p.206の付録の表も参照）

	一般名	商品名	特徴，注意点など
アゾール系	フルコナゾール	ジフルカン	副作用が少なく，内服薬は予防投与としてよく使われます．アスペルギルスには無効です
	ホスフルコナゾール	プロジフ	体内で代謝されてフルコナゾールに変換されます 投与開始早期から高い血中濃度が得られます
	イトラコナゾール	イトリゾール	カプセル剤は吸収が不安定です．内服液の吸収はよいのですが，肺真菌症などの深在性真菌症に保険適用がありません．静注製剤もあります
	ボリコナゾール	ブイフェンド	副作用が比較的少なく，アスペルギルスに対する抗菌力も強いのが特徴です
	リポゾーム化アムホテリシンB	アムビゾーム	アスペルギルスも含め，真菌類に広く効果を有します．腎障害などの副作用は，他の抗真菌薬に比べると高度です
	ミカファンギン	ファンガード	副作用が少ない薬です．クリプトコッカスには無効です

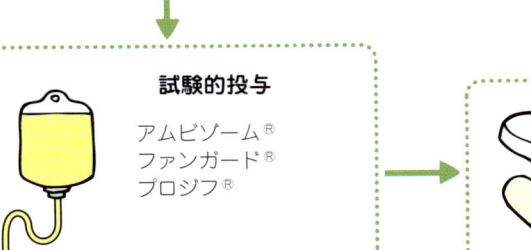

図3 抗真菌薬の使い分けの例

記載されている以外の薬剤が使用されることもあります．

予防投与
ジフルカン®
イトリゾール®

治療
アムビゾーム®
ブイフェンド®
ファンガード®

試験的投与
アムビゾーム®
ファンガード®
プロジフ®

維持療法
ブイフェンド®
イトリゾール®

表2 主な抗ウイルス薬

ウイルス	一般名	商品名	特徴・使用法
サイトメガロウイルス	ガンシクロビル	デノシン	骨髄抑制を起こしやすい
	ホスカルネット	ホスカビル	腎障害
帯状疱疹ウイルス 単純疱疹（ヘルペス）ウイルス	アシクロビル	ゾビラックス	8時間ごとに点滴
	バラシクロビル	バルトレックス	内服薬

Ⅲ-7 造血促進薬

好中球造血を促進する顆粒球コロニー刺激因子と，赤血球造血を促進するエリスロポエチンは，すでに製剤化され注射薬として患者に使われています．血小板造血を促進する薬は，まだ臨床試験の段階です．

★ Advanced Study 1

G-CSF の投与法

G-CSF を皮下注すると，G-CSF は徐々に血中に吸収されるので，血中に長く停滞します．一方，G-CSF を静注すると血中濃度は一気に上がるのですが，血中からの排泄も速いので，血中の停滞時間は短くなります．したがって静注する際には，皮下注よりも大量投与をする必要があります．

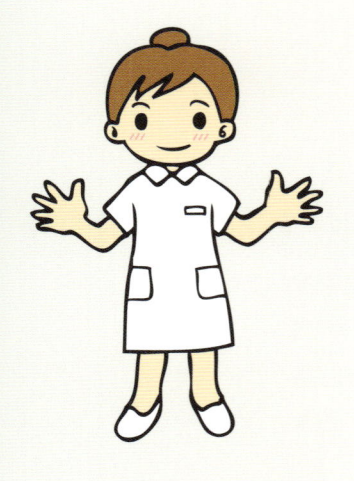

（1）顆粒球コロニー刺激因子（G-CSF）

● **商品名**
- ノイトロジン®，グラン®，ノイアップ®

● **どんな薬か**
- 好中球の増加を促進する薬です（図1，2）（p.4～参照）．
- 骨髄の中の造血幹細胞を末梢血に動員する（引っぱり出す）働きや，血液細胞を細胞周期（p.38～参照）に入れる働きもあります．
- 一般的には，抗癌薬投与後に好中球が減少した際，なるべく早く好中球を回復させるために投与します（皮下注または点滴静注．→Advanced Study 1）．
- 急性骨髄性白血病の患者では，白血病細胞を増やしてしまう可能性があるので，抗癌薬で十分に白血病細胞を減らしてから投与します．

（2）エリスロポエチン（EPO）

● **商品名**
- エスポー®，エポジン®

● **どんな薬か**
- 赤血球の造血を刺激する薬です（図3）（p.4～参照）．
- 血液疾患による貧血（骨髄異形成症候群など）や抗癌薬投与後の貧血に対しても，ある程度有効な可能性はありますが，保険適用はありません．腎性貧血と自己血貯血に対して保険適用があります．

III-7 造血促進薬

図1 G-CSFの働き

造血幹細胞 → 増殖 → 骨髄芽球 → 分化 → 好中球

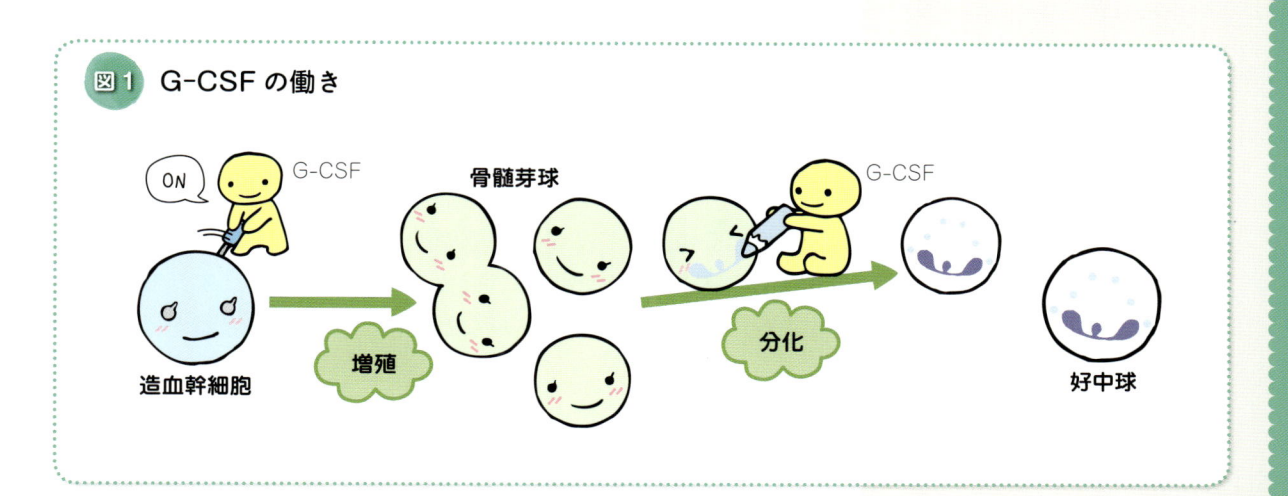

図2 G-CSFによる好中球増加作用

G-CSFを投与すると，好中球が減少している期間を短縮できます．

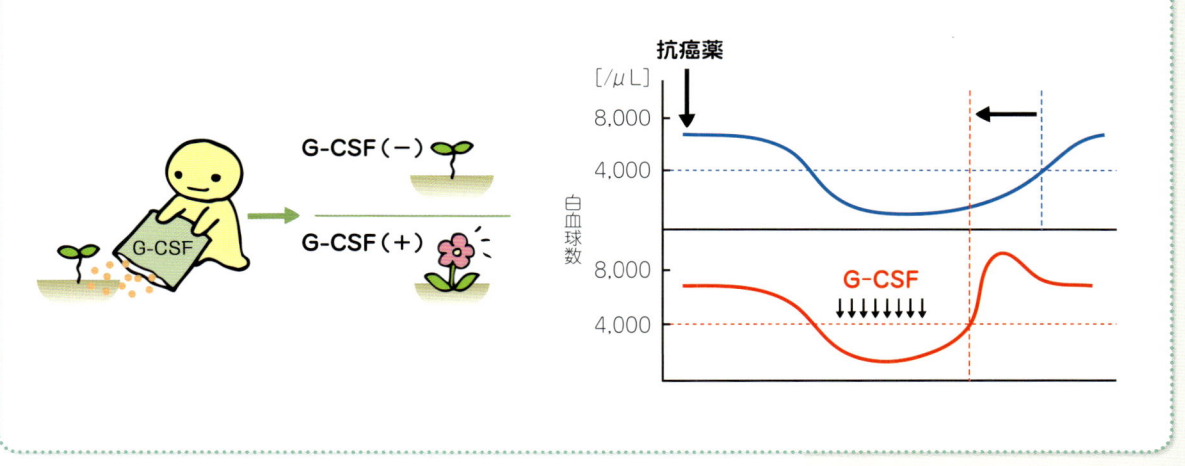

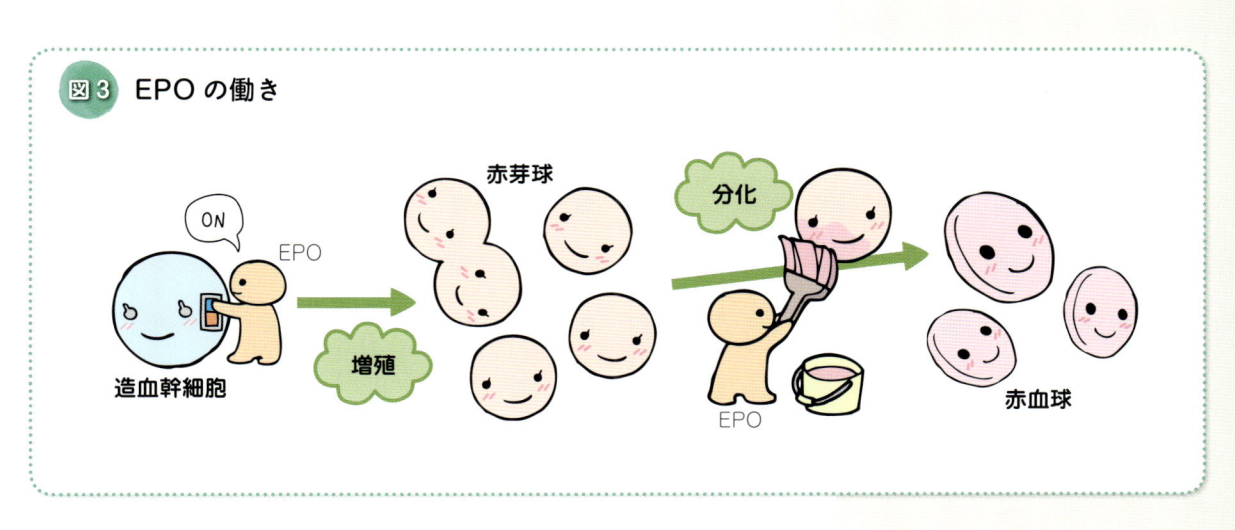

G-CSF(−)
G-CSF(+)

抗癌薬
白血球数 [/μL]
8,000
4,000

G-CSF
8,000
4,000

図3 EPOの働き

造血幹細胞 → 増殖 → 赤芽球 → 分化 → 赤血球
EPO

67

Ⅲ-8 放射線治療

悪性リンパ腫に対しては，かつては放射線単独で治療をすることがありましたが，最近は化学療法と組み合わせて行うことが増えています．多発性骨髄腫に対しても，疼痛のコントロールなどを目的に放射線治療を行うことがあります．

Advanced Study 1

放射線照射量

悪性リンパ腫で，放射線療法を化学療法と組み合わせて治癒を目指す場合は，局所のリンパ節に対して 30～40 Gy 程度の照射をします（1 回照射量を 1.5～2 Gy として 15～20 回に分割するのが一般的です）．特殊なタイプの悪性リンパ腫では，照射量をもっと多くする場合もあります．

腫瘍の縮小を目的とするのではなく，疼痛のコントロールを目的とする場合は，もっと少ない線量が選択されます．除痛効果を速やかに得るために，1 回の照射線量を多めにして短期間で治療を終了します．

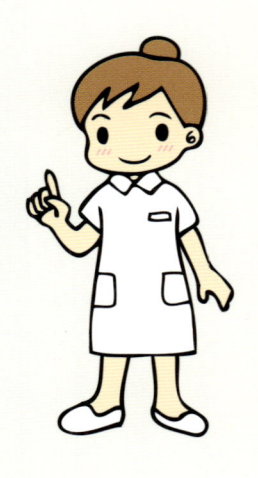

放射線治療

● どんな治療か

- 放射線治療は，悪性リンパ腫に対する治療として，かつては盛んに行われていました．近年は化学療法の進歩により，造血器腫瘍における放射線治療の出番は減っています．
- CT などによって放射線を当てる部位（照射野）を決定します．どのくらいの量を照射するか（照射量：単位 Gy [グレイ]）は疾患や目的によって異なります（→Advanced Study 1）．通常は何回かに分けて照射します（分割照射）．1 回の照射時間は数分です（図 1）．
- 照射部位には目印として，特殊なペンで体表にマーキングをします．治療期間中は，これを消さないように気をつける必要があります．
- 副作用として，照射部位の皮膚炎や粘膜の炎症（口内炎，食道炎，腸炎）を起こすことがあります（図 2）．

● 放射線治療の実際

- 悪性リンパ腫では組織型によっては，限局期（臨床病期Ⅰ～Ⅱ期）の場合に，治癒を目的にした治療の一環として，放射線治療を行います．
- それ以外の場合の放射線治療は，疼痛を除去するためなど，対症療法として施行されます．
- 多発性骨髄腫の脊椎病変で脊髄が圧迫され，四肢麻痺などの神経症状が出た場合は，緊急で放射線治療を行う場合があります．

Ⅲ-8 放射線治療

図1 放射線照射装置

照射台の上で横になって治療を受けます．照射中も，とくに痛みを伴うことはありません．

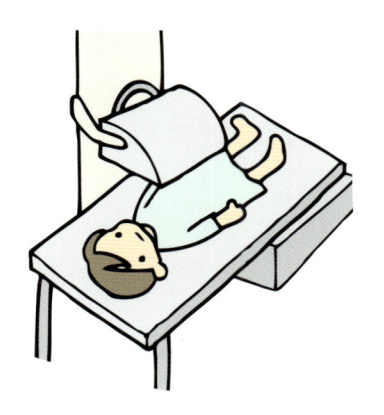

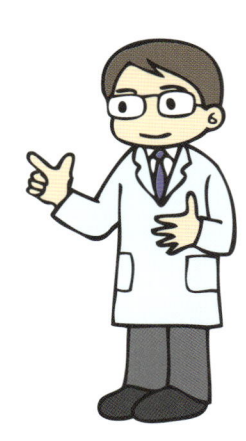

図2 放射線治療の副作用とその治療

放射線照射部位に生じる皮膚炎は，比較的よく見られる副作用です．副腎皮質ステロイド軟膏で治療をしますが，放射線治療直前には塗布しない（塗布部に放射線が余計にかかってしまう場合がある）ように気をつける必要があります．

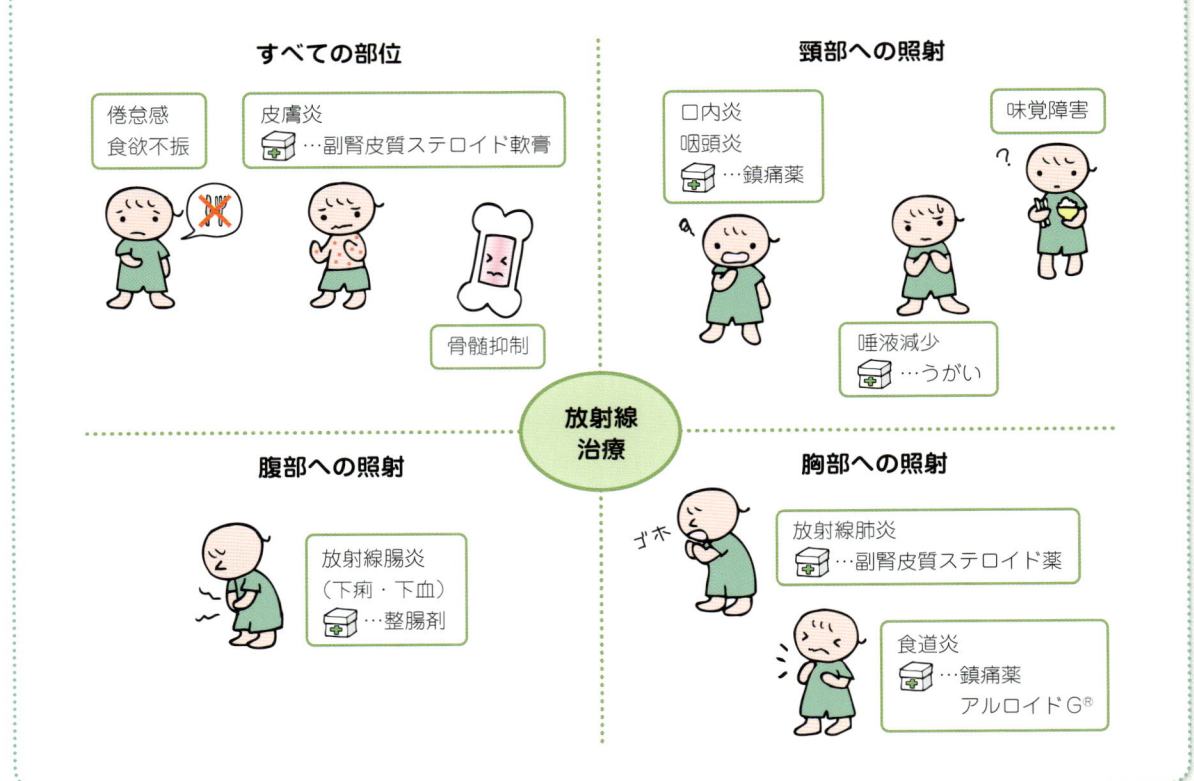

すべての部位
- 倦怠感
- 食欲不振
- 皮膚炎 …副腎皮質ステロイド軟膏
- 骨髄抑制

頸部への照射
- 口内炎
- 咽頭炎 …鎮痛薬
- 味覚障害
- 唾液減少 …うがい

腹部への照射
- 放射線腸炎（下痢・下血）…整腸剤

胸部への照射
- 放射線肺炎 …副腎皮質ステロイド薬
- 食道炎 …鎮痛薬 アルロイドG®

放射線治療

III-9 補助療法

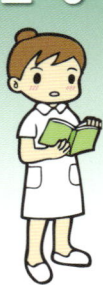

発熱，疼痛，嘔気などの症状を抑える治療を対症療法と呼び，対症療法だけで患者を治療することを，best supportive care（BSC）と呼びます．種々の薬剤の特徴を知り，適切な補助療法を行うことが重要です．

Advanced Study 1

解熱薬の使い方

治療抵抗性（抗癌薬に反応しない状態）になった白血病や悪性リンパ腫の患者は，感染症や腫瘍による発熱をしばしば生じます．治療の目標が長期生存ではなく緩和ケアである場合，ほかに解熱させる方法がなければ，副腎皮質ステロイド薬を積極的に使用します．一方，治療の目標が長期生存である場合は，副腎皮質ステロイド薬を使うことで，感染症を誘発したり悪化させたりする可能性があるので，その使用はなるべく避けるようにします．
このように，病状が同じでも治療の目標が違えば対応の方法も変わるので，「何を目標として治療しているのか」を常に考えておく必要があります．

（1）発熱・疼痛

- 種々の解熱鎮痛薬があるので，その特徴を把握して使い分けることが必要です（表1）．
- ボルタレン®などの非ステロイド系抗炎症薬（non-steroidal anti-inflammatory drugs：NSAIDs，エヌ・セイド）は，強力な解熱鎮痛薬ですが，血小板の働きを減弱させる副作用があります．血小板が少ない患者にNSAIDsを投与すると，出血傾向が悪化することがあります．
- アセトアミノフェン（カロナール®，アンヒバ®など）は，血小板機能低下を起こさない解熱鎮痛薬なので，血小板減少症の患者に好んで使用されます．しかし効果が弱いのが難点です．
- 副腎皮質ステロイド薬は強力な解熱作用を持った薬です．血小板機能を低下させることはありませんが，連用すると免疫力を弱めるので，白血球減少症の患者では易感染性が悪化します（図1）．
- モルヒネやオキシコドンなどの麻薬は肝・腎障害を起こしにくく，場合によってはNSAIDsより安全な鎮痛薬となります．とくに多発性骨髄腫の患者はNSAIDsによる腎障害を起こしやすいので，鎮痛薬として麻薬を使う方がよい場合があります．

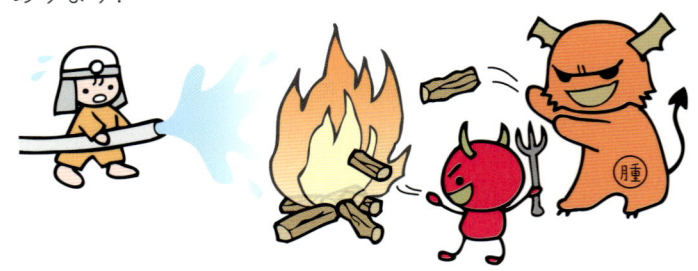

表1 解熱鎮痛薬の種類

	一般名	代表的な商品名	特徴・注意点
NSAIDs	ジクロフェナク	ボルタレン	血小板の働きを減弱させます
	ロキソプロフェン	ロキソニン	脱水の時に，腎障害を起こしやすいので，水分の補給を十分にする必要があります
	メフェナム酸	ポンタール	
非ピリン系薬	アセトアミノフェン	カロナール ピリナジン アンヒバ	効果は弱いのですが，副作用が少ないので，使いやすい薬です
副腎皮質ステロイド薬	ヒドロコルチゾン	ハイドロコートン ソル・コーテフ	解熱効果は強力です 鎮痛効果は弱いので，他の鎮痛薬との併用が必要です 連用すると免疫力を弱めることがあります
	メチルプレドニゾロン	ソル・メドロール	
	デキサメタゾン	デカドロン	
麻薬	モルヒネ	カディアン オプソ	嘔気，便秘，眠気を起こしやすいです 高齢者では，譫妄を起こすこともあります
	オキシコドン	オキシコンチン オキノーム	モルヒネより副作用が少ない麻薬です
	フェンタニル	デュロテップ	貼付剤．皮膚から吸収されます．内服不能の患者にも使用可能です

NSAIDs：非ステロイド系抗炎症薬

図1 解熱薬の選択法

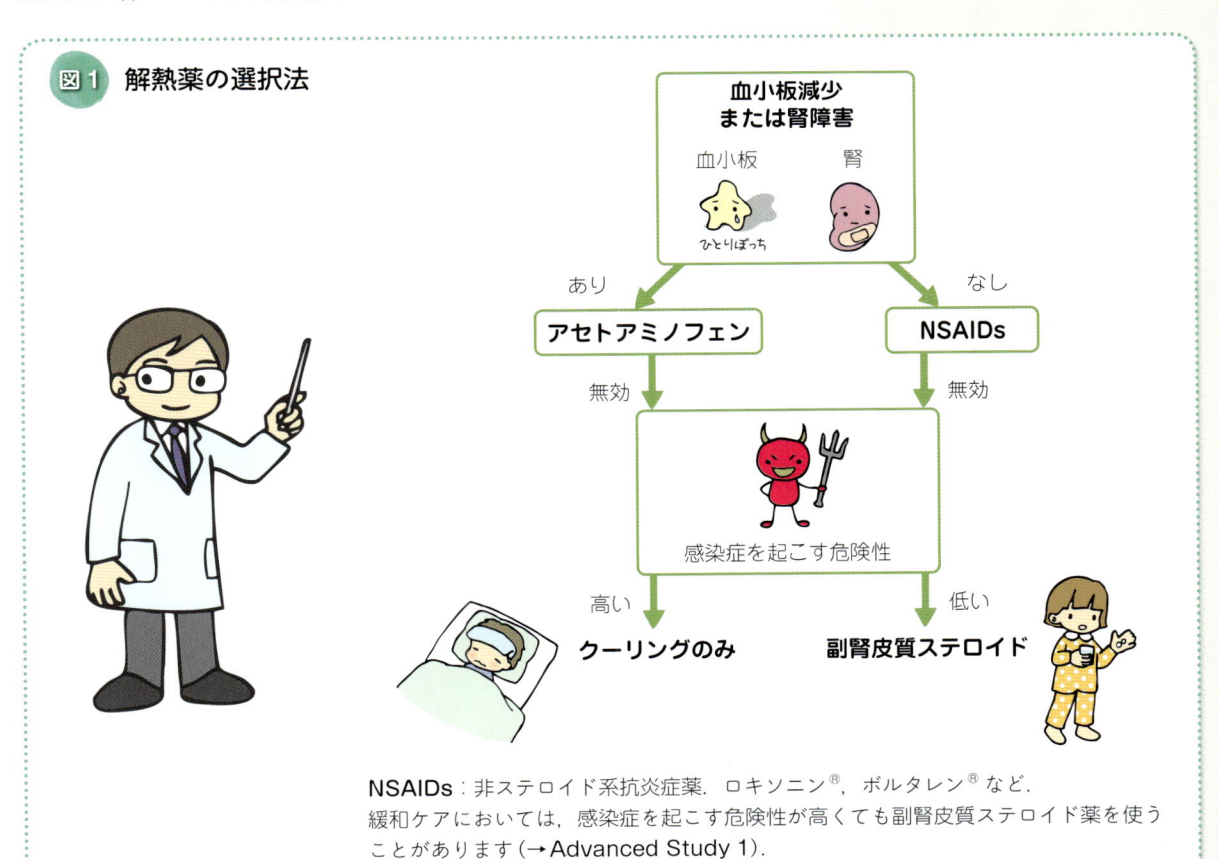

血小板減少または腎障害
- あり → アセトアミノフェン → 無効 → 感染症を起こす危険性 高い → クーリングのみ
- なし → NSAIDs → 無効 → 感染症を起こす危険性 低い → 副腎皮質ステロイド

NSAIDs：非ステロイド系抗炎症薬．ロキソニン®，ボルタレン®など．
緩和ケアにおいては，感染症を起こす危険性が高くても副腎皮質ステロイド薬を使うことがあります（→Advanced Study 1）．

★ Advanced Study 2
化学療法時の嘔気・嘔吐

化学療法による嘔気・嘔吐は，①抗癌薬投与から24時間以内に起きる急性悪心・嘔吐，②24時間以降に起きる遅発性悪心・嘔吐，③抗癌薬投与前から起きる予測性悪心・嘔吐，の3種類に分類されます．表2に示すような制吐薬を適切に使う必要があります．

★ Advanced Study 3
クリーンルーム管理

患者が個室にいる時にはその個室内，大部屋にいる時にはベッド周囲（カーテンで仕切られている領域）を「クリーンエリア」とします．接触感染を防ぐために，患者およびクリーンエリアに入る人（医療者，面会者）は，手を洗います．飛沫感染を防ぐために，クリーンエリアに入る人はマスクをします．患者はクリーンエリア内ではマスクをする必要はありませんが，クリーンエリア外に出る時にはマスクをします．口腔内を清潔に保つため，患者はうがいを行います．ベッド周囲は拭き掃除を中心に行い，埃をためないようにします．また，クリーンエリア内への生花の持ち込みを禁止します（真菌感染予防）．これらを総称して「クリーンルーム管理」と呼びます．これらの管理を行えば，感染予防を目的とした患者の個室収容は，必ずしも必要ありません．

(2) 嘔気・嘔吐

- 化学療法による嘔気，嘔吐（→Advanced Study 2）は必発と考えて，抗癌薬を投与する前には必ず制吐薬を投与します（表2）．
- セロトニン（5-HT$_3$）受容体拮抗薬（グラニセトロンなど）は，強力な制吐薬です．この薬が開発されてから，化学療法時の嘔気で苦しむ患者はずいぶん減りました．
- 胃腸炎による嘔気，麻薬の副作用による嘔気など原因によって制吐薬を選択します（表2）．

(3) 好中球減少症（p.14～，p.82～参照）

- 好中球＜500/μL の状態を無顆粒球症と呼びます．患者が無顆粒球症になったら，感染予防対策を講じます．食事を加熱食（生ものを禁じる）にし，クリーンルーム管理にします（→Advanced Study 3）．これに加え，抗菌薬の予防的投与や，G-CSF製剤（p.66参照）の投与を行う場合があります（図2）．
- 抗癌薬投与後に無顆粒球症になった場合は，消化管の粘膜も傷ついて消化管のバリア機能が低下しています．このために，病原微生物に対してさらに弱くなっているので，上記のクリーンルーム管理を必要とします．一方，再生不良性貧血や骨髄異形成症候群が原因で生じた無顆粒球症の場合（抗癌薬投与後でない場合）には，粘膜のバリアが働くので，感染症に対して多少の抵抗力があります．この場合には，クリーンルーム管理を行わないことがあります．

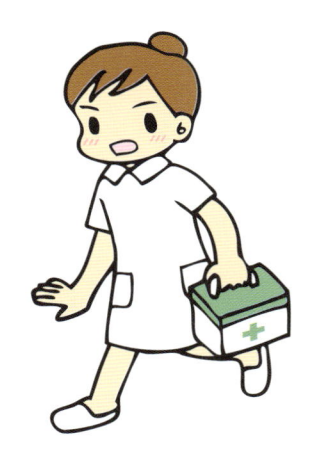

表2 制吐薬の種類

	一般名	代表的な商品名	特徴・注意点
セロトニン（5-HT$_3$）受容体拮抗薬	グラニセトロン	カイトリル	化学療法時に使用する，強力な制吐薬です．急性，遅発性嘔吐に有効です
	アザセトロン	セロトーン	
	オンダンセトロン	ゾフラン	
	ラモセトロン	ナゼア	化学療法日に1日1回投与します（さらに1回追加可能）
	インジセトロン	シンセロン	
ニューロキニン1（NK$_1$）受容体拮抗薬	アプレピタント	イメンド	5-HT$_3$受容体拮抗薬に追加して使います．遅発性嘔吐に有効です
胃腸薬系	メトクロプラミド	プリンペラン	もっとも一般的な制吐薬です
	ドンペリドン	ナウゼリン	胃腸炎の際にも使用します
副腎皮質ステロイド薬	デキサメタゾン	デカドロン	化学療法の際に，他の制吐薬と併用します
	メチルプレドニゾロン	ソル・メドロール	
向精神薬・抗ヒスタミン剤	プロクロルペラジン	ノバミン	化学療法の際の予測性嘔吐に有効な場合があります
	クロルプロマジン	ウインタミン	
		コントミン	モルヒネなどの麻薬による嘔気に対しても有効です
	ジフェンヒドラミン・ジプロフィリン	トラベルミン	

図2 無顆粒球症時の感染予防対策

食事
- 加熱食（生もの禁）
- 滅菌・殺菌された飲料

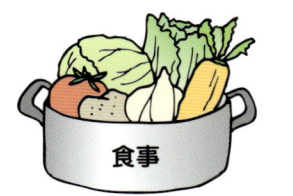

飲食してはいけないものの例
・生の肉，生の魚（さしみ）
・生みそ，納豆
・いちご，ラズベリー
・かいわれ，アルファルファ
（詳細は，p.211の付録の表を参照）

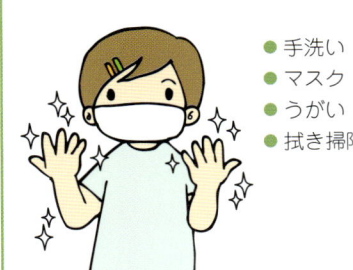

クリーンルーム管理
- 手洗い
- マスク
- うがい
- 拭き掃除，生花禁

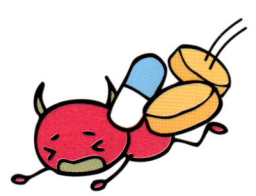

薬物療法
- 抗菌薬（ニューキノロン系，ST合剤）内服
- 抗真菌薬内服
- G-CSF製剤

ST合剤：バクタ®．G-CSF製剤：ノイトロジン®，グラン®，ノイアップ®．

IV 症候学

Ⅳ 症候学

Ⅳ-1 症候学とは何か

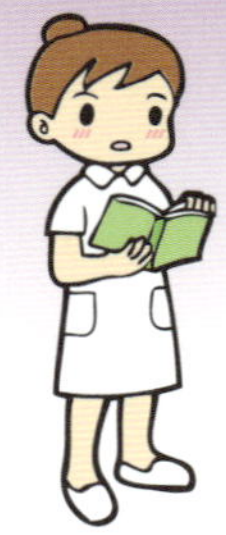

病気によって生じる「貧血」や「リンパ節腫脹」などの症状や検査上の異常を「症候」といいます．症候から，診断を導き出す学問を「症候学」といいます．正しい治療を行うためには，症候から正確な診断を下すことが必要です．

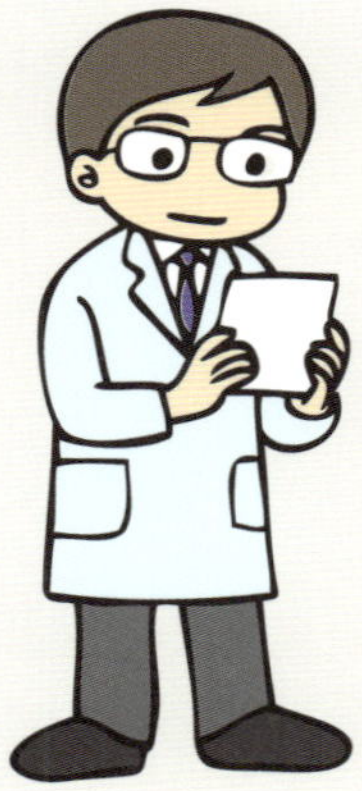

症候学とは何か

- 疾患によって身体に現れる「発熱」，「腹痛」，「貧血」などの自覚症状や他覚所見（診察して得られた身体所見や血液検査の所見）を「症候」といいます．
- つまり，疾患が「症候」を引き起こすのですが，臨床の場では，「症候」から病気を推測（診断）します（図1）．
- 症候に対しては，「とりあえず」の治療しか行えません．根本的な治療を行うためには，症候だけで終わらせず，診断をきっちりつけることが大切です．

図1 症候と疾患 悪性リンパ腫という疾患によって，リンパ節腫脹という症候が身体に現れます．疾患は隠れていてわからないので，診察や検査を追加して疾患を診断します．

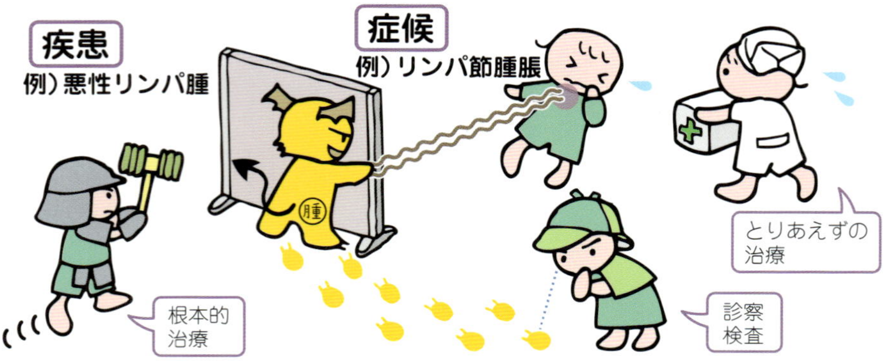

Ⅳ-2 汎血球減少症 Pancytopenia

赤血球，白血球，血小板の血球3系統がすべて減少した状態を，汎血球減少症といいます．重大な血液疾患が隠れている可能性があるので，原因を明らかにすることが必要です．

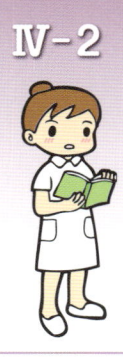

汎血球減少症

● 定義と病態
- 赤血球（ヘモグロビン），白血球，血小板がすべて減少した状態を汎血球減少症と呼びます．
- 骨髄での血球産生が低下した場合と，脾臓での血球破壊が亢進した場合に大別されます．

● 原因となる疾患
- 表1に示すように，多くの疾患が原因となります．
- 血液像などを参考に，貧血，白血球減少，血小板減少を起こす疾患をひとつひとつ調べて，原因疾患を確定します．
- 薬剤により汎血球減少症となることがあるので，薬剤の内服歴を確認することは重要です．

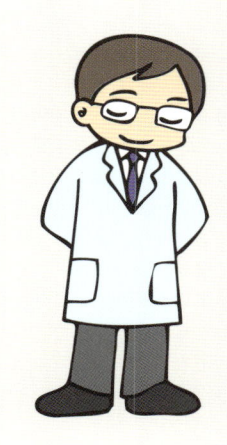

表1 汎血球減少症を起こす主な原因疾患

疾患	特徴	参照ページ
再生不良性貧血	正球性貧血，網赤血球減少	p.138
骨髄異形成症候群	正球性貧血，血球の異形成	p.128
急性白血病	芽球の増加	p.100
悪性リンパ腫の骨髄浸潤	異型リンパ球の増加，リンパ節腫脹	p.108
巨赤芽球性貧血（悪性貧血）	大球性貧血，ビタミンB_{12}または葉酸欠乏	p.144
全身性エリテマトーデス（SLE）	発熱，皮疹，関節痛など	
脾腫（肝硬変など）	超音波検査で脾腫	p.92
薬剤の副作用	抗癌薬，抗菌薬，NSAIDs など	
感染症（ウイルス感染症など）	高熱	

NSAIDs：非ステロイド系抗炎症薬．特に重要な疾患を赤字で示しました．

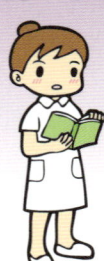

IV-3 貧血と多血症
Anemia & Polycythemia

赤血球が減少した状態を貧血，増加した状態を多血症といいます．それぞれ重大な疾患が隠れている可能性があるので，その原因を明らかにすることが必要です．

⭐ Advanced Study 1

輸血

鉄欠乏性貧血（p.134～参照）では，鉄剤を補給するだけで貧血は改善するので，ヘモグロビンが3～4g/dLでも，症状が軽度なら輸血はしません．自己免疫性溶血性貧血（p.148～参照）では，赤血球に対する自己抗体があるために，交差適合試験が陽性になってしまいます．輸血ができないわけではありませんが，輸血中は注意深く経過を観察する必要があります．

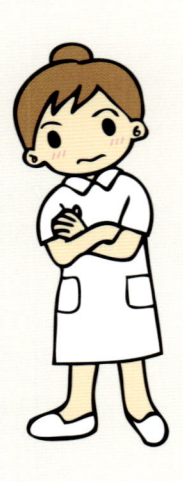

(1) 貧血

● 定義と症状

- 赤血球が減少した状態を貧血と呼び，その程度は通常ヘモグロビン値で示されます（表1）．
- 労作時の動悸，息切れなどが主な症状です．貧血がゆっくり進行した場合は，貧血の程度が強くても，意外と症状が出ません．

● 原因となる疾患

- MCV（平均赤血球容積：赤血球1個の平均的な大きさ，（p.14～参照）で貧血を分類し，検査を進めます（表2，図1）．
- 診断の手がかりになる身体所見として，鉄欠乏性貧血における匙状爪，悪性貧血における舌炎，溶血性貧血における黄疸，胆石などがあります．

● 治療

- ヘモグロビン<6～7g/dLになると，輸血が必要な場合があります．
- 鉄欠乏性貧血と自己免疫性溶血性貧血では，輸血はなるべくしないようにします（→Advanced Study 1）．
- 貧血の程度が強くても症状が軽ければ，治療は急ぎません．貧血の原因を探すことが最も重要です．

表1 貧血の定義

	ヘモグロビン値（g/dL）
幼児（6ヵ月〜6歳）	<11
小児（7〜14歳）	<12
成人男性	<13
成人女性	<12
妊婦	<11

表2 貧血を起こす主な原因疾患

小球性貧血 （MCV<80 fL）	正球性貧血 （80 fL≦MCV≦100 fL）	大球性貧血 （MCV>100 fL）
鉄欠乏性貧血 慢性疾患に伴う貧血[1] 鉄芽球性貧血 サラセミア	再生不良性貧血[2] 骨髄異形成症候群[2] 赤芽球癆 急性白血病 腫瘍の骨髄浸潤 溶血性貧血 腎性貧血 急性出血	巨赤芽球性貧血 肝硬変

MCV：平均赤血球容積（p.14〜参照）．
1) 正球性貧血になることもあります．2) 大球性貧血になることもあります．

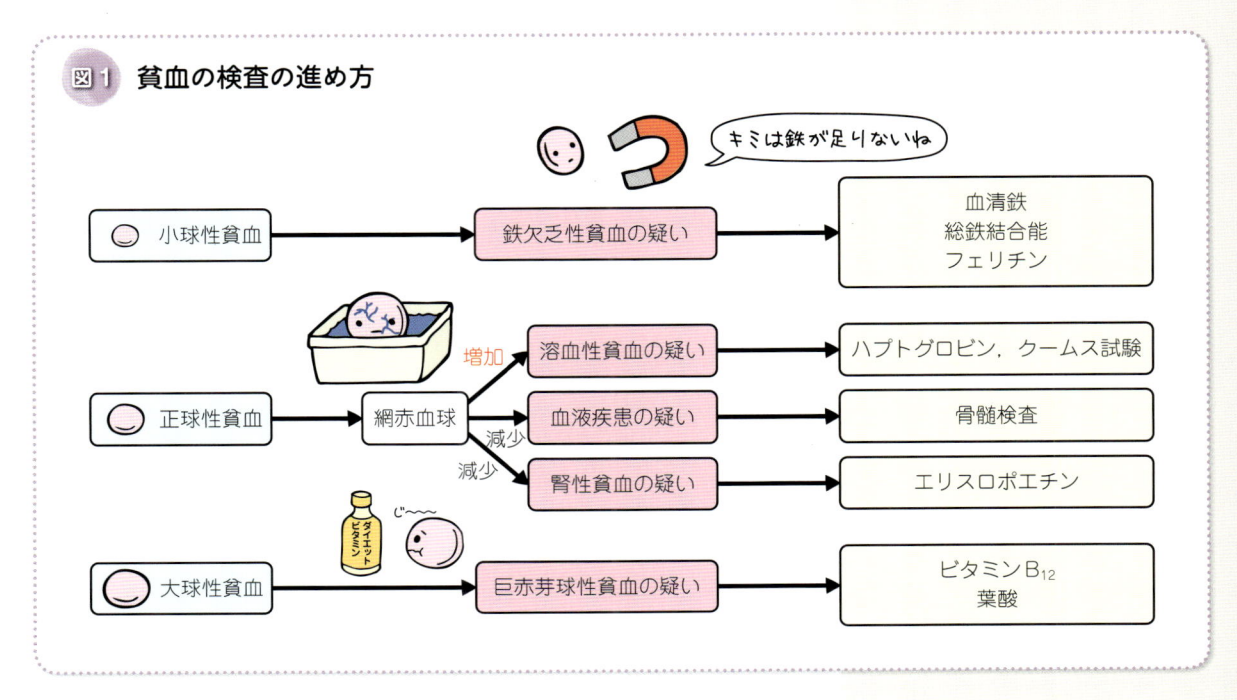

図1 貧血の検査の進め方

キミは鉄が足りないね

- 小球性貧血 → 鉄欠乏性貧血の疑い → 血清鉄／総鉄結合能／フェリチン
- 正球性貧血 → 網赤血球
  - 増加 → 溶血性貧血の疑い → ハプトグロビン，クームス試験
  - 減少 → 血液疾患の疑い → 骨髄検査
  - 減少 → 腎性貧血の疑い → エリスロポエチン
- 大球性貧血 → 巨赤芽球性貧血の疑い → ビタミンB_{12}／葉酸

図2 多血症の概念

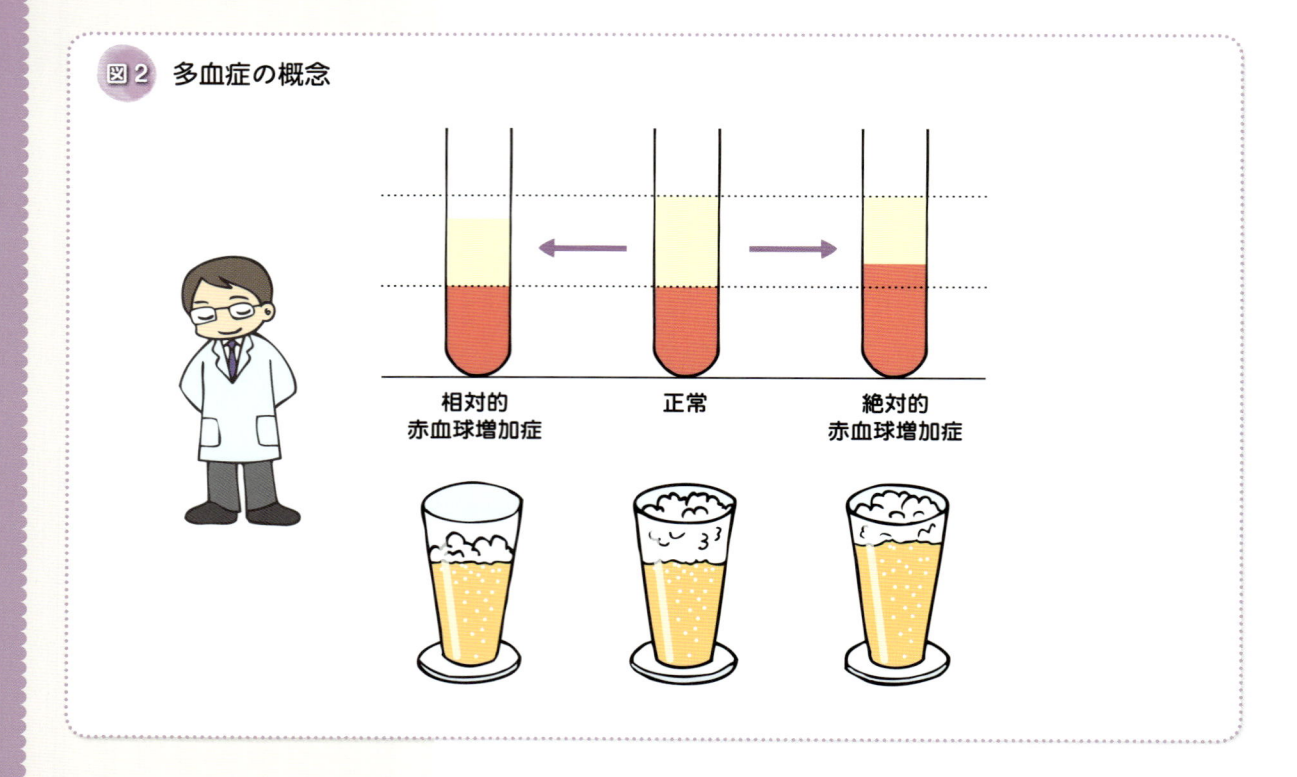

相対的赤血球増加症　　正常　　絶対的赤血球増加症

Q&A 1

ストレス多血症

ストレス多血症は，なぜこのような名前で呼ばれるのでしょうか．ストレス多血症では，体内の赤血球量の増加はなく，血漿量が減少しています（相対的赤血球増加症）が，単なる脱水状態とは異なり，水分の補給をしても改善しません．ストレスのかかっている人によく見られる現象なので，この名で呼ばれています．しかし，ストレスと赤血球増加の因果関係はよくわかっていません．一般的に予後は良好なので，治療はとくに必要ありません．

(2) 多血症

● **別名**
- 赤血球増加症，赤血球増多症

● **定義と症状**
- 赤血球が増加した状態を多血症と呼びます．
- 赤ら顔や高血圧になります．

● **原因となる疾患**
- 体内の赤血球量が増加した絶対的増加症と，血漿量が減少し赤血球濃度が上昇しただけの相対的増加症に分類されます（図2，表3）．
- SpO_2 値や白血球数，脾腫の有無などを参考にして鑑別を進めます（図3）．
- ストレス多血症（→Q&A 1）は，赤血球増加を生じる他の疾患が否定された場合に診断されます（除外診断）．

表3 赤血球増加症の分類

1. 絶対的赤血球増加症

- a. 真性赤血球増加症
- b. 二次性赤血球増加症
    1) 高地居住
    2) 低酸素血症（チアノーゼ性心疾患，肺疾患など）
    3) ヘモグロビン異常症，メトヘモグロビン血症
    4) エリスロポエチン産生腫瘍
    5) エリスロポエチン受容体異常症

2. 相対的赤血球増加症

- a. 血液濃縮（脱水症など）
- b. ストレス多血症

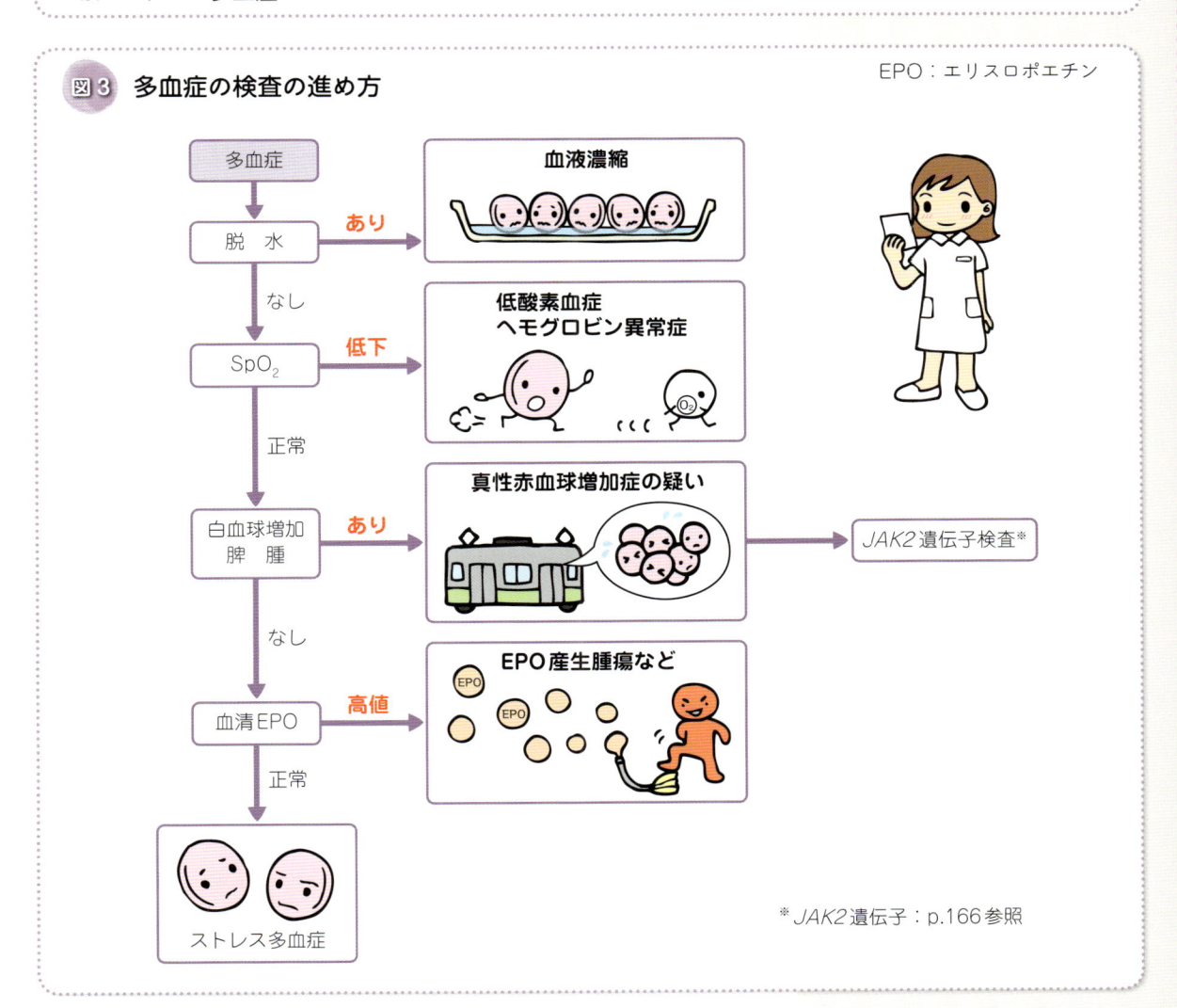

図3 多血症の検査の進め方

EPO：エリスロポエチン

多血症
↓
脱水 —あり→ 血液濃縮
↓なし
SpO₂ —低下→ 低酸素血症／ヘモグロビン異常症
↓正常
白血球増加・脾腫 —あり→ 真性赤血球増加症の疑い → *JAK2*遺伝子検査*
↓なし
血清EPO —高値→ EPO産生腫瘍など
↓正常
ストレス多血症

* *JAK2*遺伝子：p.166参照

Ⅳ 症候学

Ⅳ-4 白血球減少症と白血球増加症
Leukocytopenia & Leukocytosis

血液疾患だけが原因で，白血球が増減するわけではありません．感染症や膠原病，造血器腫瘍以外の癌など，全身のいろいろな疾患の有無を調べる必要があります．

★ Advanced Study 1
無顆粒球症

抗癌薬を投与したあとは，消化管の粘膜も傷つきます．そのために，消化管のバリア機能が低下するので，菌に対する抵抗力が，より弱くなります．そこで，感染症を予防するために，食事を加熱食（生ものを禁じる）にし，クリーンルーム管理（p.72〜参照）にします．これに加え，抗菌薬を予防的に投与したり，G-CSF製剤（p.66〜参照）を使用する場合があります．

同じ無顆粒球症でも，抗癌薬投与後ではない場合（骨髄異形成症候群などの場合）には，粘膜のバリアが働くため，これほどの感染予防対策は必ずしも必要ありません．

(1) 白血球減少症

● 病態と症状
- 白血球が減ると感染症を起こしやすくなります．白血球が減っても感染症を起こさなければ，症状は出ません．
- 白血球の中でも好中球が減少し，好中球＜500/μLになった場合を無顆粒球症と呼びます（p.14〜参照）．速やかに感染症対策を行うべき，緊急事態です．

● 原因となる疾患
- 白血球だけではなく，多くの場合，赤血球，血小板も同時に減ります（汎血球減少，**表1**）．

● 治療
- 原因疾患が何であっても，無顆粒球症になった場合には，感染症の予防対策やG-CSF製剤の投与を検討する必要があります（→Advanced Study 1）．
- 原因を検査し，原疾患に対する治療を行います（**図1**）．

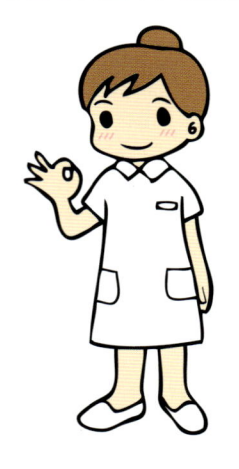

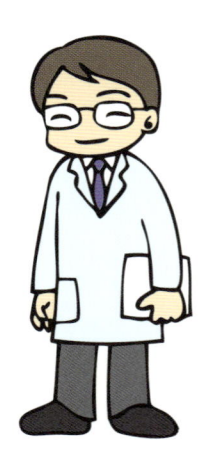

表1 白血球減少を起こす主な原因疾患

疾患	特徴	参照ページ
再生不良性貧血	正球性貧血，網赤血球減少	p.138
骨髄異形成症候群	正球性貧血，血球の異形成	p.128
急性白血病	芽球の増加	p.100
腫瘍の骨髄転移	進行癌の存在，しばしば DIC を合併	
巨赤芽球性貧血（悪性貧血）	大球性貧血，ビタミン B_{12} または葉酸欠乏	p.144
膠原病（SLE，シェーグレン症候群など）	発熱，皮疹，関節痛など	
脾腫（肝硬変など）	超音波検査で脾腫	p.92
薬剤の副作用	抗癌薬，抗甲状腺薬，H_2 受容体拮抗薬など	
ウイルス感染症	発熱，皮疹など	
重症感染症	高熱	

DIC：播種性血管内凝固症候群（p.182〜参照）．SLE：全身性エリテマトーデス．
特に重要な疾患を赤字で示しました．

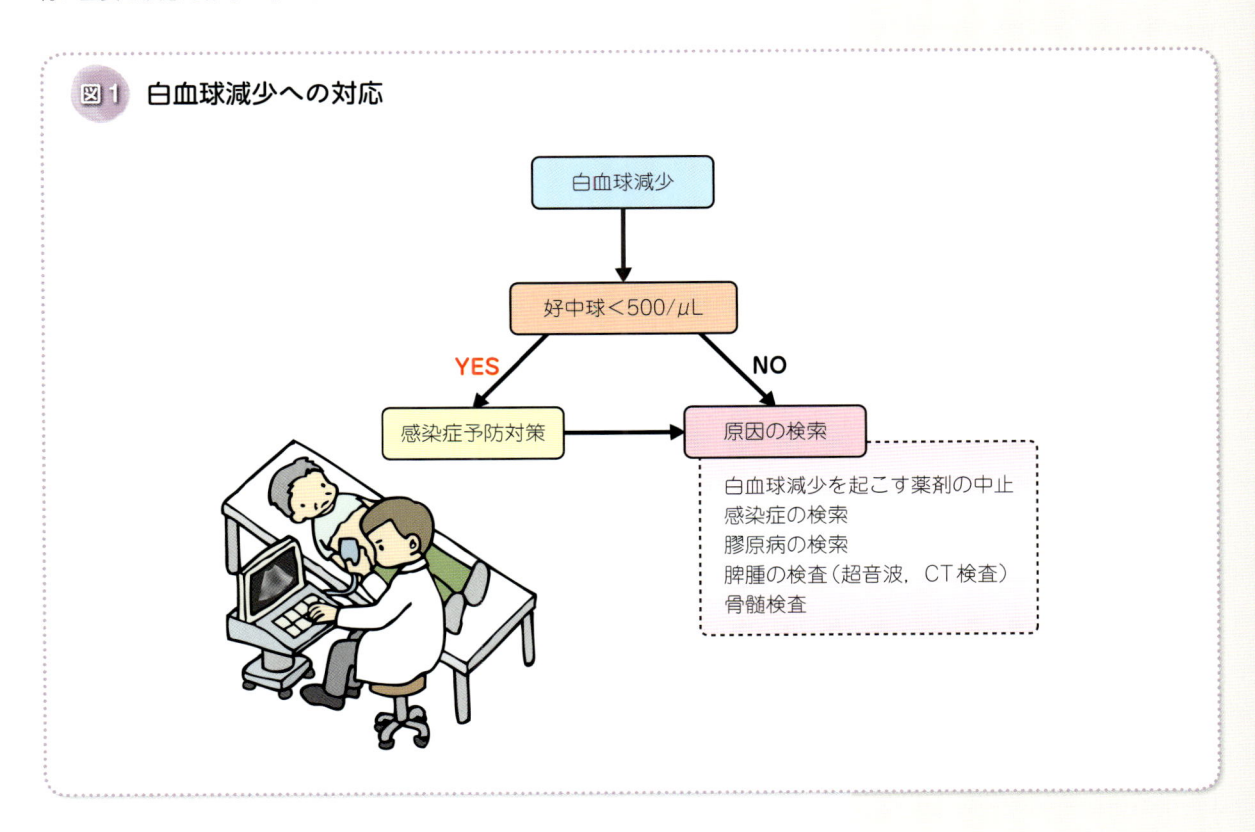

図1 白血球減少への対応

白血球減少
↓
好中球＜500/μL
- YES → 感染症予防対策 → 原因の検索
- NO → 原因の検索

原因の検索：
- 白血球減少を起こす薬剤の中止
- 感染症の検索
- 膠原病の検索
- 脾腫の検査（超音波，CT検査）
- 骨髄検査

図2 白血球増加の原因

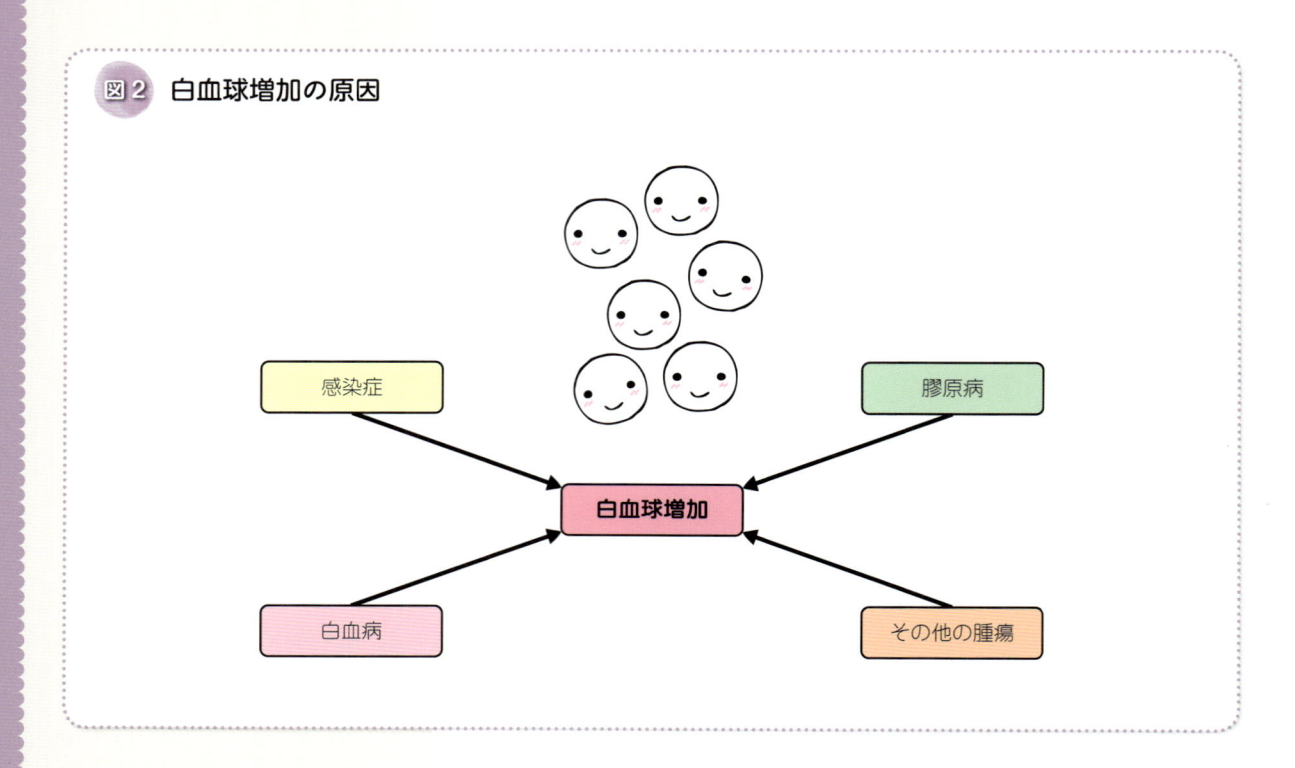

```
感染症 ──→ 白血球増加 ←── 膠原病
白血病 ──↗        ↖── その他の腫瘍
```

Dictionary 1

芽球

芽球（blast, ブラスト）とは，未分化な（若い）白血球を指す言葉で，造血幹細胞がこれに相当します．造血幹細胞が腫瘍化（がん化）したものが白血病細胞ですが，顕微鏡で見ただけでは，正常の造血幹細胞も白血病細胞も簡単には区別がつかないので，両者をあわせて「芽球」と呼んでいます．健康な人では，造血幹細胞は骨髄の中にしかいない（血液には出てこない）ので，血液中に芽球が増えてきたら，それは白血病細胞が増えてきた（すなわち白血病である）ことを，通常は意味します．

(2) 白血球増加症

病態と症状

- 何らかの基礎疾患の結果として，白血球が増加します（図2）．
- 白血球の増加そのものが症状を出すことはありません．

原因となる疾患

- 白血球の中の，どの種類の細胞が増えるかによって原因疾患が異なります（表2）．
- まず，どの細胞が増えているかを血液像で確認してから，鑑別を進めます（図3）．

治療

- 増加した白血球を「とりあえず減らす」という治療は必要ありません．

表2 白血球増加を起こす主な原因疾患

増加する細胞の種類	疾患	参照ページ
好中球	細菌感染症	
	慢性骨髄性白血病	p.124
	リウマチ性疾患	
好酸球	血管炎（アレルギー性肉芽腫性血管炎）	
	寄生虫疾患	
リンパ球	感染性単核球増加症	p.160
	慢性リンパ性白血病	p.116
	悪性リンパ腫の白血化	p.108
芽球	急性白血病	p.100

芽球（→Dictionary 1）は「若い」白血球で，正常な人の血液には認められません．

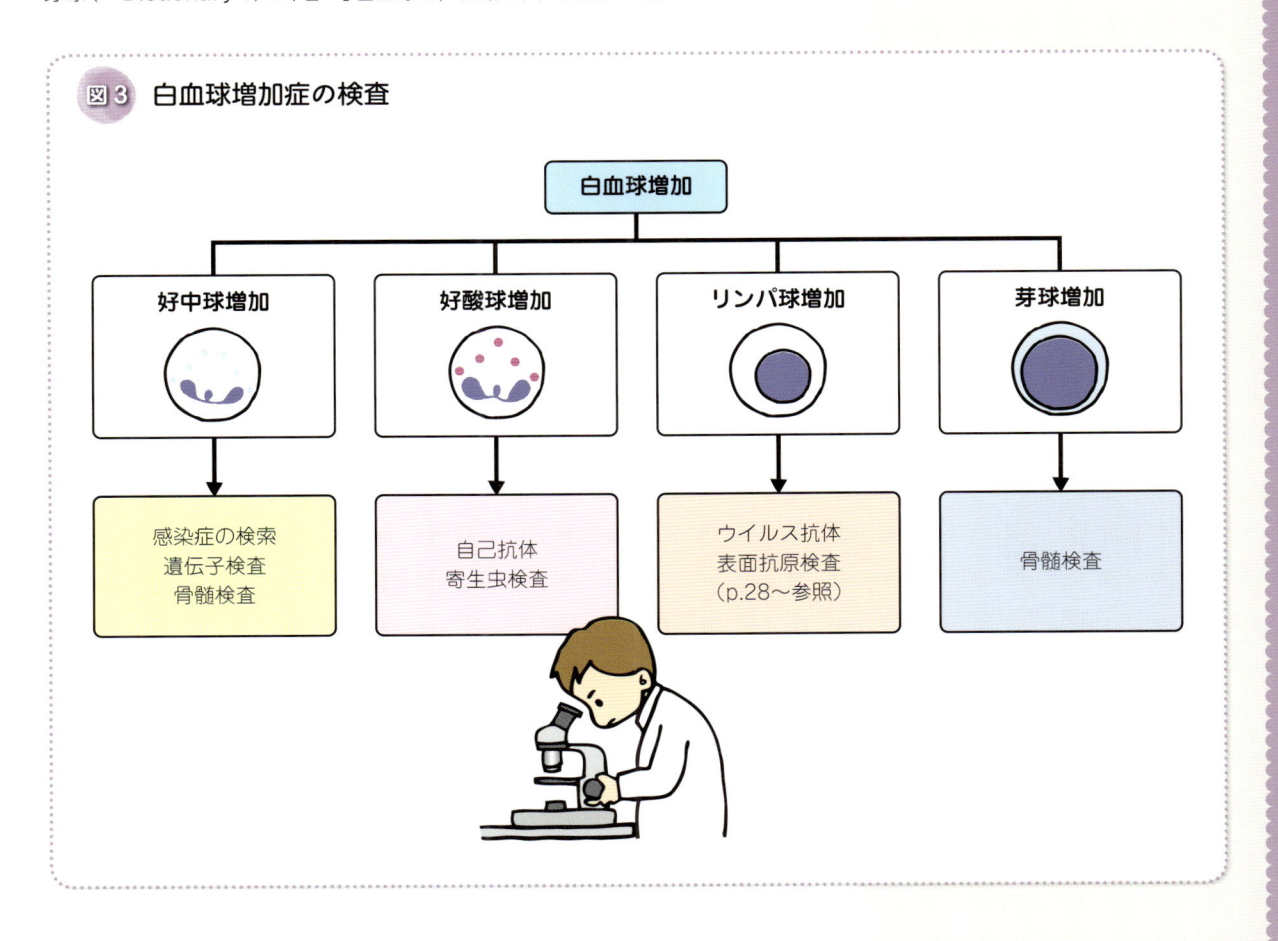

図3 白血球増加症の検査

白血球増加

- 好中球増加 → 感染症の検索／遺伝子検査／骨髄検査
- 好酸球増加 → 自己抗体／寄生虫検査
- リンパ球増加 → ウイルス抗体／表面抗原検査（p.28～参照）
- 芽球増加 → 骨髄検査

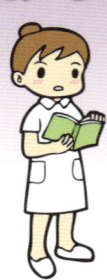

IV-5 血小板減少症と血小板増加症
Thrombocytopenia & Thrombocytosis

血小板減少症では，その程度が強いときには，原因疾患の検索と並行して，緊急に血小板輸血が必要となる場合があります．一方，血小板増加症では治療を急ぐ必要はなく，原因疾患を特定することが大切です．

★ Advanced Study 1

予防的血小板輸血

脳出血や消化管出血を予防するために，血小板<1〜2万/μLまで減ったら血小板輸血を行います．ただし特発性血小板減少性紫斑病（ITP）では，輸血した血小板も自己抗体で壊されてしまうので，出血の予防を目的とした血小板輸血を行うことはありません（p.176〜参照）．鼻出血や消化管出血などの活動性の出血が起こっているときには，ITPであっても，止血を目的に血小板輸血を行います．

（1）血小板減少症

● 病態と症状

- 血小板が減ると出血を起こしやすくなります．鼻出血，口腔内出血（歯ぐきから血が出る），皮膚の点状出血・紫斑が主な症状です．
- 凝固異常症（血友病など）でも出血しやすくなりますが，その場合には，関節内出血や筋肉内出血が主な症状です．

● 原因となる疾患

- 血小板が減る原因を，血小板が作られる量が減る場合と，作られた血小板が消費・破壊される場合に分けて考えます．（表1）．

● 治療（図1）

- 重篤な出血を予防するために，血小板<1〜2万/μLまで減ったら，血小板輸血を行います（→Advanced Study 1）．

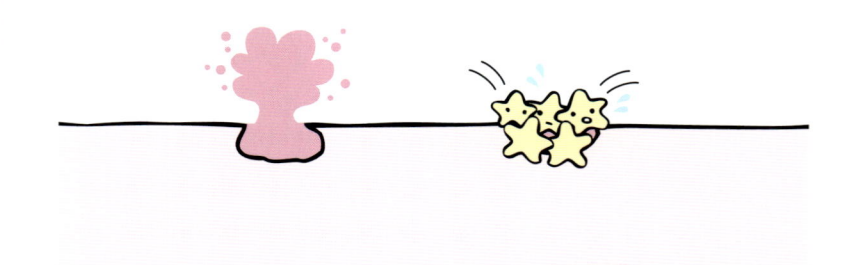

IV-5 血小板減少症と血小板増加症 Thrombocytopenia & Thrombocytosis

表1 血小板減少を起こす主な原因疾患

原因	疾患	参照ページ
産生の低下	再生不良性貧血	p.138
	骨髄異形成症候群	p.128
	急性白血病	p.100
	巨赤芽球性貧血（悪性貧血）	p.144
	膠原病（SLEなど）	
	薬剤の副作用	
消費・破壊の亢進	特発性血小板減少性紫斑病（ITP）	p.176
	脾腫（肝硬変など）	p.92
	血栓性血小板減少性紫斑病（TTP）	p.180
	播種性血管内凝固症候群（DIC）	p.182

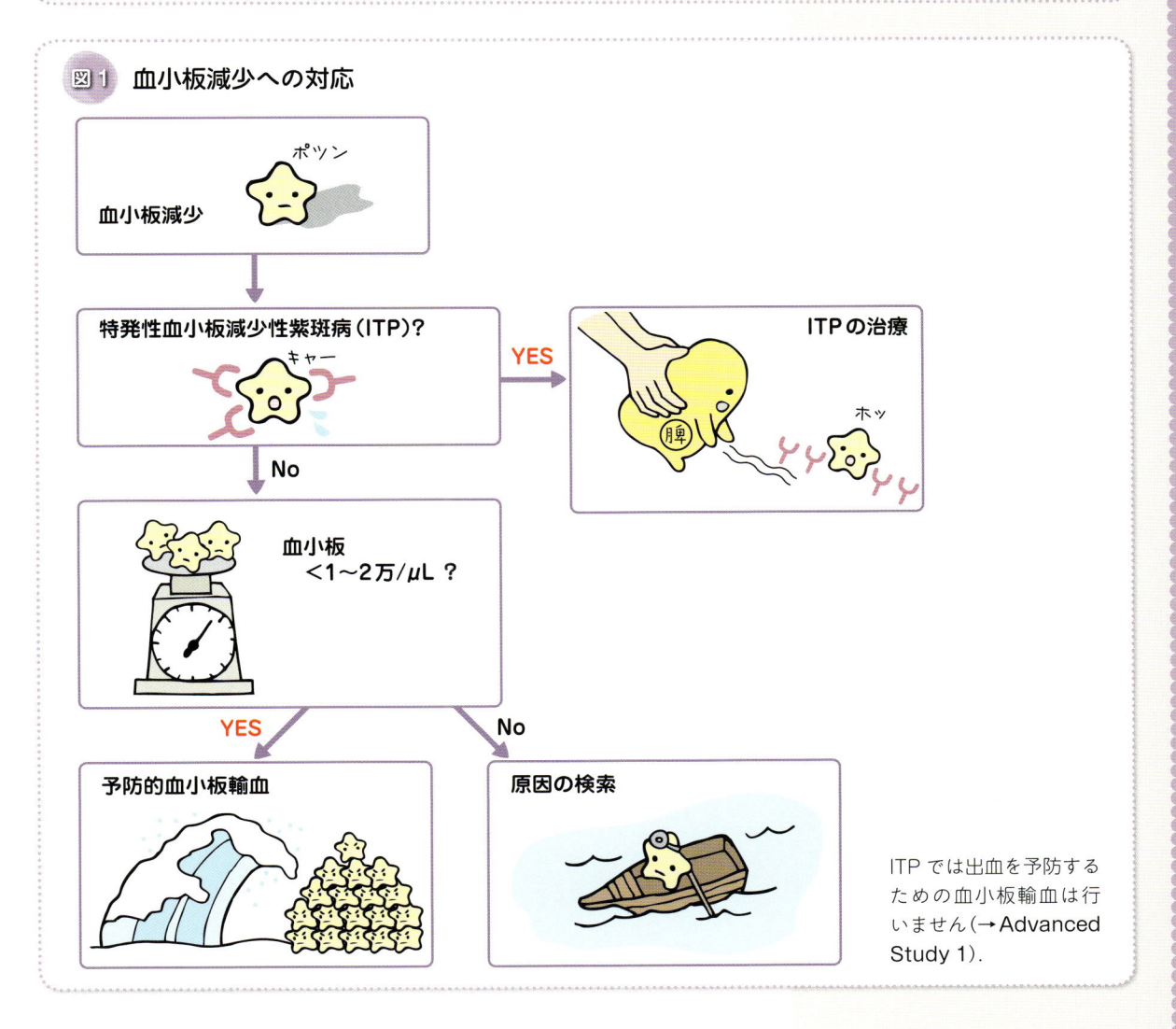

図1 血小板減少への対応

血小板減少 → 特発性血小板減少性紫斑病（ITP）?
- YES → ITPの治療
- No → 血小板 <1〜2万/μL ?
  - YES → 予防的血小板輸血
  - No → 原因の検索

ITPでは出血を予防するための血小板輸血は行いません（→Advanced Study 1）。

表2 血小板増加を起こす主な原因疾患

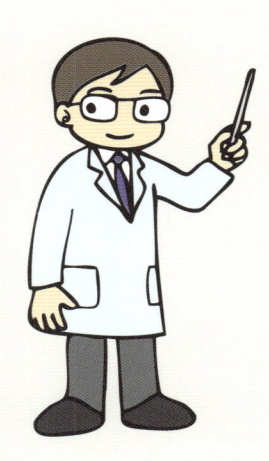

原因	疾患	参照ページ
骨髄疾患	本態性血小板血症	p.170
	慢性骨髄性白血病	p.124
	真性赤血球増加症	p.166
	骨髄線維症	p.172
	骨髄異形成症候群	p.128
反応性	慢性炎症	
	悪性腫瘍	
	脾臓摘出術後	

(2) 血小板増加症

● 病態と症状

- 何らかの基礎疾患の結果として、血小板が増加します（図2）。
- 血小板が増加すると、血栓症（動脈や静脈が血の塊で詰まること）を起こしやすくなることがあります。

● 原因となる疾患

- 骨髄の疾患で血小板が増える場合と、何かに反応して増える場合があります（表2）。

● 治療

- 本態性血小板血症では、血栓症の症状があるときや、血小板＞100万/μLまで増加した場合には治療を行うことを検討します（p.170～参照）。
- 反応性血小板増加症では、血栓症を起こすほどには血小板は増加しないので、血小板を減少させる治療は必要ありません。

⭐ Advanced Study 2

血小板増加因子

血小板の造血を刺激する生理的な物質は、トロンボポエチン（TPO）です（p.6～参照）。しかし、TPO以外にも、インターロイキン6（IL-6）という物質などが、血小板を増加させる働きを持っています。慢性炎症があると、血中のIL-6が高くなって血小板が増加することがあります。一部の悪性腫瘍でも、腫瘍細胞がIL-6を作っていることがあり、その場合には血小板が増えることがあります。

Ⅳ-5 血小板減少症と血小板増加症 Thrombocytopenia & Thrombocytosis

図2 血小板増加症の原因

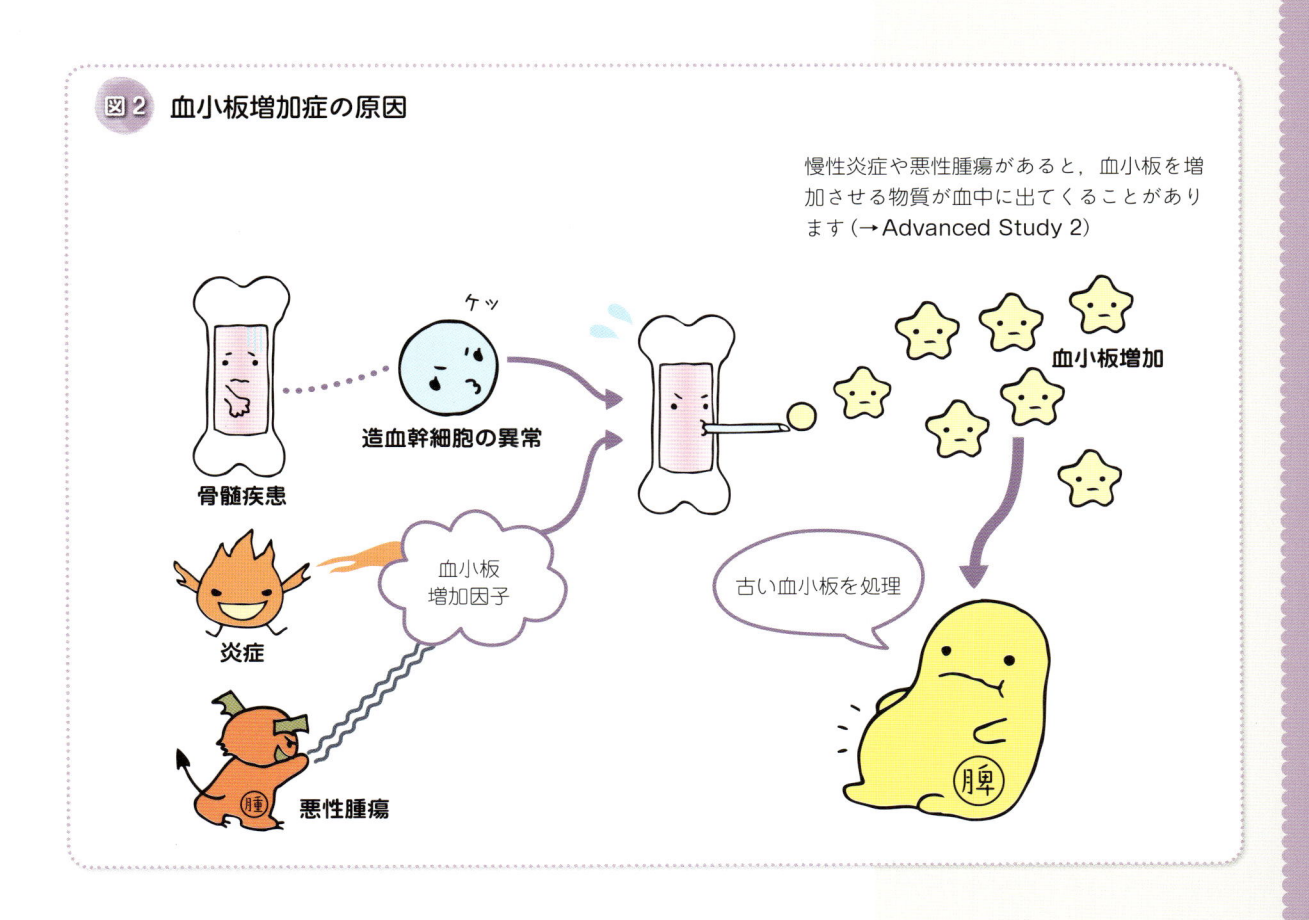

慢性炎症や悪性腫瘍があると，血小板を増加させる物質が血中に出てくることがあります（→Advanced Study 2）

- 骨髄疾患
- 造血幹細胞の異常
- 炎症
- 悪性腫瘍
- 血小板増加因子
- 血小板増加
- 古い血小板を処理（脾）

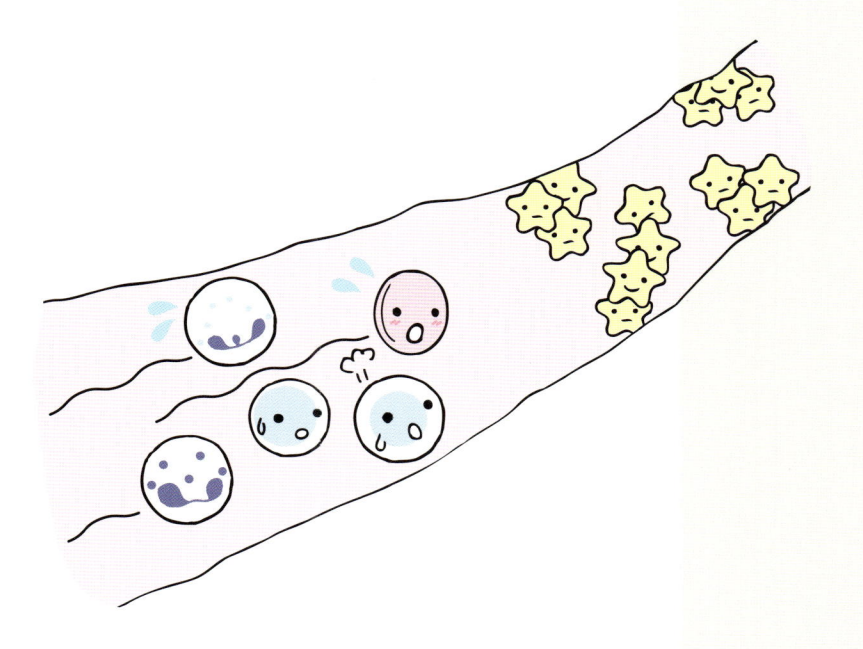

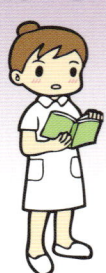

IV-6 リンパ節腫脹と脾腫
Lymphadenopathy & Splenomegaly

リンパ節は免疫に関係した組織で，感染症や腫瘍が原因で腫脹します．悪性リンパ腫を疑ったときには，リンパ節生検が必須です．脾臓も，リンパ節と同様に免疫に関係した臓器で，感染症や悪性リンパ腫で脾腫を生じます．

Q&A 1
悪性リンパ腫を疑うポイント

医師はどのような時に悪性リンパ腫を疑うのでしょうか．悪性リンパ腫の症状は多彩なので，症状だけから悪性リンパ腫を疑うのは難しく，リンパ節の触診上の性状から判断をする場合が多いのです．①リンパ節が大きい（2〜3cm以上），②時間経過とともにどんどん大きくなる，③自発痛や圧痛がない，④リンパ節に弾力がある，などという所見が悪性リンパ腫を疑わせます．

Dictionary 1
リンパ節生検

リンパ節生検は，リンパ節を外科的に摘出して検査する方法です．悪性リンパ腫では，リンパ節の中のリンパ球が反応性に増えたのか，腫瘍性に増えたのかを，顕微鏡で見て区別するのが難しい場合があります（針生検でリンパ節の一部を採取するだけでは，診断がつかないことが多い）．そこで，臨床像から悪性リンパ腫を疑った場合は，リンパ節を1〜2個丸ごと採ってくるリンパ節生検を行い，病理検査，遺伝子検査，表面抗原検査などを行うことが必須です．

(1) リンパ節腫脹

病態と症状

- リンパ節は免疫に関係した組織です．通常は数mmの大きさで，全身の皮下に分布しています．リンパ節の中には，リンパ球が充満しています．
- 身体内に微生物が侵入してくると，それを退治するためにリンパ球が増加します．これによって，リンパ節が腫れます（図1）．
- リンパ球が腫瘍化して，勝手にどんどん増えてしまう（リンパ節が腫れる）のが，悪性リンパ腫です．癌細胞がリンパ節に転移して，そこで増殖してもリンパ節が腫大します（癌のリンパ節転移）．
- 一般的に，炎症によって腫れたリンパ節は軟らかく，癌の転移によって腫れたリンパ節は硬くなります．悪性リンパ腫のリンパ節は弾力があり，癌の転移のときほど硬くないのが普通です．

原因となる疾患

- 感染症，悪性リンパ腫，癌の転移が，リンパ節腫脹を起こす代表的な疾患です（表1）．

検査

- 症状や身体所見から，炎症によって腫れたのか，腫瘍によって腫れたのか見当をつけます（→Q&A 1）．腫瘍によるリンパ節腫脹が疑われる場合は，リンパ節生検（→Dictionary 1）が必要です（図2）．

Ⅳ-6 リンパ節腫脹と脾腫 Lymphadenopathy & Splenomegaly

図1 リンパ節の機能

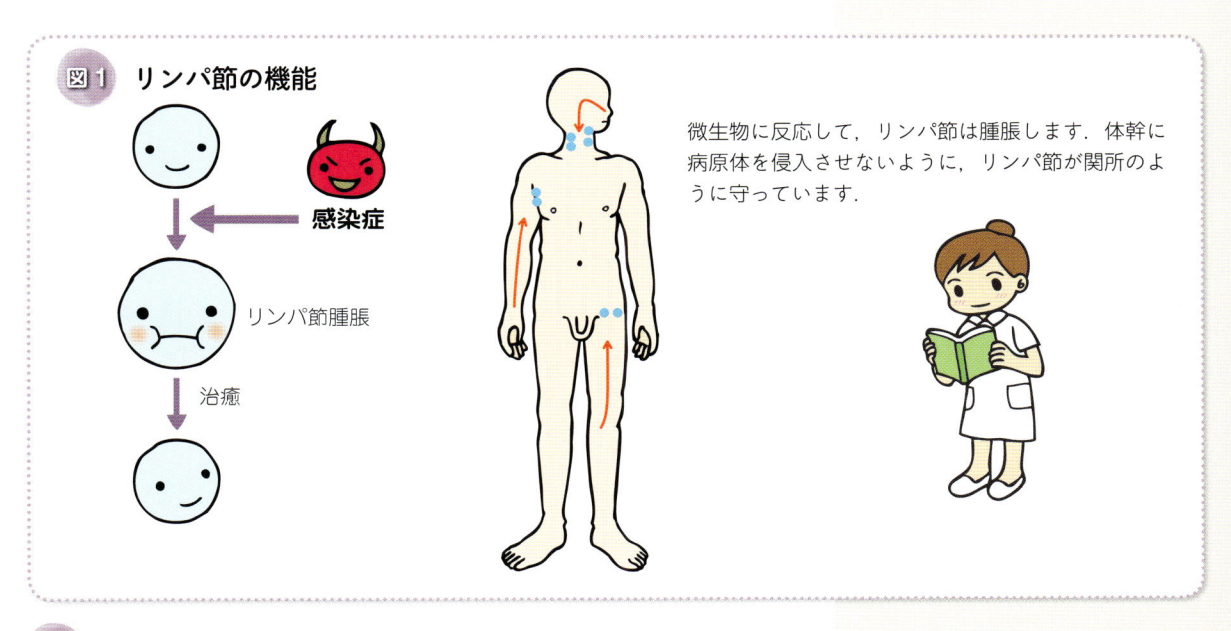

微生物に反応して，リンパ節は腫脹します．体幹に病原体を侵入させないように，リンパ節が関所のように守っています．

表1 リンパ節腫脹を起こす主な原因疾患

原因	疾患	参照ページ
感染症	化膿性リンパ節炎	
	感染性単核球増加症（EBウイルス感染症）	p.160
	その他のウイルス感染症	
	結核性リンパ節炎	
	トキソプラズマリンパ節炎	
	ネコ引っかき病	
腫瘍	悪性リンパ腫	p.108
	癌のリンパ節転移	
原因不明	壊死性リンパ節炎	p.162
	サルコイドーシス	
	全身性エリテマトーデス（SLE）	

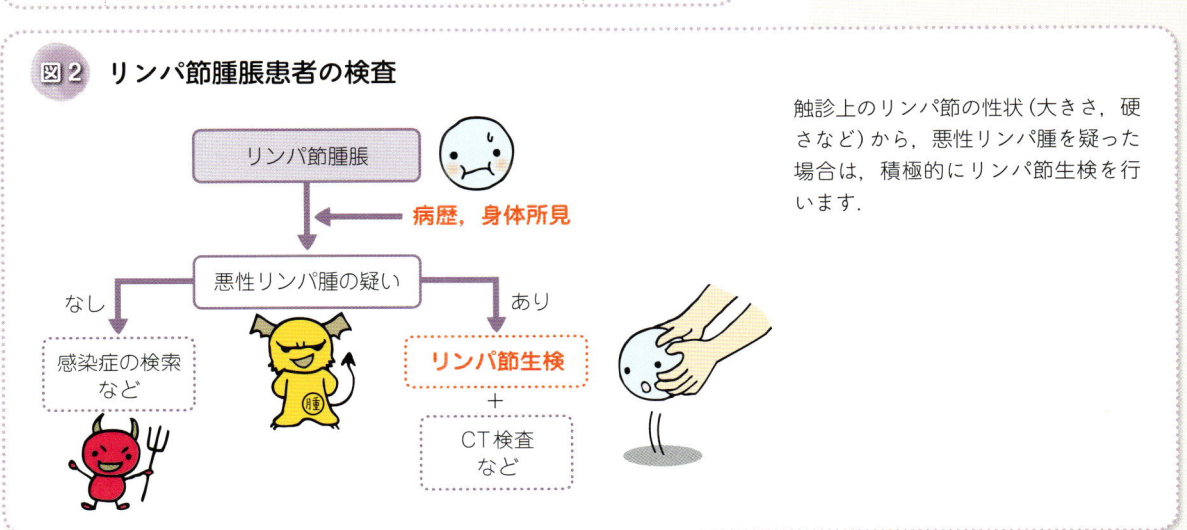

図2 リンパ節腫脹患者の検査

触診上のリンパ節の性状（大きさ，硬さなど）から，悪性リンパ腫を疑った場合は，積極的にリンパ節生検を行います．

リンパ節腫脹 → 病歴，身体所見 → 悪性リンパ腫の疑い
- なし → 感染症の検索など
- あり → リンパ節生検 ＋ CT検査など

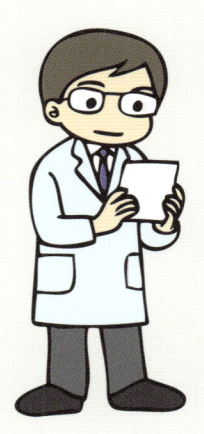

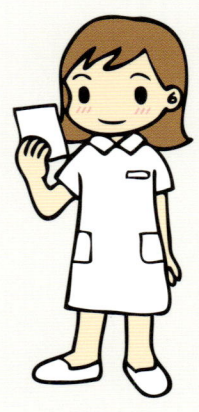

(2) 脾腫

病態と症状

- 脾臓も免疫に関係した臓器で，その内部には，リンパ球が多数存在しています．
- 感染症や悪性リンパ腫により，脾臓の中のリンパ球が増加すると脾腫を生じます．骨髄線維症などでは，脾臓で造血が起きる（骨髄で造血できなくなる）ので，脾腫を生じます．また，肝硬変では脾臓から肝臓への血流が鬱滞し，脾臓が腫れます（図3）．
- 脾臓が腫れてもその程度が軽ければ症状は出ません．腫れ方が強くなると，腹部膨満感を生じることがあります．
- 脾臓は古くなった（寿命がきた）血球を壊して処理しています．脾臓が腫れると血球が壊されやすくなり，汎血球減少（p.77〜）を生じます．

原因となる疾患

- 感染症や悪性リンパ腫などで脾腫を生じます（表2）．
- 悪性リンパ腫の特殊なタイプでは，リンパ節が腫れず，脾臓だけが腫れる場合があります．

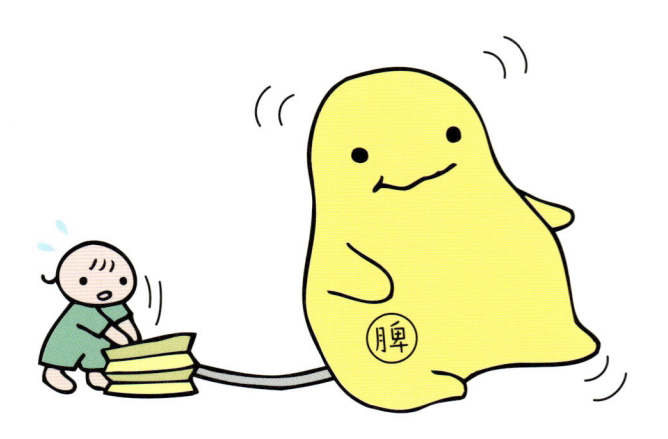

図3 脾腫の原因

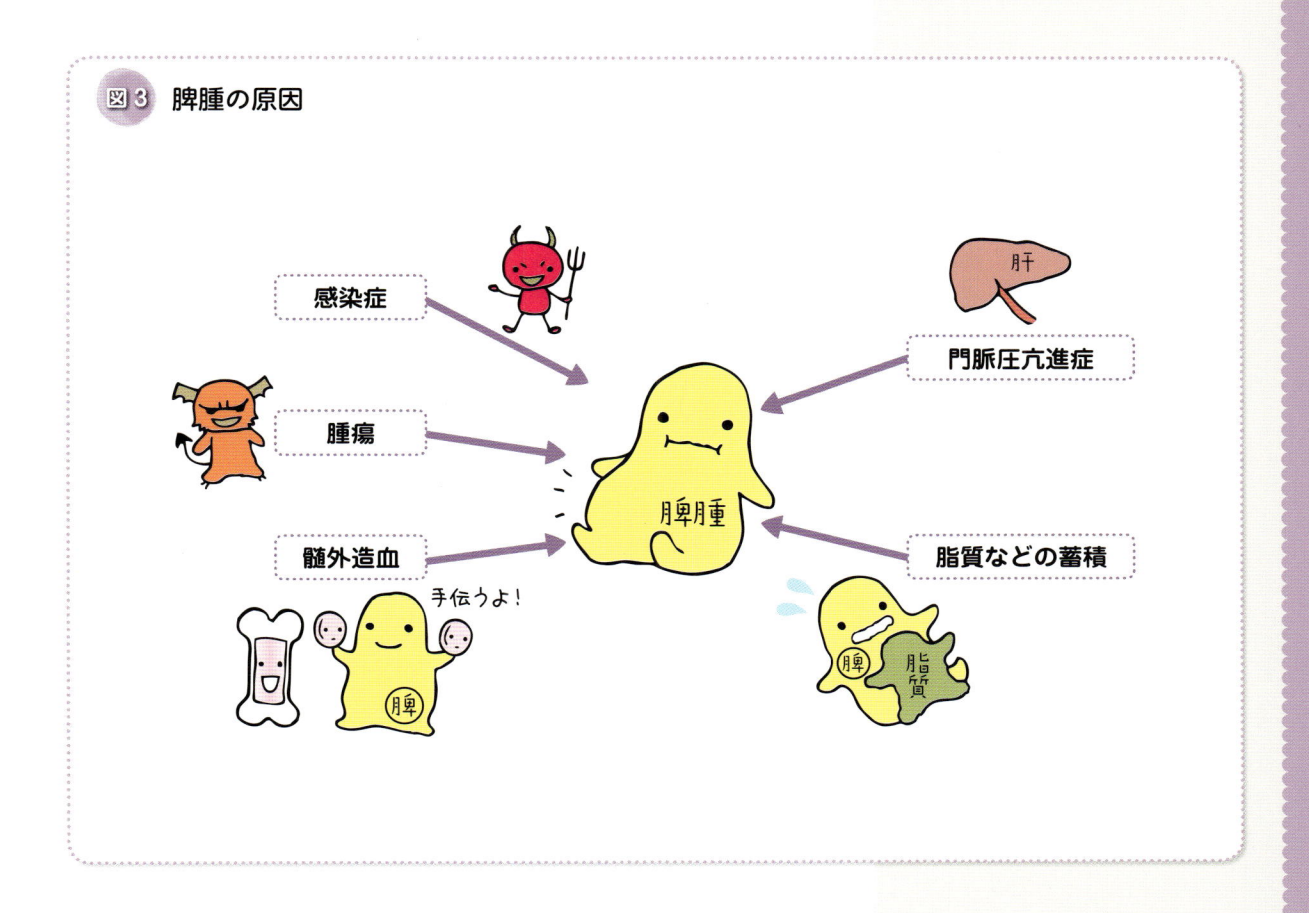

- 感染症
- 腫瘍
- 髄外造血
- 門脈圧亢進症
- 脂質などの蓄積

表2 脾腫を起こす主な原因疾患

原因	疾患	参照ページ
感染症	敗血症	
	感染性単核球増加症（EBウイルス感染症）	p.160
	腸チフス	
腫瘍	悪性リンパ腫	p.108
門脈圧亢進	肝硬変	
	特発性門脈圧亢進症	
髄外造血	骨髄線維症	p.172
	慢性骨髄性白血病	p.124
脂質蓄積	ゴーシェ病	

IV-7 出血傾向
Bleeding tendency

出血傾向とは，血小板や凝固系の異常により，出血しやすくなっている状態をさします．皮下出血が起こりやすい，鼻出血が止まらない，手術後の出血が止まらない，などの症状を呈し，迅速に診断・治療をすることが必要です．

⭐ Advanced Study 1

血管性紫斑病

血管の異常が原因で出血傾向を生じる疾患を，血管性紫斑病と総称します．血管壁の先天性異常により鼻出血や消化管出血を繰り返すオスラー病や，高齢者に皮下出血（紫斑）を起こす老人性紫斑病など，いくつかの種類があります．

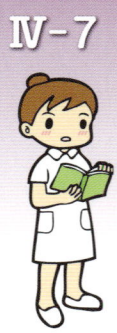

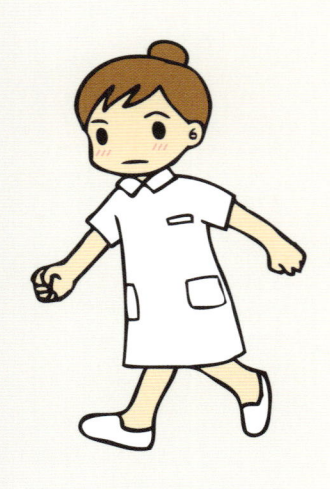

出血傾向

● 定義
- 止血機構の異常（p.8〜参照）により，全身的に出血しやすい，止血しにくい状態になっていることを，出血傾向があるといいます．

● 病態と症状
- 血小板，凝固系，血管の異常によって出血傾向が現れます．
- 血小板の異常（血小板減少または機能異常）では，鼻出血，口腔内出血（歯ぐきから血が出る），皮膚の点状出血・紫斑が主な症状です．一方，凝固異常症（血友病など）では，関節内出血や筋肉内出血を起こしやすくなります（図1）．
- 血管の異常によって出血しやすくなる場合があります（→ Advanced Study 1）．

● 原因となる疾患
- 血小板の異常と，凝固系の異常に分けて考えます（表1）

● 検査
- 血小板数，プロトロンビン時間（PT），活性化部分トロンボプラスチン時間（APTT）をまず測定し，その後の検査の方針を決めます（図2）（p.34も参照）．

● 治療
- 早急に診断を確定し，その疾患に対する治療を始めます．

IV-7 出血傾向 Bleeding tendency

図1 出血傾向

血小板減少症　　　　　　　　　凝固異常症

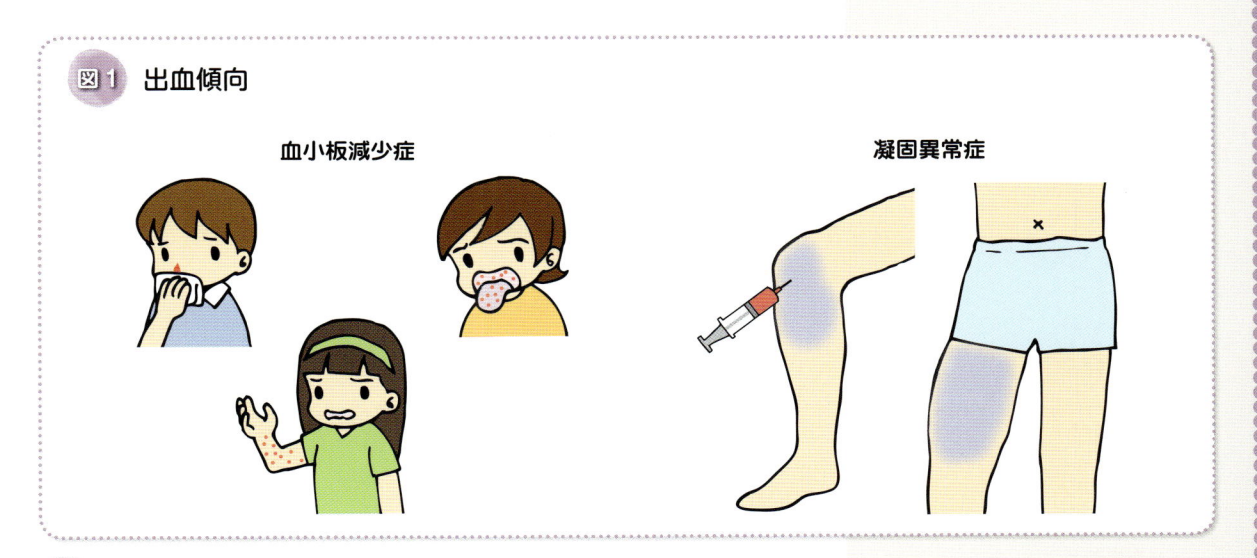

表1 出血傾向を起こす主な原因疾患

原因	疾患	参照ページ
血小板の異常	血小板減少症	p.86
	血小板機能異常症 　先天性血小板機能異常 　薬剤の副作用（アスピリンなど）	
凝固系の異常	血友病	p.186
	フォン・ヴィレブランド病	p.188
	ビタミンK欠乏症	p.190
両者の異常 血管の異常	播種性血管内凝固症候群（DIC）	p.182
	肝硬変	
	血管性紫斑病（→Advanced Study 1）	

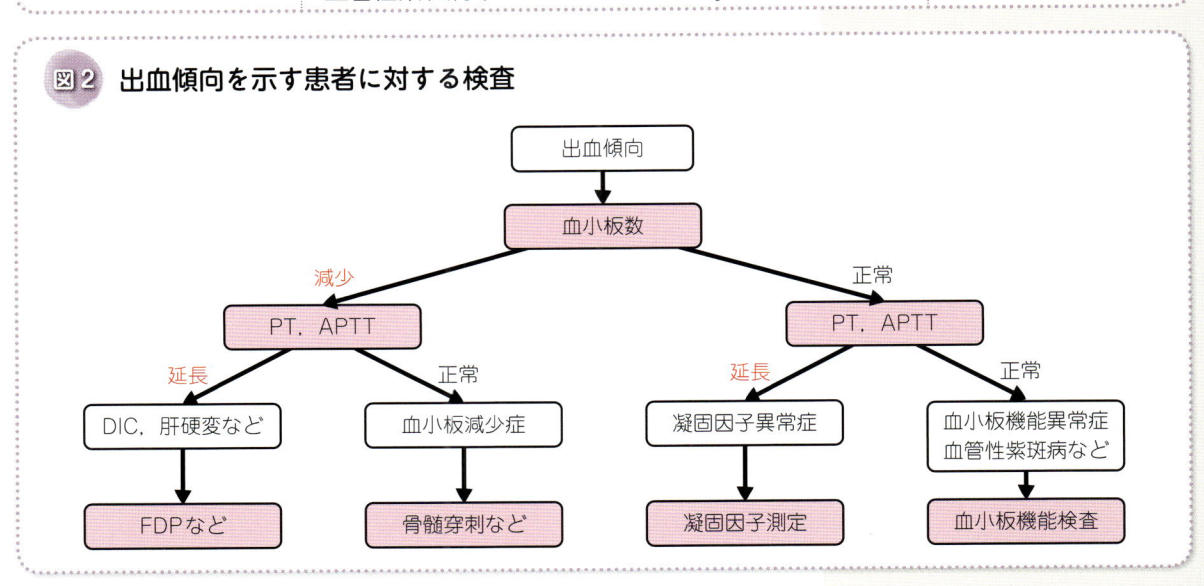

図2 出血傾向を示す患者に対する検査

```
                    出血傾向
                       ↓
                    血小板数
                   ↙       ↘
                減少         正常
              PT, APTT      PT, APTT
             ↙      ↘      ↙       ↘
           延長    正常   延長      正常
        DIC,肝硬変  血小板  凝固因子   血小板機能異常症
        など       減少症  異常症    血管性紫斑病など
          ↓        ↓      ↓         ↓
        FDPなど   骨髄穿刺  凝固因子   血小板機能検査
                 など     測定
```

IV-8 血栓傾向
Thrombotic tendency

血栓傾向とは，血管内で血が固まりやすくなっている状態のことです．肺塞栓や若年性脳梗塞など，比較的珍しい血栓症をみたときに，血栓傾向がないかどうかを疑う必要があります．

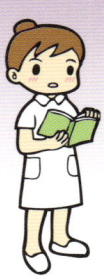

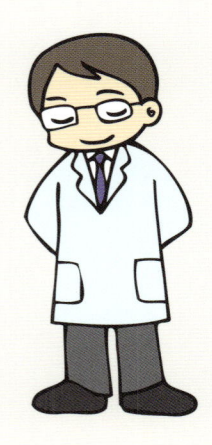

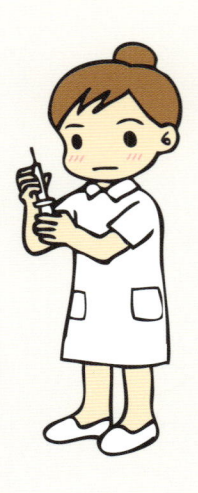

血栓傾向

● **定義**
- 凝固制御系の異常などにより，血栓ができやすい状態になっている（血管内で血の塊ができやすくなっている）ことを，血栓傾向があるといいます．

● **病態と症状**
- 血管内では血液が凝固しないように，血管内皮や血漿に存在する抗凝固物質（凝固制御因子）や線溶系物質（凝血塊を溶かす物質）が働いています（p.8〜，p.194〜参照）．
- これらの働きが弱くなったり，血流がうっ滞したりすると血栓傾向が現れます．
- 肺塞栓（p.192参照）や若年性脳梗塞，珍しい部位の血栓症（脳静脈洞血栓症や門脈血栓症など）をみた時には，血栓傾向を疑う必要があります（図1）．

● **原因となる疾患**
- 先天性の異常と後天性の異常に分けて考えます（表1）．

● **検査**
- 疾患頻度が比較的高い凝固制御因子欠損症や，抗リン脂質抗体症候群などの検査を行います．

● **治療**
- 抗凝固療法（ヘパリン持続点滴もしくはワルファリン内服）を行います．
- 血栓傾向があるときには，下肢の静脈血栓を予防するために弾性ストッキングが有用です．

Ⅳ-8 血栓傾向 Thrombotic tendency

図1 血栓傾向

- アンチトロンビン欠乏症
- プロテインC欠乏症
- プロテインS欠乏症

↓

血栓傾向

↑ 血栓傾向を起こす薬剤
↑ 抗リン脂質抗体症候群

→ 若年者の脳梗塞
→ 肺塞栓
→ 門脈血栓症

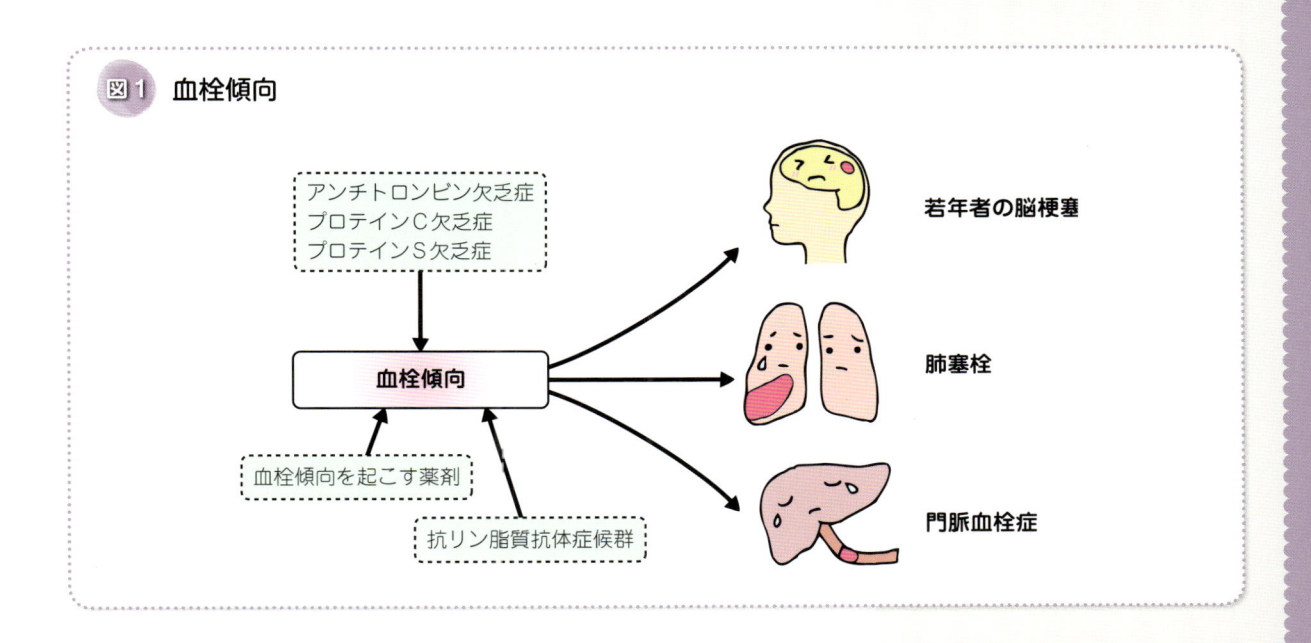

表1 血栓傾向を起こす主な原因疾患・病態

原因	疾患・病態	参照ページ
先天性	アンチトロンビン欠乏症	p.194
	プロテインC欠乏症	p.194
	プロテインS欠乏症	p.194
後天性	播種性血管内凝固症候群（DIC）	p.182
	抗リン脂質抗体症候群	p.196
	長期安静（手術後，ロングフライト症候群など）	
	ピル，副腎皮質ホルモン内服時	

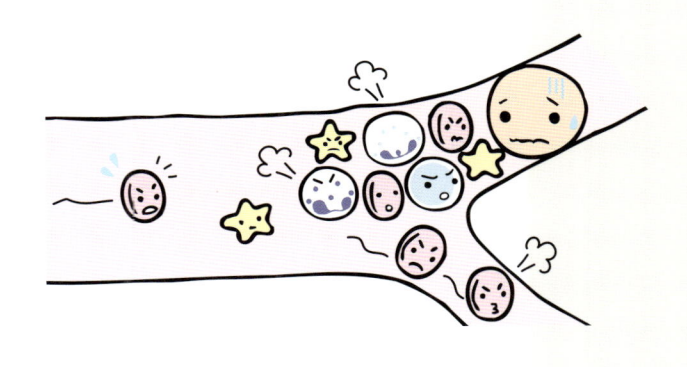

V 腫瘍性疾患

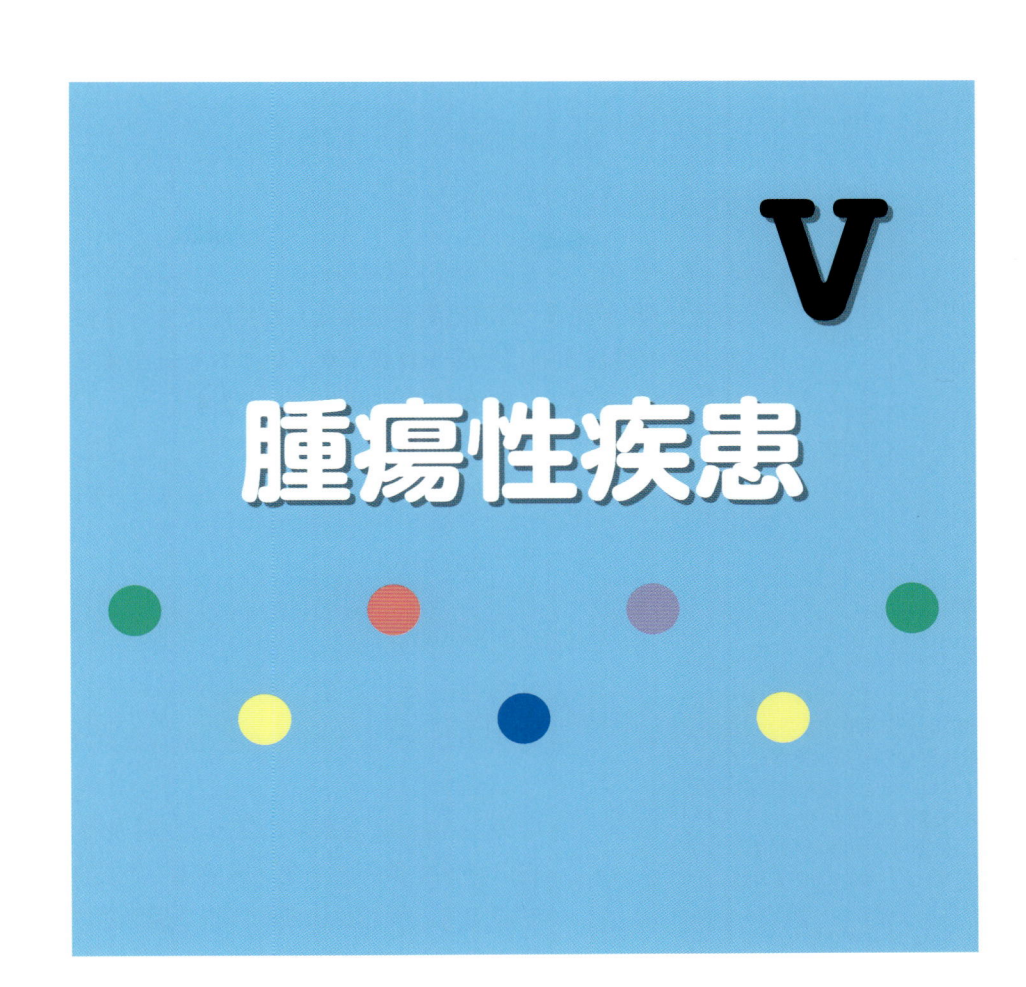

V 腫瘍性疾患

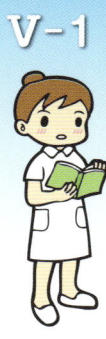

V-1 急性白血病
Acute leukemia

幼若な（未分化な）血液細胞が腫瘍化した疾患です．急性骨髄性白血病と急性リンパ性白血病に分類されますが，いずれも抗癌薬で治療をします．適切に治療を行えば，治癒する可能性があります．

⭐ Advanced Study 1

AMLとALL

AMLとALLは，どちらも化学療法によって治療しますが，投与する抗癌薬の種類が異なります．化学療法に対する反応性も違っていて，成人の場合，ALLの方がAMLに比べて予後が不良です．患者数は，成人ではAMLはALLよりも多く，小児ではALLはAMLより多く見られます．

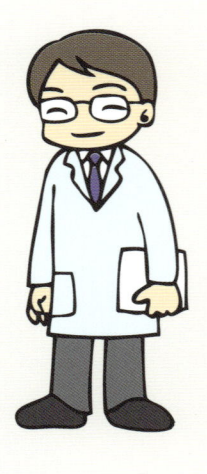

急性白血病

● 別名・略称
- AML（エイエムエル），ALL（エイエルエル），ロイケ

● 病態
- 急性白血病は，幼若な（未分化な）血液細胞が腫瘍化し，骨髄で増殖する疾患です．腫瘍化した血液細胞を白血病細胞と呼びます．骨髄は白血病細胞で置き換えられ，正常な造血が行えなくなります（図1）．
- 血液細胞に生じた遺伝子異常が，白血病の原因です．
- 白血病細胞の性質によって，急性骨髄性白血病（AML）と急性リンパ性白血病（ALL）に分類されます（→Advanced Study 1，図2）．
- 造血不全（白血球，赤血球，血小板が作れなくなること）による症状と，白血病細胞の増殖による症状が現れます．

● 症状（図3）
- 貧血による症状（労作時の息切れやふらつきなど）や血小板減少による症状（紫斑や点状出血など）が現れます．
- 白血球が減少しただけでは症状は出ませんが，白血球が減ると感染症を起こしやすくなり，実際に感染症を起こすと発熱を生じます．
- 全身倦怠感や体重減少，骨痛などが現れる場合があります．ほとんど症状がなく，健康診断で偶然見つかる場合もあります．

V-1 急性白血病 Acute leukemia

図1 急性白血病の病態

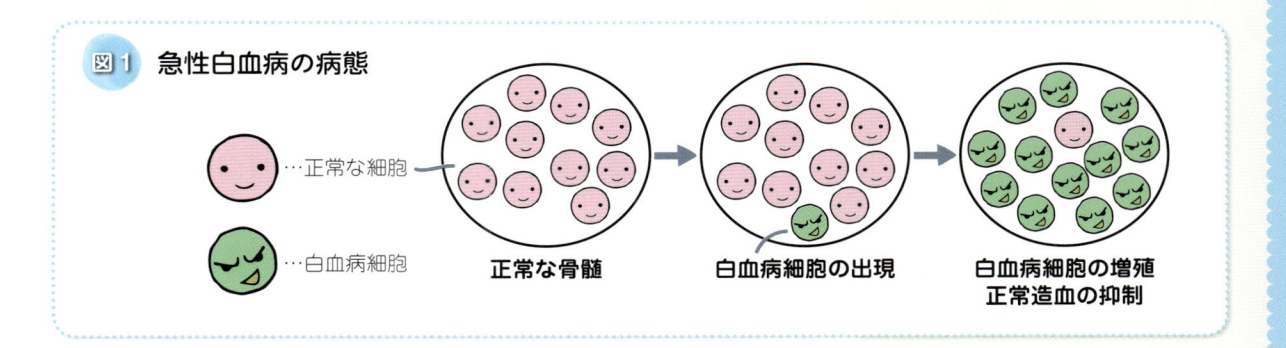

● …正常な細胞
● …白血病細胞

正常な骨髄 → 白血病細胞の出現 → 白血病細胞の増殖 正常造血の抑制

図2 急性骨髄性白血病（AML）と急性リンパ性白血病（ALL）

好中球（顆粒球）の元になる細胞が腫瘍化したものがAML，リンパ球の元になる細胞が腫瘍化したものがALLです．

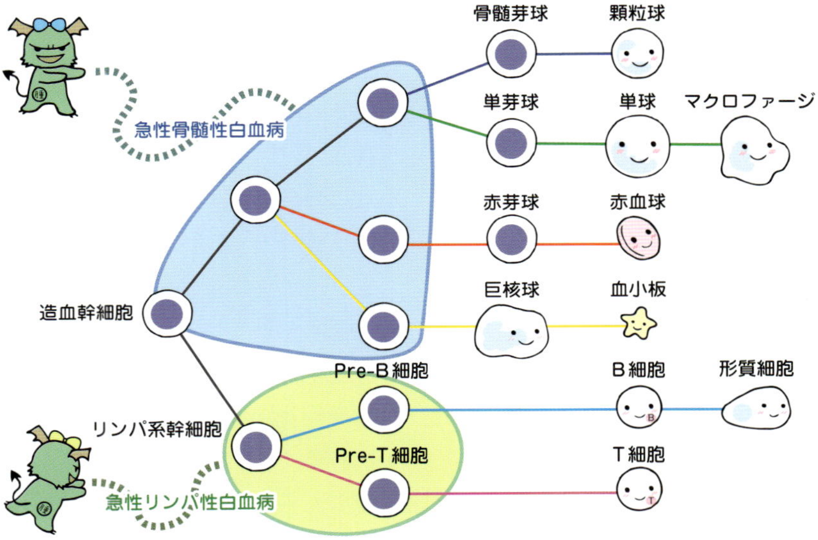

造血幹細胞
急性骨髄性白血病
- 骨髄芽球 — 顆粒球
- 単芽球 — 単球 — マクロファージ
- 赤芽球 — 赤血球
- 巨核球 — 血小板

リンパ系幹細胞
急性リンパ性白血病
- Pre-B細胞 — B細胞 — 形質細胞
- Pre-T細胞 — T細胞

図3 急性白血病の症状

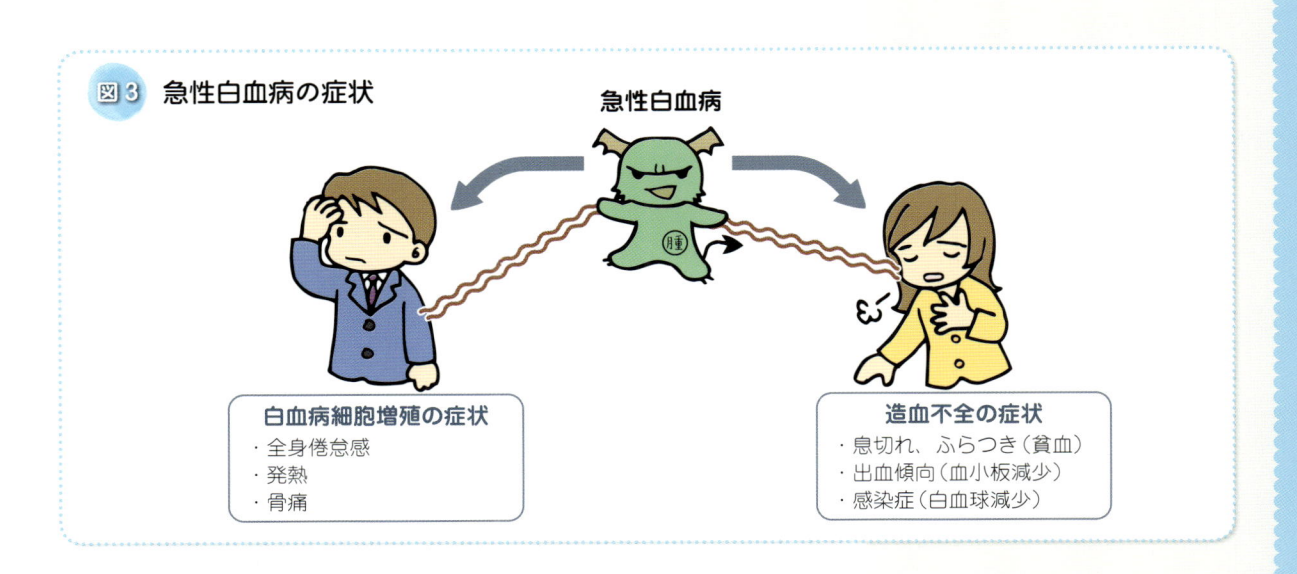

急性白血病

白血病細胞増殖の症状
・全身倦怠感
・発熱
・骨痛

造血不全の症状
・息切れ、ふらつき（貧血）
・出血傾向（血小板減少）
・感染症（白血球減少）

V 腫瘍性疾患

Dictionary 1
芽球

芽球（blast，ブラスト）とは，幼若な（未分化な）白血球を指す言葉で，造血幹細胞〜骨髄芽球がこれに相当します（p.4〜参照）．これらの未分化な細胞が腫瘍化（がん化）したものが白血病細胞です．白血病細胞は，顕微鏡で見ただけでは，正常の未分化な細胞と簡単には区別がつかないので，両者をあわせて「芽球」と呼んでいます．健康な人では，未分化な細胞は骨髄の中にしかいない（血液には出てこない）ので，血液中に芽球が増えてきたら，それは白血病細胞が増えてきた（すなわち白血病である）ことを，通常は意味します．

Dictionary 2
完全寛解

完全寛解 complete remission（CR）とは，顕微鏡で観察した範囲内では白血病細胞が見当たらない状態のことを意味します．白血病細胞がある程度減ったという意味で，体内から完全に根絶された（ゼロになった），ということではありません．治癒とは白血病細胞がゼロになった状態を意味しますが，現在の医学ではこれを証明することはできません．経験的に，治療終了後5年間CRが持続すれば，治癒とみなしています．治療後に白血病細胞が少しでも残っていれば，そのわずかに残った白血病細胞が増殖し，5年もすれば再発すると考えられるからです．

検査

- **血液検査**：貧血や血小板減少が認められます．白血球は減少している場合と増加している場合があります．白血球が増加している場合，増加しているのは芽球（→Dictionary 1）で，正常の白血球は減少しています．生化学検査ではLDHが高値の場合があります（白血病細胞がLDHを作り出します）．
- **骨髄穿刺**：芽球（白血病細胞）が増加し，正常の造血は抑制されています（図1）．骨髄細胞のペルオキシダーゼ染色やフローサイトメトリーによる表面抗原検査（p.28〜参照），染色体・遺伝子検査（p.26〜参照）を行います．

診断（図4）

- 骨髄穿刺検査で，芽球が20％以上ある場合に，急性白血病と診断します．
- 芽球のペルオキシダーゼ染色が陽性ならAML，陰性ならALLです．フローサイトメトリーによる表面抗原検査（p.28〜参照）でも，AMLかALLかを鑑別できます．染色体・遺伝子検査（p.26〜参照）で，最終的な病型を決定します．

治療

- 急性白血病は治癒可能な疾患です．抗癌薬による治療で，治癒を目指します．
- 抗癌薬で白血病細胞を減少させます．正常な造血が十分に回復し，白血病細胞が一見してほとんどなくなった状態を「完全寛解（CR）→Dictionary 2」と呼びます（図5）．

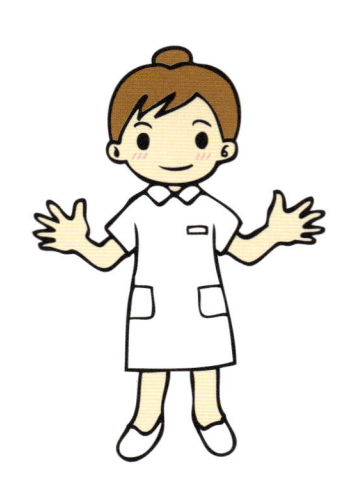

V-1 急性白血病 Acute leukemia

図4 急性白血病の診断

血液検査で急性白血病を疑い，骨髄穿刺で診断を確定します．

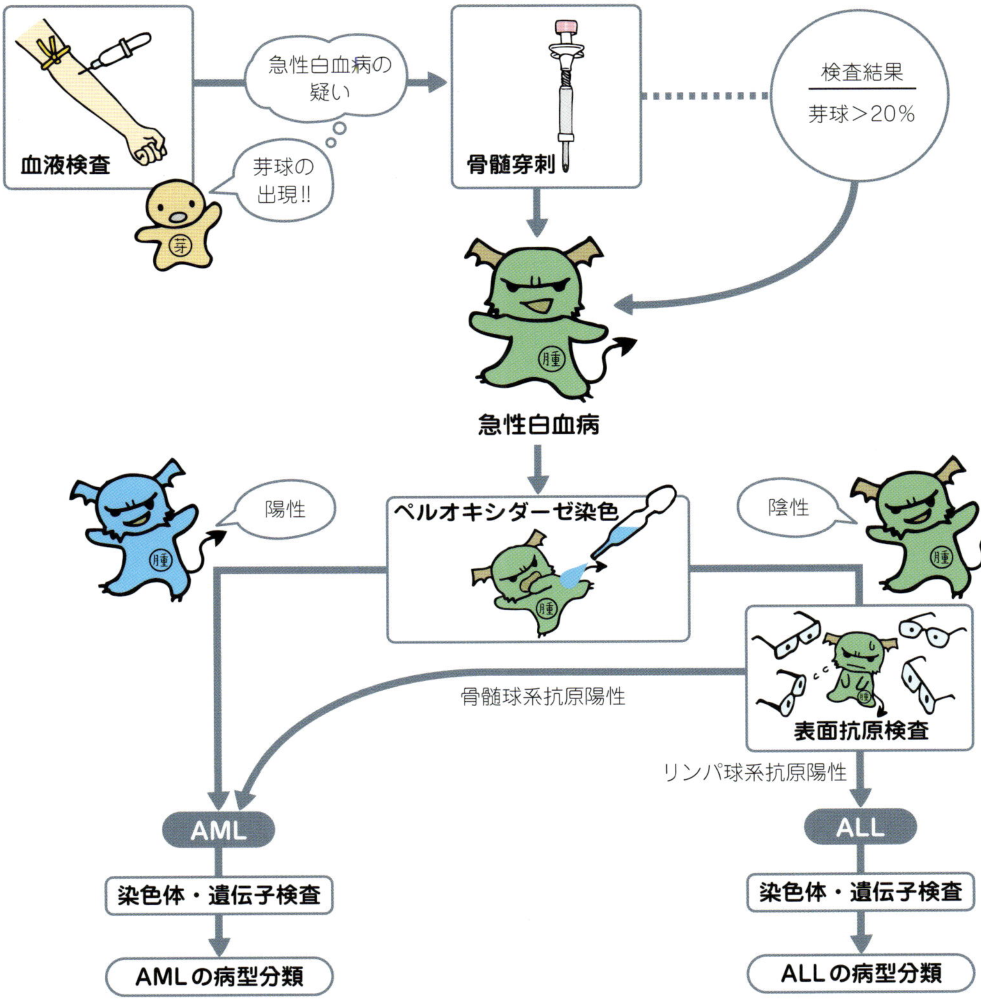

血液検査 → 急性白血病の疑い／芽球の出現!! → 骨髄穿刺 → 検査結果 芽球＞20% → 急性白血病

ペルオキシダーゼ染色
- 陽性 → AML（骨髄球系抗原陽性）
- 陰性 → 表面抗原検査 → リンパ球系抗原陽性 → ALL

AML → 染色体・遺伝子検査 → AMLの病型分類
ALL → 染色体・遺伝子検査 → ALLの病型分類

図5 急性白血病の治療

抗癌薬による治療で「完全寛解（→Dictionary 2）」に導入するのが，治療の第一の目標です．

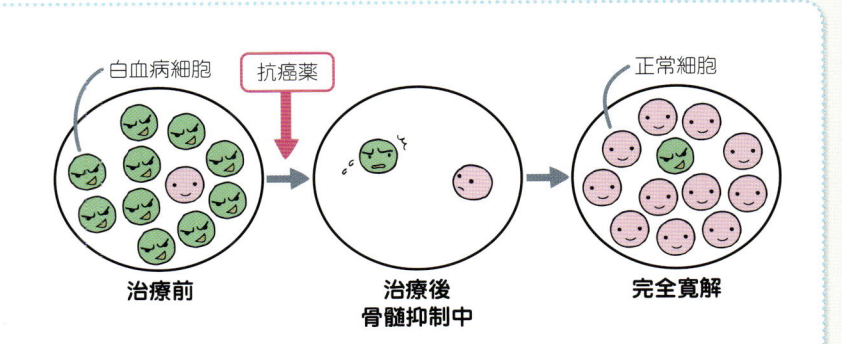

治療前（白血病細胞） → 抗癌薬 → 治療後 骨髄抑制中 → 完全寛解（正常細胞）

V 腫瘍性疾患

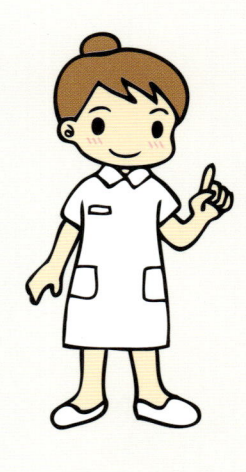

- まず完全寛解を目指して化学療法を行います（寛解導入療法，図6）．完全寛解になっても白血病細胞は残存しているので，化学療法を繰り返し行います（地固め療法）．その後，維持療法を行うこともあります．すべての化学療法を終了し，5年経過しても再発しないものを「治癒」とみなします（図7）．
- 化学療法だけでは治癒しない可能性が高い患者には，地固め療法後に造血幹細胞移植をする場合があります．

Ⅰ．急性骨髄性白血病（AML）の治療

- 寛解導入療法では，シタラビンの持続点滴を7日間行うのに加えて，アントラサイクリン系の抗癌薬（p.38〜参照）をもう1種類追加するのが標準的です（表1）．
- 地固め療法では，シタラビン大量療法を行う場合と，寛解導入療法と同じような化学療法（薬剤耐性を作らないように，アントラサイクリン系の抗癌薬を治療ごとに変えます）を行う場合とがあります．地固め療法は，3〜4コース行います（図7）．
- 高齢者などで，地固め療法を強力に行えない場合には，地固め療法後にも入退院を繰り返して，維持化学療法を行う場合があります．

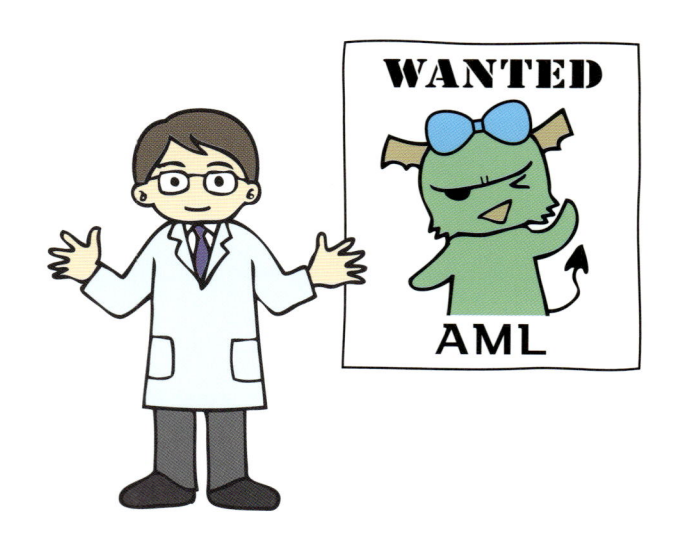

V-1 急性白血病 Acute leukemia

図6 寛解導入療法

抗癌薬を投与すると，白血病細胞（芽球）も正常の白血球も減少します．その後，白血病細胞が再増殖する前に正常の白血球が回復してくれば，完全寛解となります．

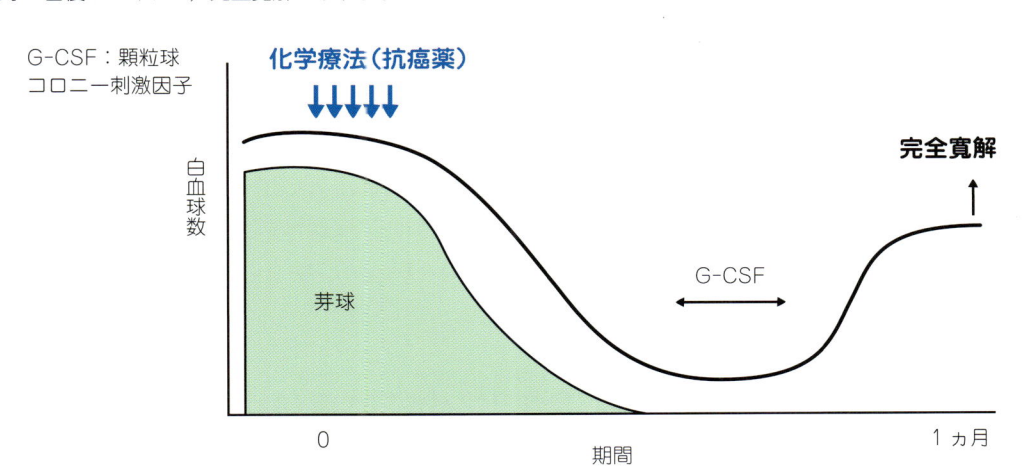

G-CSF：顆粒球コロニー刺激因子

図7 治療の進め方

完全寛解となったあと，地固め療法を3〜4回行います．

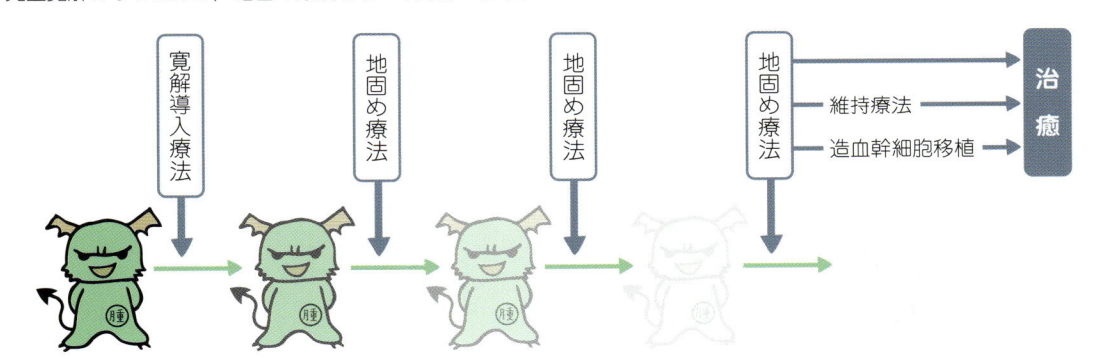

表1 AMLに対する寛解導入療法の一例

抗癌薬	1日投与量	投与法	投与期間						
			1	2	3	4	5	6	7
シタラビン	100 mg/m^2	24時間持続点滴	○	○	○	○	○	○	○
イダルビシン	12 mg/m^2	30分点滴	○	○	○	—	—	—	—

V 腫瘍性疾患

⭐ Advanced Study 2
抗癌薬の髄注

点滴静注した抗癌薬は中枢神経には入っていかないので，髄腔内に直接抗癌薬を注入（髄注）する必要があります．腰椎穿刺（ルンバール）をして，抗癌薬を5分ほどかけて注入します．髄注できる抗癌薬は，シタラビンとメトトレキサートだけで，これ以外の抗癌薬を髄注することはできません．このいずれかまたは両者と，副腎皮質ステロイド薬を生理食塩水5〜7 mLに溶解して髄注します．

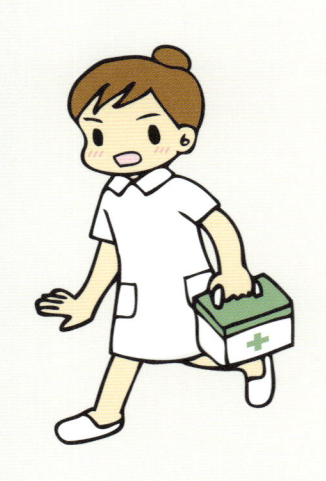

- 化学療法で治療した場合の予後を，骨髄の染色体検査の結果などから判断します．予後不良の患者には，積極的に造血幹細胞移植（p.56〜参照）を行います（図8）．
- 中枢神経（脳と脊髄）は薬から守られているので，点滴静注した抗癌薬は中枢神経には届きません（入っていきません）．白血病細胞の中枢神経浸潤を予防するため，地固め療法の合間に抗癌薬を髄腔内に注入する治療（髄注）を行います（→Advanced Study 2，p.24〜参照）．
- AMLの中で，急性前骨髄球性白血病（APL）だけは，寛解導入療法のときにレチノイン酸（p.46〜参照）を使う，特別な治療を行います．

II．急性リンパ性白血病（ALL）の治療

- AMLと違って，毎週のように種々の抗癌薬を投与する複雑なスケジュールで治療が行われる場合が多いです．
- 成人ALLは，いったんは完全寛解に導入できるものの，その後，短期間で再発することがしばしばあります．適応がある患者では，完全寛解期に造血幹細胞移植を行います（図9）．
- ALLはAMLに比べて中枢神経浸潤を起こしやすいので，予防的に抗癌薬の髄注を繰り返し行います．

● 予後

- 成人AMLの5年生存率は40〜50％程度，成人ALLの5年生存率は10〜30％程度です．
- 造血幹細胞移植が行われた患者の5年生存率は，AMLで60％程度，ALLで50％程度です（第一寛解期に移植された場合）．

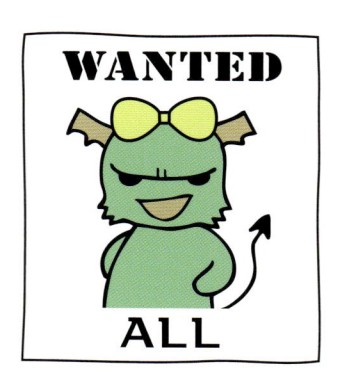

V-1 急性白血病 Acute leukemia

図8 AMLの治療方針

予後は染色体検査などから推定します．

```
            寛解導入療法
                 ↓
              完全寛解
                 ↓
            地固め療法
         ↙       ↓       ↘
   予後  良好    中間      不良
         ↓    ↙   ↘       ↓
       治療終了*    造血幹細胞移植
```

*維持療法を追加する場合があります．

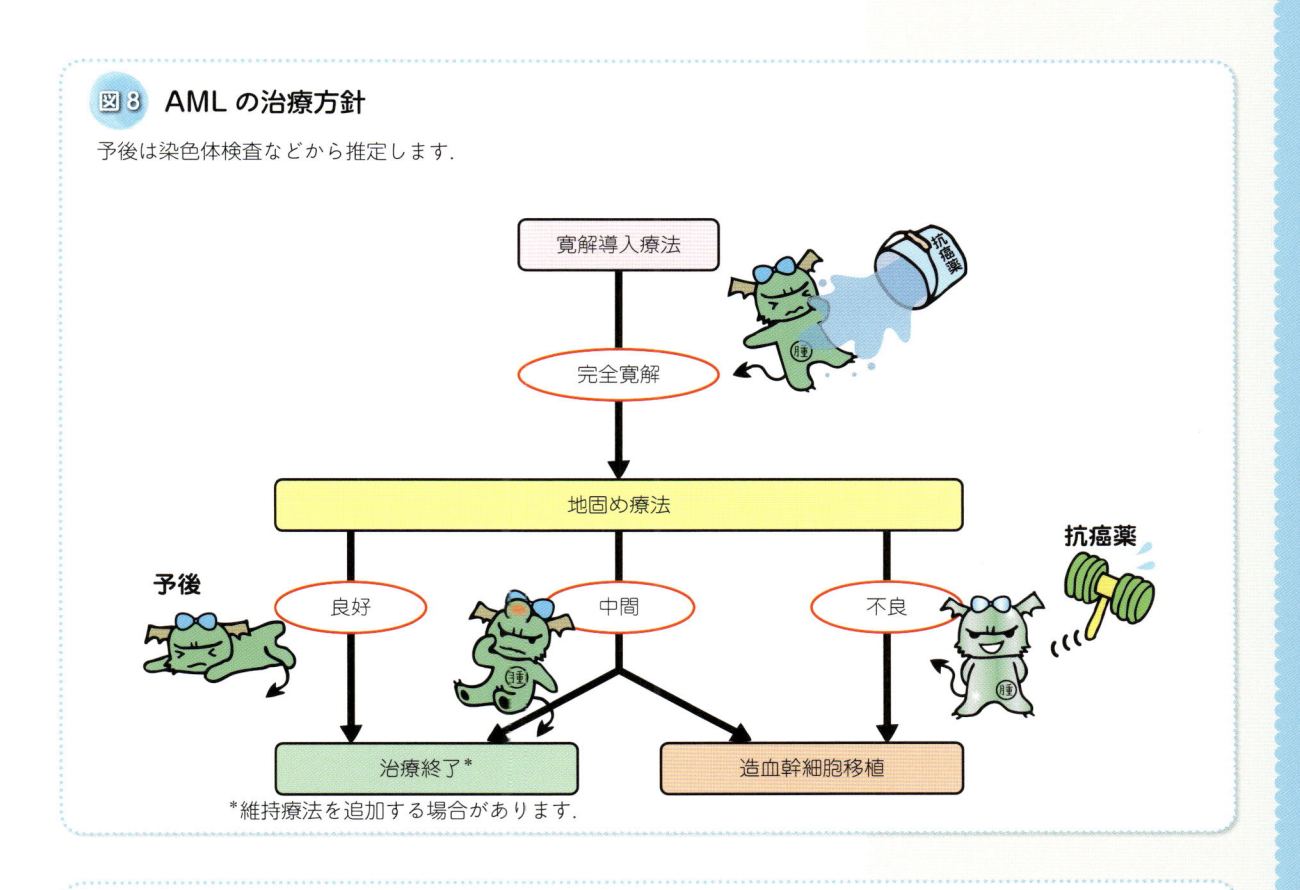

図9 ALLの治療方針

予後は，初発時の白血球数や染色体検査などから推定します．

```
            寛解導入療法
                 ↓
              完全寛解
                 ↓
            地固め療法
         ↙            ↘
   予後  標準          不良
         ↓   ↘         ↓
       維持療法    造血幹細胞移植
```

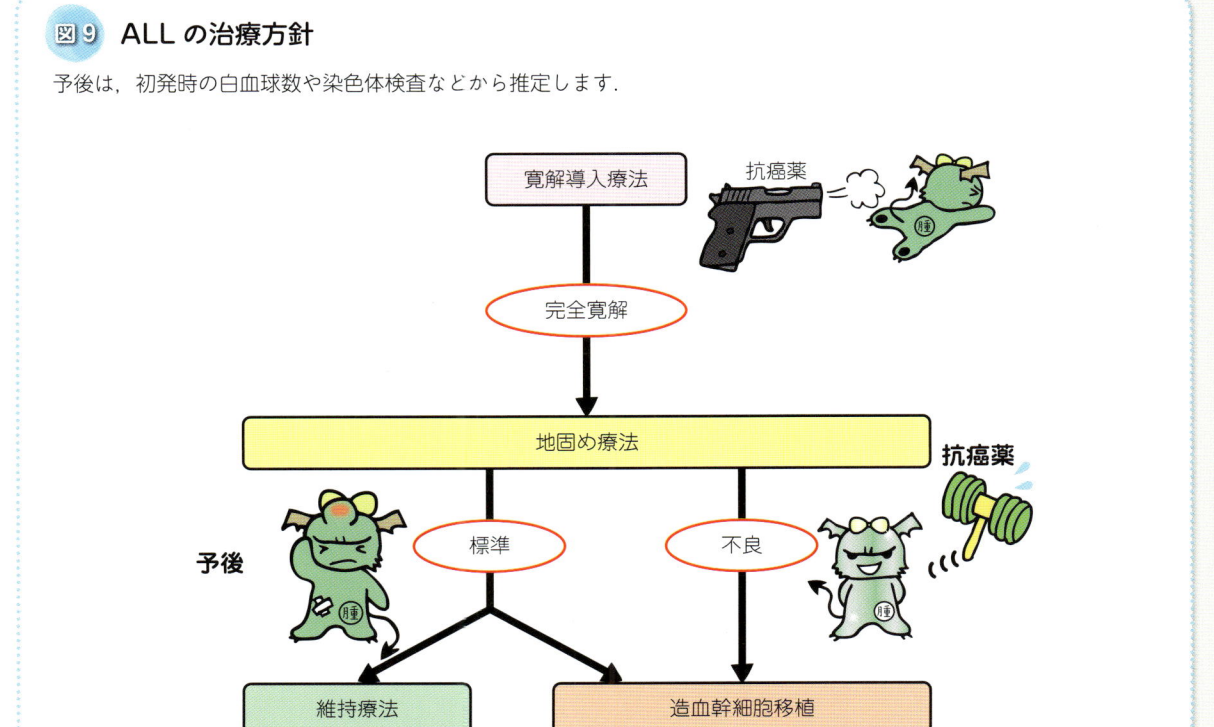

V-2 悪性リンパ腫
Malignant lymphoma

リンパ球が腫瘍化し，リンパ節が腫れる疾患です．いろいろな病型（種類）があり，臨床経過や治療に対する反応は，リンパ腫の病型によって大きく異なります．診断時に予後を予測して，適切な治療を選択することが重要です．

⭐ Advanced Study 1

悪性リンパ腫の分類

悪性リンパ腫では，腫脹したリンパ節を摘出して顕微鏡で観察し，腫瘍細胞の大きさや，腫瘍細胞のリンパ節内での分布の状態を評価します．これを組織型と呼び，組織型に基づく分類を病理組織分類といいます．この方法で，かつては悪性リンパ腫をホジキン病（「ホジキン」はこの疾患を発見した，イギリスの病理学者の名前です）と非ホジキンリンパ腫に分類し，非ホジキンリンパ腫をさらに組織型により病型分類しました．代表的なのが1980〜1990年代に使われた「Working formulation (WF) 分類」で，予後予測にも役立ったので，世界中で使われていました．

その後，研究の進歩とともにリンパ球が細かく分類され，それに伴って悪性リンパ腫の分類も変化し，現在は「WHO 分類」が使われています（図2）．

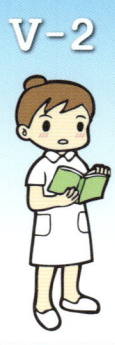

悪性リンパ腫

● 別名
- リンフォーマ，マリリン

● 病態
- リンパ球（白血球の一種，p.2〜参照）が腫瘍化した病気です．
- リンパ球は主にリンパ節内に存在するので，リンパ球が腫瘍化して増殖すると，おもにリンパ節が腫れてきます（図1）．
- リンパ球は，B細胞，T細胞，NK細胞に分類され，それぞれがさらに細かく分類されます．どのリンパ球が腫瘍化したかによって，リンパ腫は分類されます（→Advanced Study 1，図2）．
- リンパ腫は自然に治癒することはなく，悪化すれば免疫力の低下や全身の衰弱などを起こして，致命的な経過をとります．この意味で，すべてのリンパ腫は「悪性」ですが，リンパ腫の病型によっては，適切な治療により治癒する可能性があります．

● 症状（図3）
- リンパ節腫脹が主な症状です．
- リンパ節腫脹がなく，肝脾腫や骨髄浸潤だけの場合があります．胃腸や肺などにリンパ腫ができる場合もあります．
- 発熱，寝汗（盗汗），体重減少などの全身症状を呈することがあります．この3症状がないリンパ腫を病期分類「A」，全身症状のあるものを「B」とするので，この3症状を「B症状」と総称することがあります．

V-2 悪性リンパ腫 Malignant lymphoma

図1 悪性リンパ腫の病態

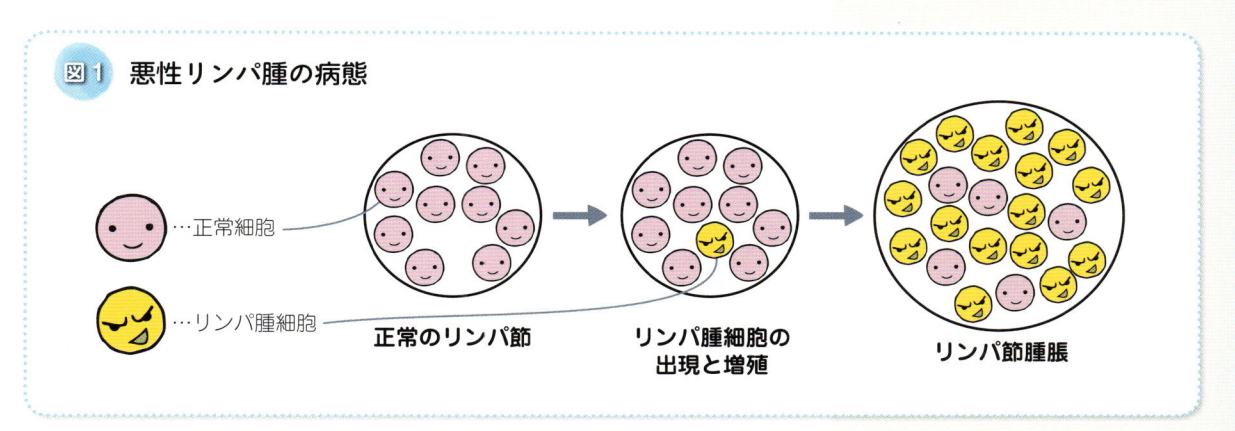

- …正常細胞
- …リンパ腫細胞

正常のリンパ節 → リンパ腫細胞の出現と増殖 → リンパ節腫脹

図2 悪性リンパ腫のWHO分類

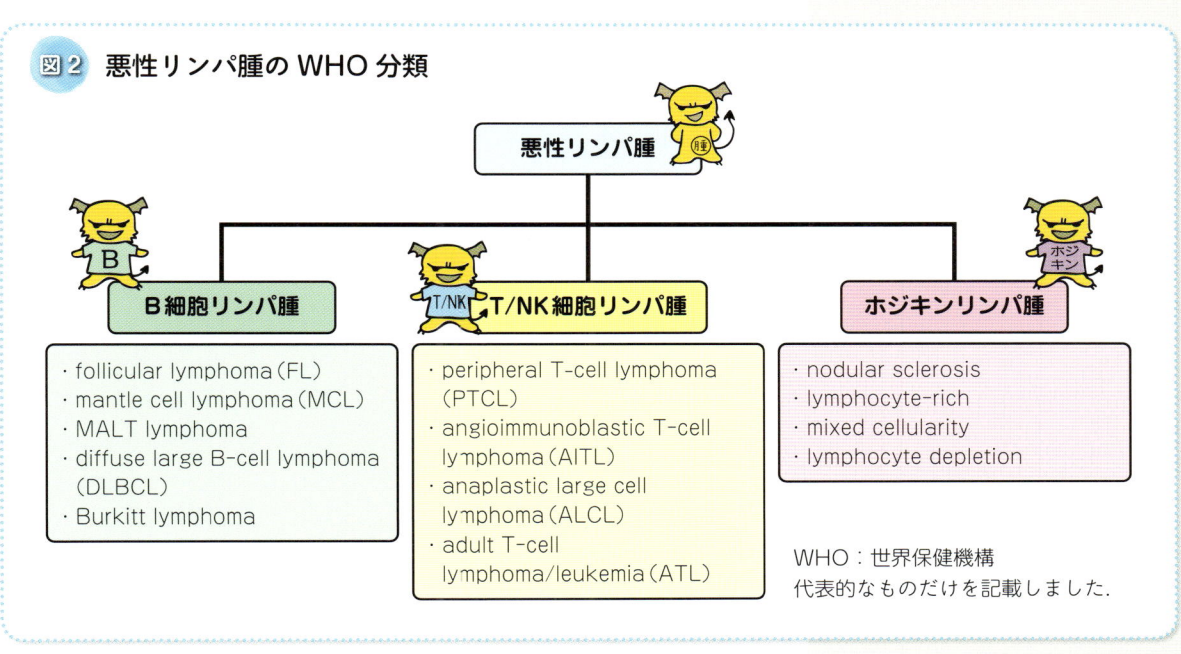

悪性リンパ腫

B細胞リンパ腫
- follicular lymphoma（FL）
- mantle cell lymphoma（MCL）
- MALT lymphoma
- diffuse large B-cell lymphoma（DLBCL）
- Burkitt lymphoma

T/NK細胞リンパ腫
- peripheral T-cell lymphoma（PTCL）
- angioimmunoblastic T-cell lymphoma（AITL）
- anaplastic large cell lymphoma（ALCL）
- adult T-cell lymphoma/leukemia（ATL）

ホジキンリンパ腫
- nodular sclerosis
- lymphocyte-rich
- mixed cellularity
- lymphocyte depletion

WHO：世界保健機構
代表的なものだけを記載しました.

図3 悪性リンパ腫の症状

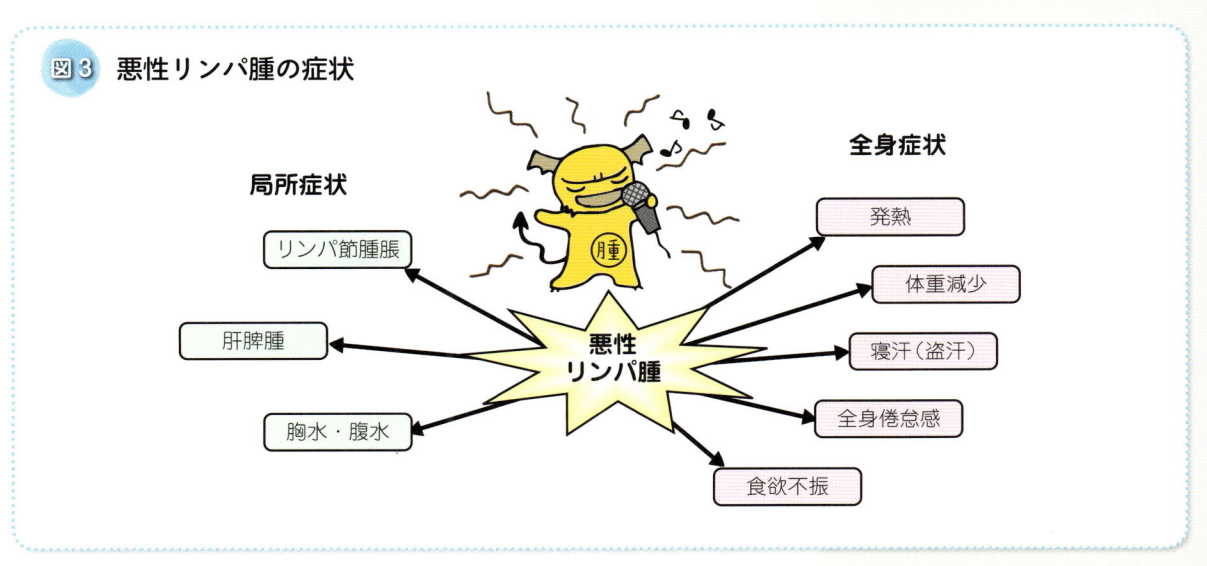

局所症状
- リンパ節腫脹
- 肝脾腫
- 胸水・腹水

全身症状
- 発熱
- 体重減少
- 寝汗（盗汗）
- 全身倦怠感
- 食欲不振

V 腫瘍性疾患

📖 Dictionary 1
可溶性 IL-2 レセプター（sIL-2R）

リンパ球の中には，インターロイキン 2（IL-2）という物質に対する受容体（レセプター）を持っているものがあります（図4）．悪性リンパ腫の細胞は，異常な IL-2 レセプターを作ることがあり，これがリンパ腫細胞から分泌され，血中へ漏れ出していきます．これが可溶性 IL-2 レセプター（sIL-2R）です．悪性リンパ腫で，sIL-2R が治療後に低値になれば治療が有効と判断されます．治療後低値となっていた sIL-2R が高値になってきたら，再発を疑う必要があります．

🌱 Q&A 1
リンパ節生検と吸引細胞診

リンパ節腫脹の原因を調べるために，リンパ節に針を刺して注射器で内容物を吸い取る「吸引細胞診」を行う場合がありますが，この方法では悪性リンパ腫の診断はできないのでしょうか．リンパ節内には，さまざまな形態をとるリンパ球が存在しているので，個々の細胞の形態だけを見て，それが正常のリンパ球なのか，リンパ腫細胞なのかを判断することは極めて困難です．診断には，腫瘍細胞の浸潤によりリンパ節の構造が破壊されているかどうか，などの情報が必要なので，リンパ節全体を観察しないといけません．このため，悪性リンパ腫の診断においては，リンパ節の吸引細胞診や針生検ではダメで，リンパ節生検を行う必要があります．

🔵 検査

- **血液検査**：血算では特徴的な異常はありません．生化学検査では LDH が上昇することがあります（リンパ腫細胞が LDH を作り出します）．可溶性 IL-2 レセプター（sIL-2R）が悪性リンパ腫の腫瘍マーカーになる場合があります（→ Dictionary 1，図4）．
- **CT 検査**：深部リンパ節の腫れ具合をみるのに役立ちます．リンパ節を見分けるために，可能なら造影剤を使って CT を撮ります（p.30〜参照）．
- **FDG-PET 検査**：全身の病変を漏れなく検査できる核医学検査です（p.32〜参照）．
- **骨髄穿刺・生検，上下部消化管内視鏡検査**：悪性リンパ腫の浸潤の有無をみるために検査を行います．
- **リンパ節生検**：診断を確定するために必須の検査です．局所麻酔をして表在リンパ節を摘出し，病理検査，表面抗原検査（p.28〜参照），染色体・遺伝子検査（p.26〜参照）を行います（→ Q&A 1）．

🔵 診断（図5）

- リンパ節生検で病理診断を行い，診断を確定します．治療方針を決めるうえで「悪性リンパ腫である」という診断だけでは不十分で，免疫組織染色などでリンパ腫の病理組織型（図2）まで決定することが必要です．
- CT や PET 検査，骨髄検査などで，リンパ腫の病変がどこにあるかを検査し，臨床病期（Ⅰ〜Ⅳ期）を決めます．全身症状のないものを A，あるものを B とします（図6）．
- 臨床病期を決定するための検査は，悪性リンパ腫と確定診断されてから行う場合もありますし，リンパ節生検と並行して行うこともあります．

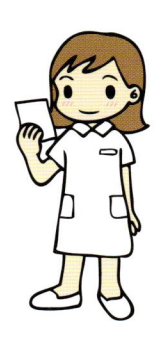

V-2 悪性リンパ腫 Malignant lymphoma

図4 可溶性IL-2レセプター

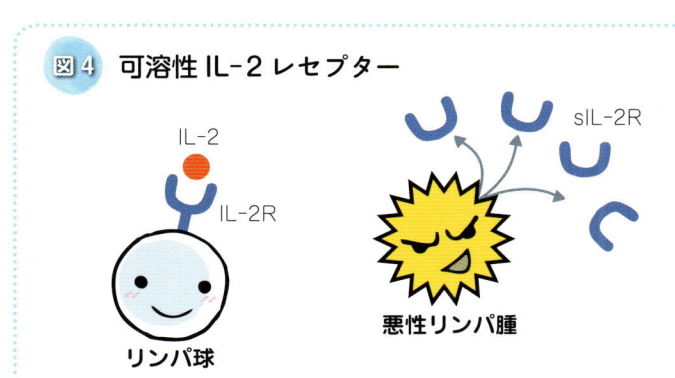

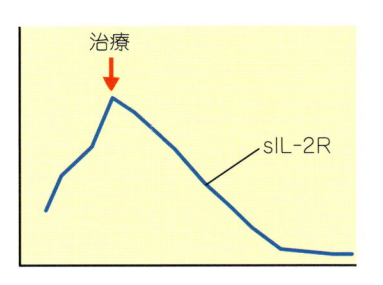

IL-2
IL-2R
リンパ球
sIL-2R
悪性リンパ腫

治療
sIL-2R

悪性リンパ腫に対する治療が有効なら，sIL-2Rが低下します．

図5 悪性リンパ腫の診断

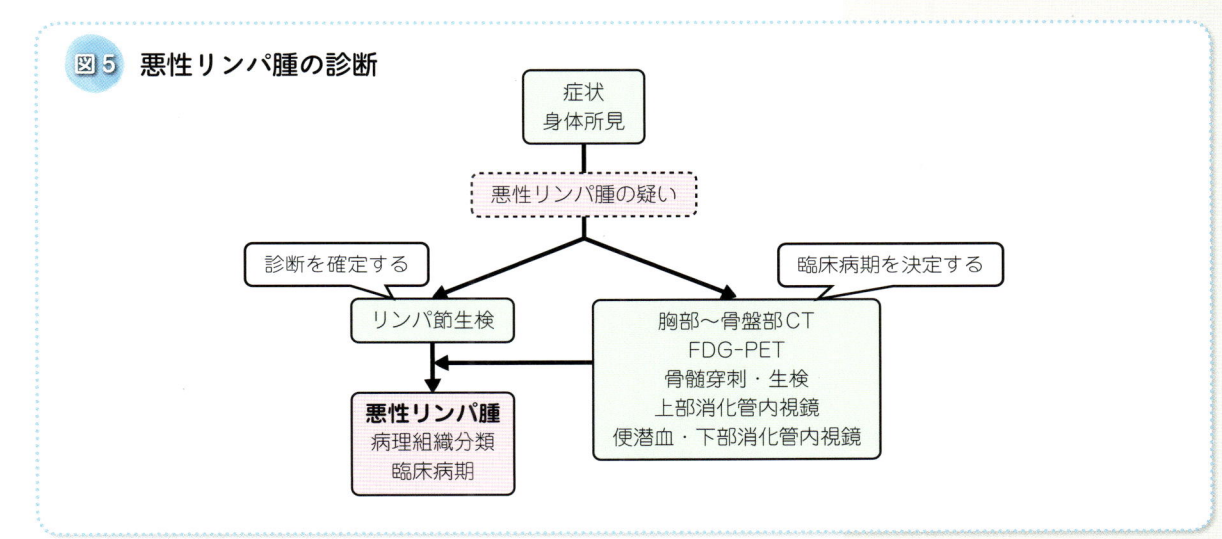

症状
身体所見
↓
悪性リンパ腫の疑い

診断を確定する → リンパ節生検

臨床病期を決定する → 胸部〜骨盤部CT／FDG-PET／骨髄穿刺・生検／上部消化管内視鏡／便潜血・下部消化管内視鏡

→ 悪性リンパ腫
病理組織分類
臨床病期

図6 悪性リンパ腫の臨床病期

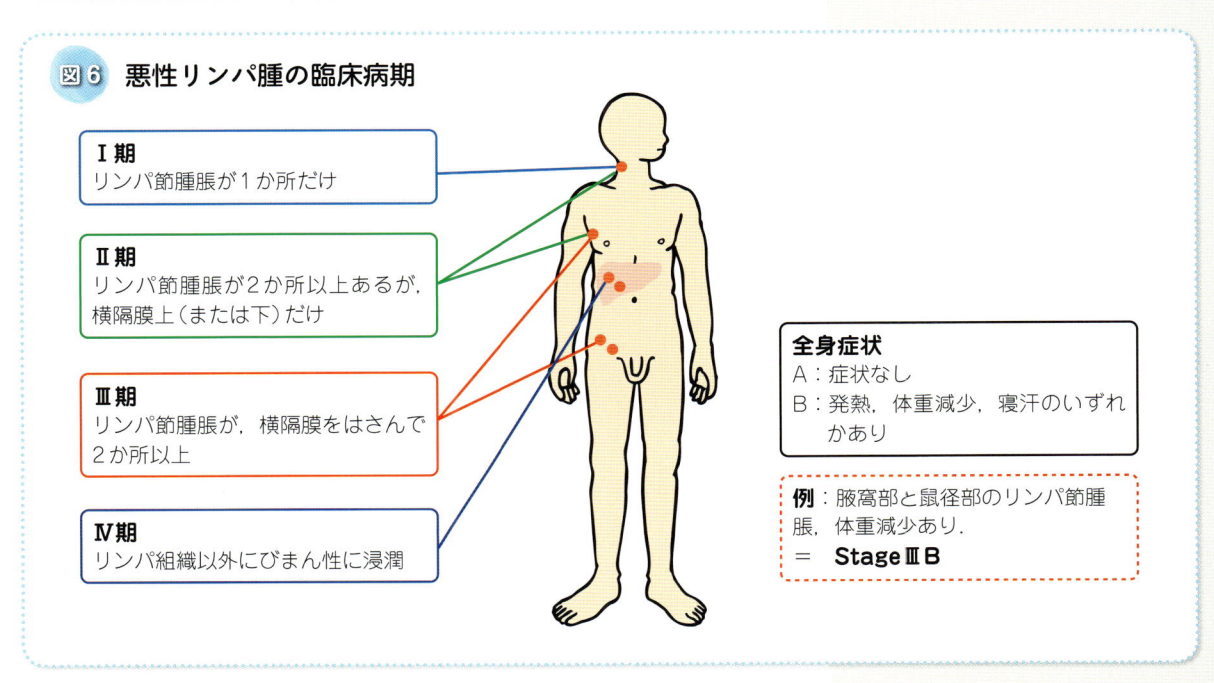

I期
リンパ節腫脹が1か所だけ

II期
リンパ節腫脹が2か所以上あるが，横隔膜上（または下）だけ

III期
リンパ節腫脹が，横隔膜をはさんで2か所以上

IV期
リンパ組織以外にびまん性に浸潤

全身症状
A：症状なし
B：発熱，体重減少，寝汗のいずれかあり

例：腋窩部と鼠径部のリンパ節腫脹，体重減少あり．
= Stage III B

V 腫瘍性疾患

⭐ Advanced Study 2

予後予測指数

悪性リンパ腫は，患者ごとに予後が大きく異なります．例えば70歳の患者で，予後が数ヵ月と予測される場合，リスクはあっても強力な治療を行うことがあります．一方，予後10年以上と見込まれる場合，リスクを伴う治療は行わないでしょう．このように，治療開始前（診断時）に予後予測をすることは重要です．一般的には，組織型によって予後を予測するのですが，同じ組織型でも患者ごとに予後は異なるので，ホジキンリンパ腫・急速進行性リンパ腫・緩徐進行性リンパ腫それぞれの場合に，患者の年齢や血清LDH値，臨床病期などの「予後予測因子」を設定し，それらの有無を点数化して予後を予測する「予後予測指数」が規定されています．

🌱 Q&A 2

CHOP療法の名称の由来

投与する薬の頭文字を組み合わせて，CHOPと呼んでいます．詳しくはQ&A 3に記載します．

📖 Dictionary 2

完全寛解

治療後に診察やCT検査を行い，体内に悪性リンパ腫の明らかな病巣がない状態を，完全寛解と呼びます．PET検査で病巣の有無を確認する場合もあります．しかし，これらの検査を行っても，リンパ腫細胞がごく少数だけ残存している場合には，リンパ腫の病巣が検出できません．急速進行性リンパ腫で5年間完全寛解が続けば治癒と判断するのは，リンパ腫細胞が少しでも残存していれば，5年間のうちにそれが増殖して，明らかな再発になると考えられるからです．

● 治療

- リンパ腫を，ホジキンリンパ腫（HL）と非ホジキンリンパ腫（NHL）に分類します．病理組織型をもとにNHLをaggressive lymphoma（急速進行性リンパ腫）とindolent lymphoma（緩徐進行性リンパ腫）に分類します（図7）．それぞれ，臨床病期や予後予測指数（→ Advanced Study 2）も加えて，治療方針を決定します．

Ⅰ．急速進行性リンパ腫（アグレッシブ・リンフォーマ）

- 病状は急速に進行・悪化しますが，化学療法が有効な場合が多く，適切な治療により治癒する可能性があります．治癒をめざして治療をします（図8）．
- 標準的な化学療法はCHOP療法です（→ Q&A 2，表1）．ただし，予後予測指数などから予後不良と予測される場合には，CHOP療法よりも強力な化学療法を行う場合があります．
- CHOP療法を6〜8コース行い，完全寛解（→ Dictionary 2）となったことを確認して，治療を終了します．予後不良の患者には，CHOP療法6〜8コース後に自己造血幹細胞移植（p.56〜参照）を行う場合があります（図8）．治療終了後5年間，完全寛解が持続したら治癒と判断します．
- CD20陽性のB細胞リンパ腫の場合には，CHOP療法にリツキシマブ（抗体療法，p.48〜参照）を併用します（R-CHOP療法）．
- 再発したら，化学療法（通常はCHOP療法より強力な化学療法）を行い，再度完全寛解になったら，自己造血幹細胞移植を行います．

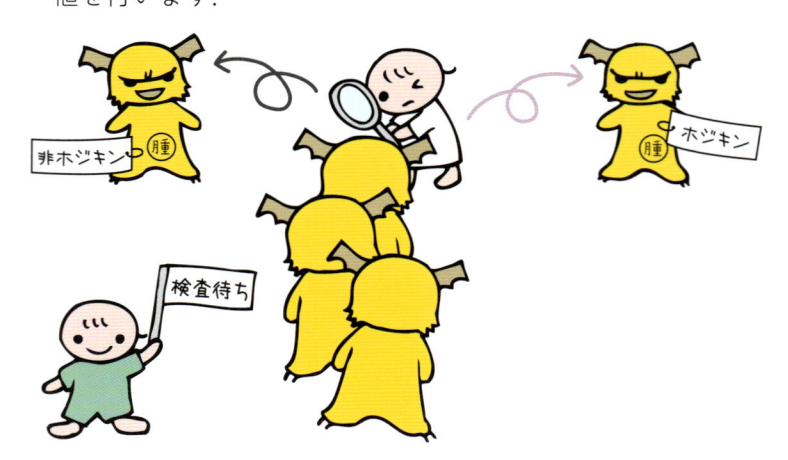

図7 急速進行性リンパ腫と緩徐進行性リンパ腫

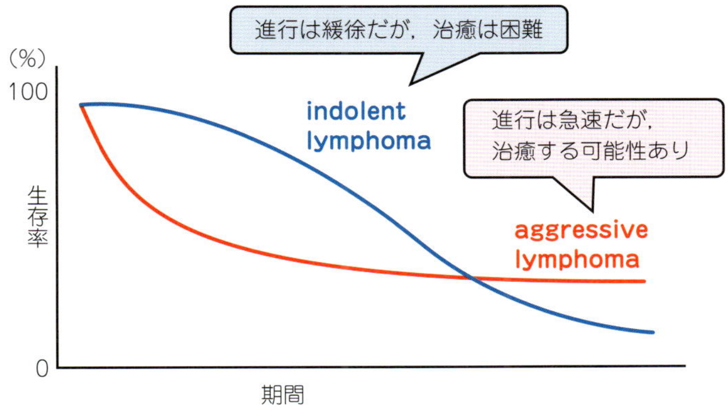

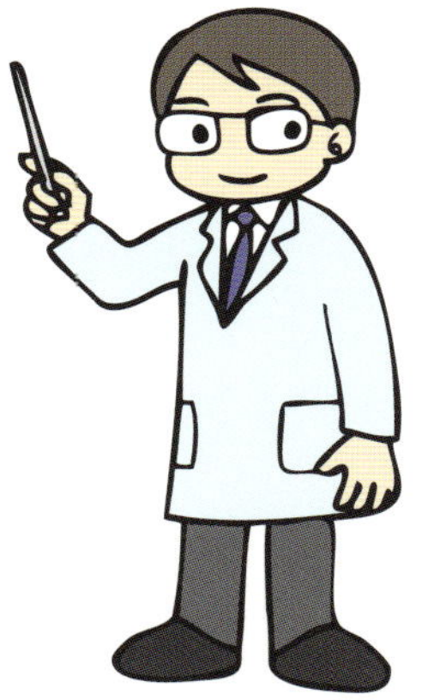

進行は緩徐だが，治癒は困難
indolent lymphoma

進行は急速だが，治癒する可能性あり
aggressive lymphoma

WHO分類で分類されたリンパ腫は，自動的に（経験的に）aggressiveかindolentかどちらかのタイプに分類されます．

図8 急速進行性リンパ腫の治療方針

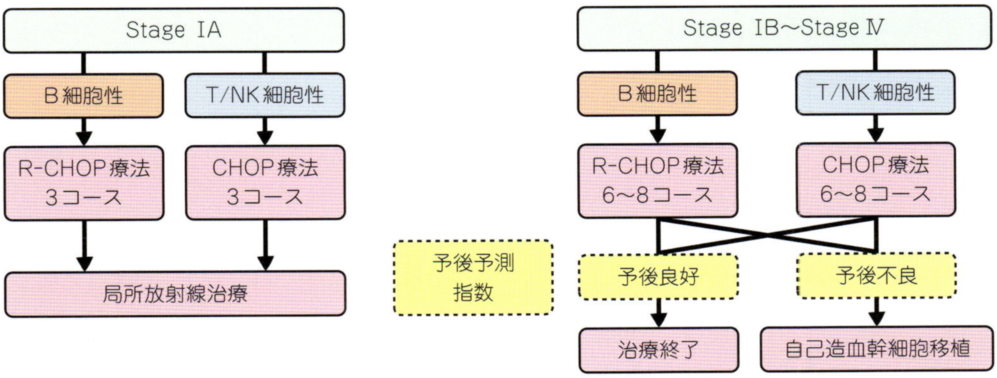

Stage IA
- B細胞性 → R-CHOP療法 3コース → 局所放射線治療
- T/NK細胞性 → CHOP療法 3コース → 局所放射線治療

Stage IB～Stage Ⅳ
- B細胞性 → R-CHOP療法 6～8コース
- T/NK細胞性 → CHOP療法 6～8コース
- 予後予測指数
- 予後良好 → 治療終了
- 予後不良 → 自己造血幹細胞移植

B細胞リンパ腫では，リツキシマブも併用したR-CHOP療法を行います．

表1 CHOP療法

薬剤	1日投与量	投与法	投与日 1	2	3	4	5
シクロホスファミド	750 mg/m²	2時間点滴	○				
ドキソルビシン	50 mg/m²	30分点滴	○				
ビンクリスチン	1.4 mg/m²	静注	○				
プレドニゾロン	100 mg/body	経口	○	○	○	○	○

3週間ごとに繰り返します．

R-CHOP療法を行う場合は，リツキシマブをCHOPの前日に投与したり，CHOPと同日でCHOP前に投与したりします．

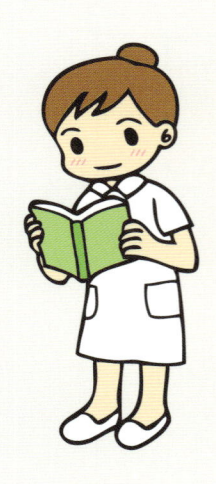

Ⅱ．緩徐進行性リンパ腫（インドレント・リンフォーマ）

- 病状はゆっくりとしか進行しませんが，再発を繰り返し，治癒する可能性はない（低い）ので，治癒をめざさず，病勢のコントロールをめざした治療をします（図9）．
- 診断がついても無症状なら，無治療で経過を観察する場合があります．治療を行う場合は，放射線治療（p.68～参照），CHOP療法（→Q&A 3），リツキシマブなどを病状に合わせて選択します．

Ⅲ．ホジキンリンパ腫

- 化学療法が有効な場合が多く，適切な治療により治癒する可能性があります．治癒をめざして治療をします（図10）．
- 標準的な化学療法はABVD療法です（→Q&A 4，表2）．ただし，予後不良と予測される場合には，ABVD療法より強力な化学療法を行う場合があります．
- ABVD療法を6コース行い，完全寛解となったことを確認して，治療を終了します．治療終了後5年間，完全寛解が持続したら治癒と判断します．

予後

- 代表的な急速進行性リンパ腫である，びまん性大細胞型B細胞リンパ腫（diffuse large B-cell lymphoma：DLBCL）の5年生存率は50～60％です．
- 代表的な緩徐進行性リンパ腫である，ろ胞性リンパ腫（follicular lymphoma：FL）の5年生存率は70～80％程度，10年生存率は，50～60％程度です．
- ホジキンリンパ腫の5年生存率は60～70％です．

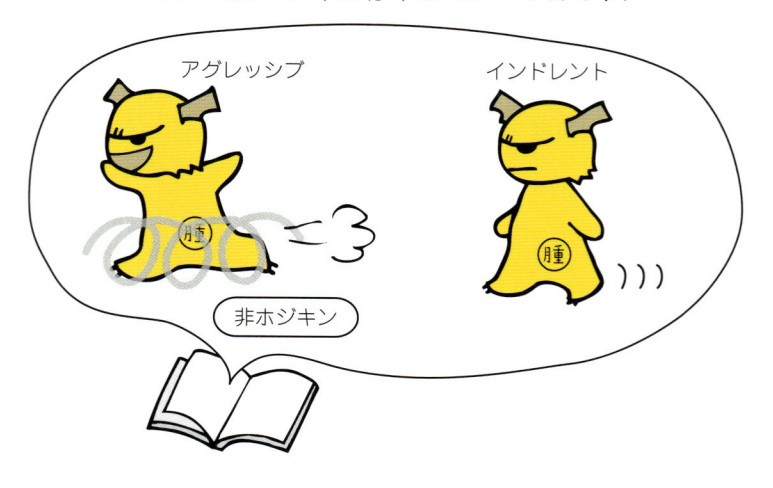

Q&A 3
CHOP療法の名称の由来

CHOP療法の「C」はcyclophosphamide（アメリカでの商品名：Cytoxan）の「C」です．「O」はvincristineの商品名Oncovinの「O」，「P」はprednisoneの「P」です．doxorubicinは，開発当初hydroxyldaunomycinと呼ばれていたので，これらの頭文字をとって「CHOP」という名前がつけられています．

Q&A 4
ABVD療法の名称の由来

ABVD療法の「A」はdoxorubicinのアメリカでの商品名Adriamycin（日本での商品名はアドリアシン）の頭文字です．「B」はbleomycinの「B」，「V」はvinblastineの「V」，「D」はdacarbazineの「D」です．これらの頭文字をつなげて「ABVD」という名前がつけられています．

図9 緩徐進行性リンパ腫の治療方針

Stage IA, IIA
- B細胞性 → 経過観察／局所放射線治療／リツキシマブ単独
- T/NK細胞性 → 経過観察／局所放射線治療

Stage IB, IIB〜Stage IV
- B細胞性 → リツキシマブ単独／R-CHOP療法／R-COP療法
- T/NK細胞性 → CHOP療法／COP療法

B細胞リンパ腫では，リツキシマブも併用したR-CHOP療法を行います．

図10 ホジキンリンパ腫の治療方針

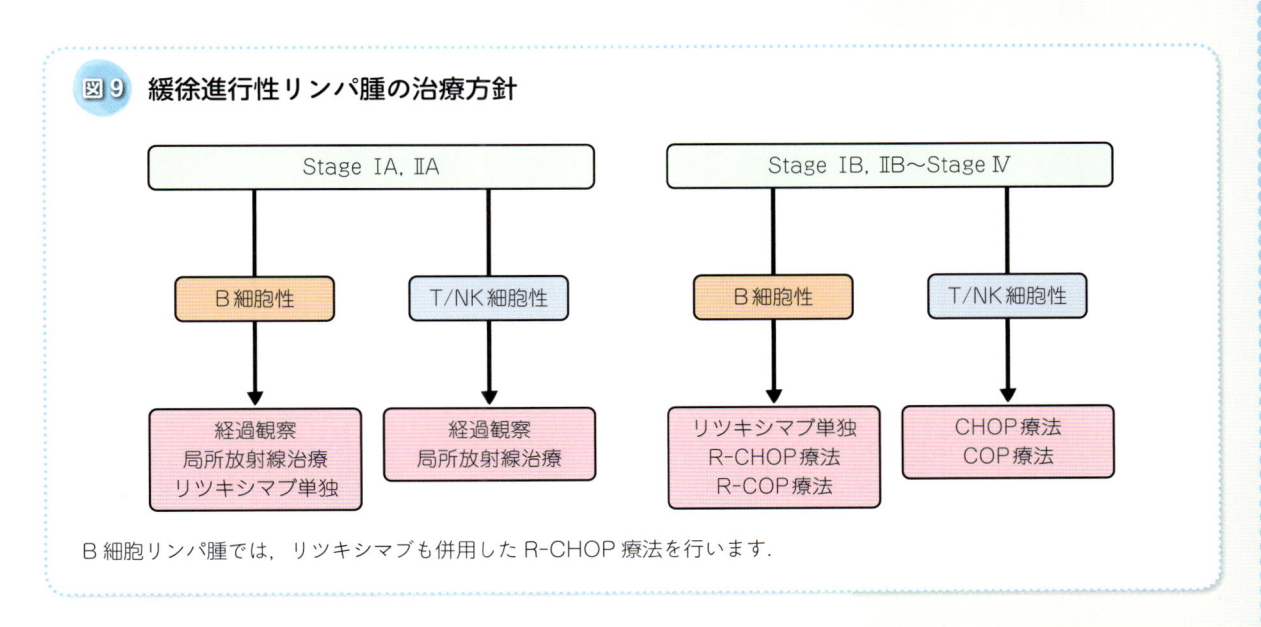

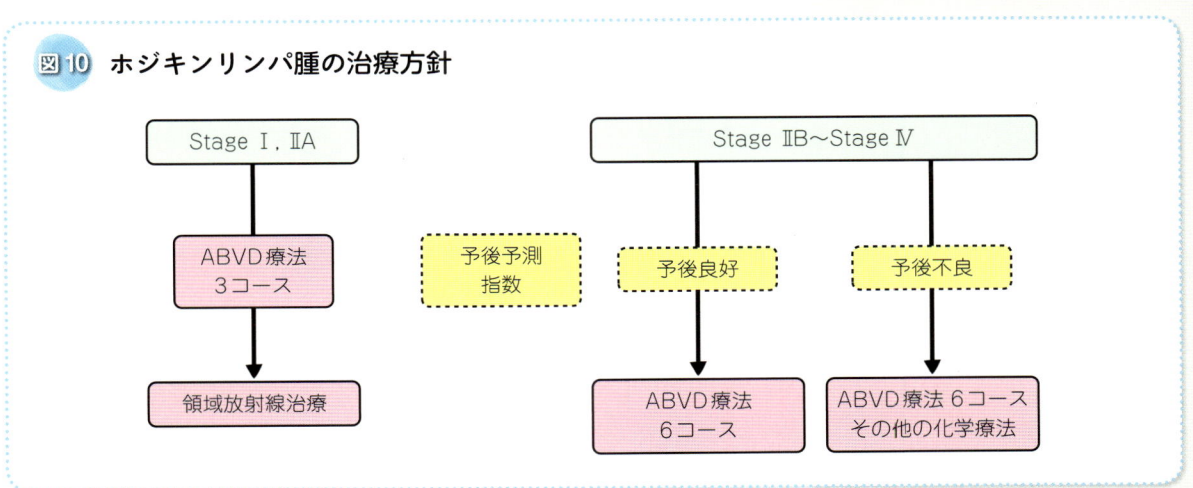

Stage I, IIA
- ABVD療法 3コース → 領域放射線治療

Stage IIB〜Stage IV（予後予測指数）
- 予後良好 → ABVD療法 6コース
- 予後不良 → ABVD療法 6コース／その他の化学療法

表2 ABVD療法

薬剤	1日投与量	投与法	投与日 1	投与日 15
ドキソルビシン	25 mg/m²	30分点滴	○	○
ブレオマイシン	9 mg/m²	30分点滴	○	○
ビンブラスチン	6 mg/m²	静注	○	○
ダカルバジン	375 mg/m²	2時間点滴	○	○

4週間ごとに繰り返します．

ブレオマイシンは薬剤熱を出しやすいので，投与前にNSAIDsなどを予防的に内服させます．ダカルバジンを点滴するときには遮光をします．

V 腫瘍性疾患

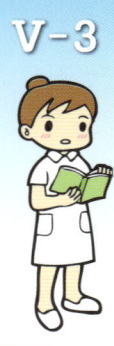

V-3 慢性リンパ性白血病
Chronic lymphocytic leukemia

リンパ球の腫瘍の一種で，病名は白血病ですが，悪性リンパ腫に近い性質をもっています．治癒させることは困難で，病勢をコントロールすることを目標に治療をします．

⭐ Advanced Study 1
CLL 細胞の性質

急性リンパ性白血病（ALL）では未熟なリンパ球（芽球，p.102〜参照）が増加するのに対して，CLL では成熟したリンパ球が増加します．リンパ球にはいくつか種類がありますが，CLL で増加するのは B 細胞の一種です（p.10〜参照）．

B 細胞は CD19 や CD20 という物質を細胞表面に有しているのが特徴です．B 細胞が増える病気は多数ある（悪性リンパ腫の一種など）のですが，増加しているリンパ球が CD5 と CD20 と CD23 という物質をもっていれば（CD5$^+$20$^+$23$^+$），CLL と診断できます．

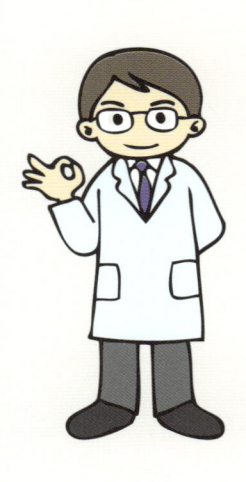

慢性リンパ性白血病

● 略称
- CLL（シーエルエル）

● 病態
- 慢性リンパ性白血病（CLL）は，B 細胞の一種が腫瘍化して骨髄で増殖し，末梢血にも出てくる疾患です（図1）．
- CLL は悪化すれば免疫力の低下や全身の衰弱などを起こして，致命的な経過をとります．病気の進行は緩徐ですが再発を繰り返し，治癒することはありません．

● 症状
- 初期には無症状ですが，進行すると発熱，寝汗（盗汗），体重減少などの全身症状を呈します．
- リンパ節腫脹や肝脾腫も認められます．

● 検査と診断
- **血液検査**：白血球が増加し，白血球分画ではリンパ球が増加します．進行すると，貧血や血小板減少も現れます．
- **骨髄穿刺**：骨髄でもリンパ球が増加しています．フローサイトメトリーによる表面抗原検査（p.28〜参照）で，診断を確定します（→Advanced Study 1，図2）．

● 治療（図3）
- 症状がなければ，無治療で経過を観察します．
- 病気が進行したら，抗癌薬で治療を開始します．治療はフルダラビンを中心に行い，シクロホスファミドやリツキシマブ（p.48〜参照）を併用する場合があります．

V-3 慢性リンパ性白血病 Chronic lymphocytic leukemia

図1 CLLの病態

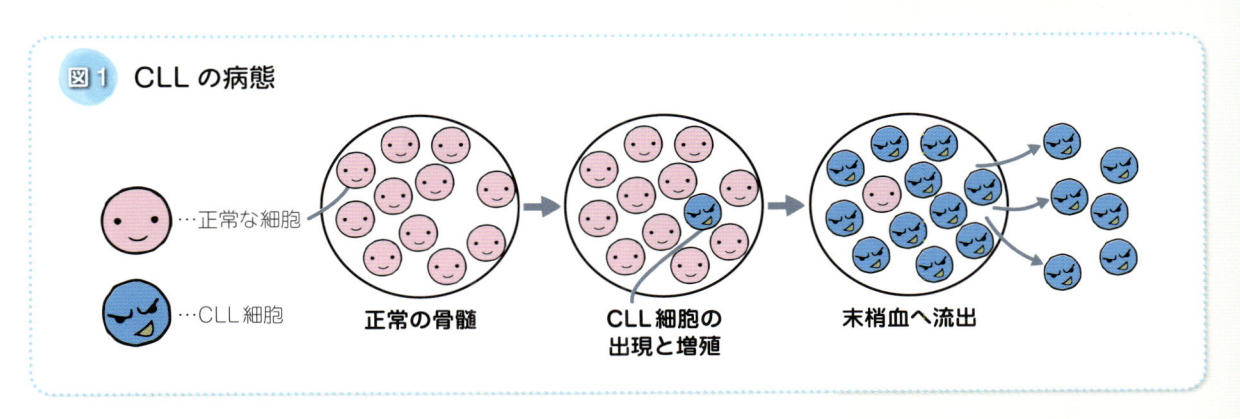

○ …正常な細胞
● …CLL細胞

正常の骨髄 → CLL細胞の出現と増殖 → 末梢血へ流出

図2 CLLの診断

血算
↓ リンパ球増加 →CLLの疑い
骨髄穿刺
↓ CD5⁺20⁺23⁺のB細胞の増加
表面抗原検査
↓
慢性リンパ性白血病
↓
病期診断

骨髄穿刺を行って診断を確定します．貧血，血小板減少，リンパ節腫脹，肝脾腫の有無で病期を決定します（Rai分類）．

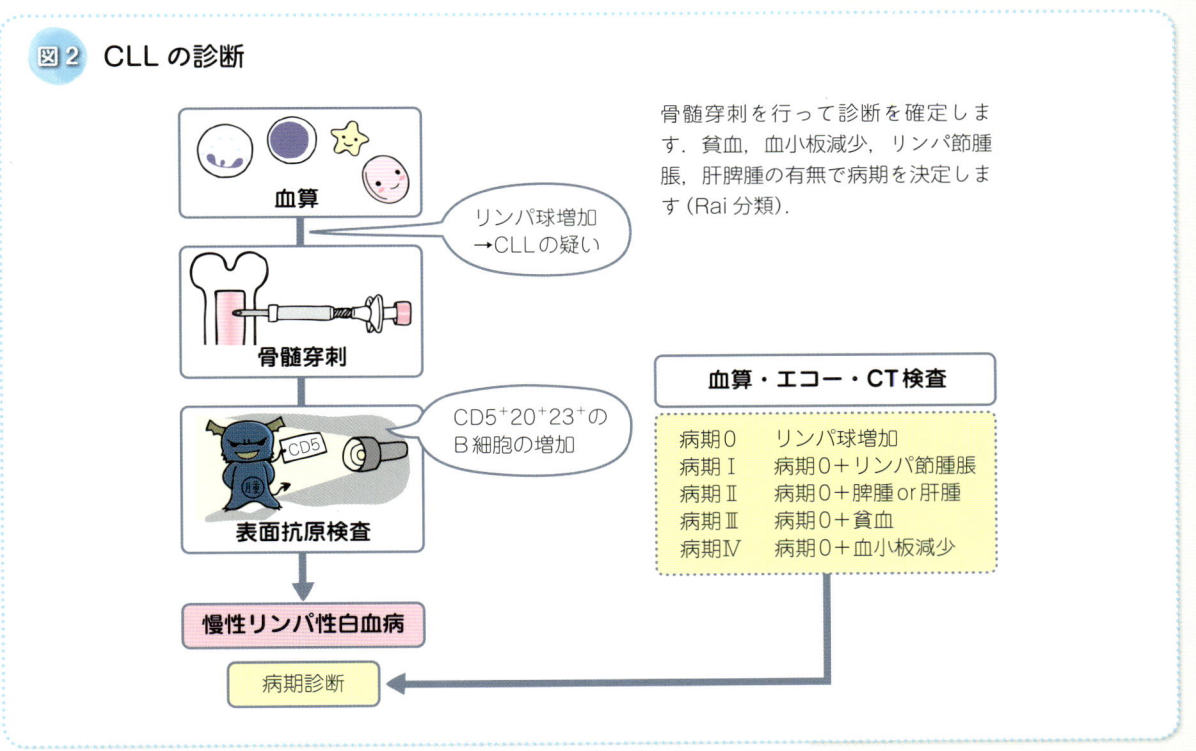

血算・エコー・CT検査

病期0	リンパ球増加
病期I	病期0＋リンパ節腫脹
病期II	病期0＋脾腫or肝腫
病期III	病期0＋貧血
病期IV	病期0＋血小板減少

図3 CLLの治療

病期分類は図2参照．

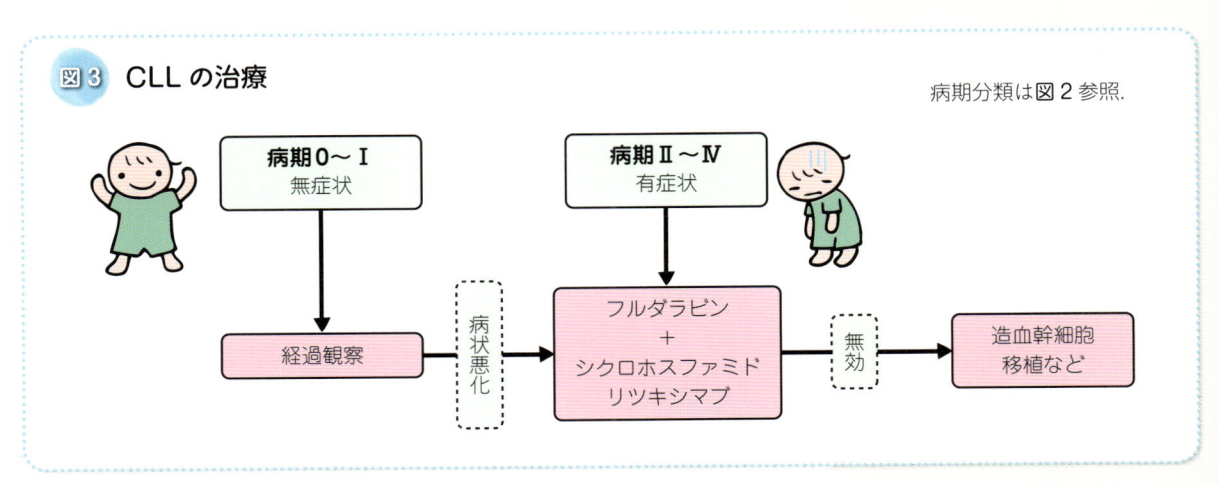

病期0〜I 無症状 → 経過観察 —(病状悪化)→ フルダラビン＋シクロホスファミド リツキシマブ —(無効)→ 造血幹細胞移植など

病期II〜IV 有症状 → フルダラビン＋シクロホスファミド リツキシマブ

V 腫瘍性疾患

V-4 多発性骨髄腫
Multiple myeloma

多発性骨髄腫は形質細胞（B細胞の一種）の腫瘍で，骨病変を生じて骨折を起こしたり，腎障害を生じたりする疾患です．一般に予後は不良で，化学療法に対する反応性は悪く，適応がある患者には自己造血幹細胞移植を行います．

Dictionary 1
免疫グロブリン

微生物が体内に侵入すると，それを退治するために「抗体」が作られます．抗体の物質名が免疫グロブリンです．免疫グロブリンは2本の重鎖（heavy chain）と軽鎖（light chain）から構成され，重鎖の種類によって，IgG，IgA，IgM，IgD，IgEの5種類（5クラス）に分類されます（図2）．軽鎖にもκ（カッパ）鎖とλ（ラムダ）鎖の2種類があります．それぞれの免疫グロブリンは，微生物にぴったりくっつくように作られています．自然界には微生物は非常にたくさんいるので，そのすべてに対応できるように，免疫グロブリンはひとつひとつ構造が微妙に異なっています（図2）．

Dictionary 2
M蛋白

血中の総蛋白は，電気泳動によってアルブミンとグロブリンに分けられ，グロブリンは，α₁，α₂，β，γに分画されます（図5参照）．免疫グロブリンは，γグロブリン分画に存在します．γグロブリン分画にピークができるのを，M蛋白と呼びます．M蛋白のMは，monoclonal（単クローン性）のMです．M蛋白の種類は，重鎖と軽鎖の組み合わせ（図2）によって決まり，これによって骨髄腫のタイプを分類します（IgG-κ型骨髄腫など）．

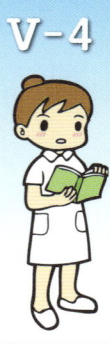

多発性骨髄腫

別名・略称
- ミエローマ，MM（エムエム）

病態
- 形質細胞はB細胞が分化した細胞で，免疫グロブリン（→Dictionary 1）を作る働きをしています．形質細胞が腫瘍化したのが多発性骨髄腫です（図1）．
- 免疫グロブリンは，多彩な微生物に対してぴったり結合できるように，先端の部分がひとつひとつ微妙に異なる構造をしています（図2）．ひとつの形質細胞は一種類の（単一の）免疫グロブリンしか作れません．
- 骨髄腫細胞が増殖すると，その他の正常な形質細胞が増殖できなくなります．すると，血中には骨髄腫細胞が作り出す一種類の免疫グロブリンだけが大量に増えて，その他の多彩な免疫グロブリンは減ってしまいます．この骨髄腫細胞が作る単一の免疫グロブリンを，M蛋白（→Dictionary 2）と呼びます．
- 骨髄腫細胞は免疫グロブリン以外に，いろいろな物質を作り出します．これらの物質が，骨病変，腎障害，高カルシウム血症などを起こします（図3）．

V-4 多発性骨髄腫 Multiple myeloma

図1 形質細胞と骨髄腫細胞

I-2（p.4〜）も参照.

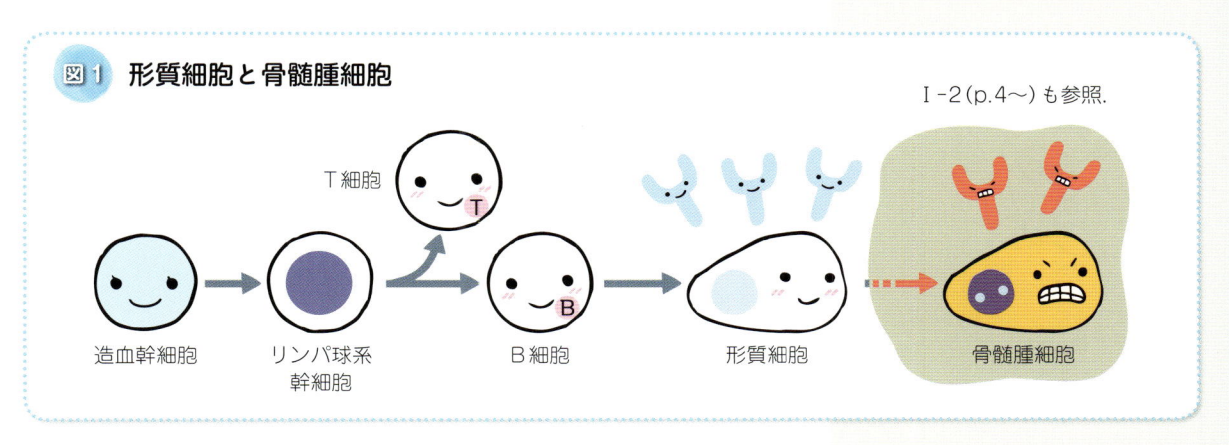

造血幹細胞 → リンパ球系幹細胞 → T細胞／B細胞 → 形質細胞 → 骨髄腫細胞

図2 免疫グロブリンの構造

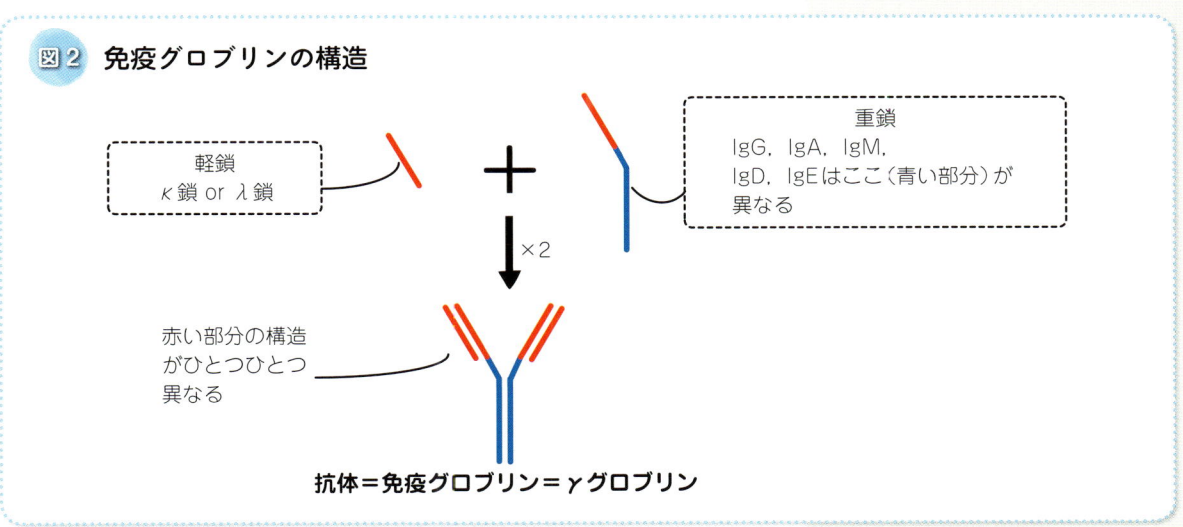

軽鎖
κ鎖 or λ鎖

重鎖
IgG, IgA, IgM,
IgD, IgEはここ（青い部分）が異なる

×2

赤い部分の構造がひとつひとつ異なる

抗体＝免疫グロブリン＝γグロブリン

図3 多発性骨髄腫の症状

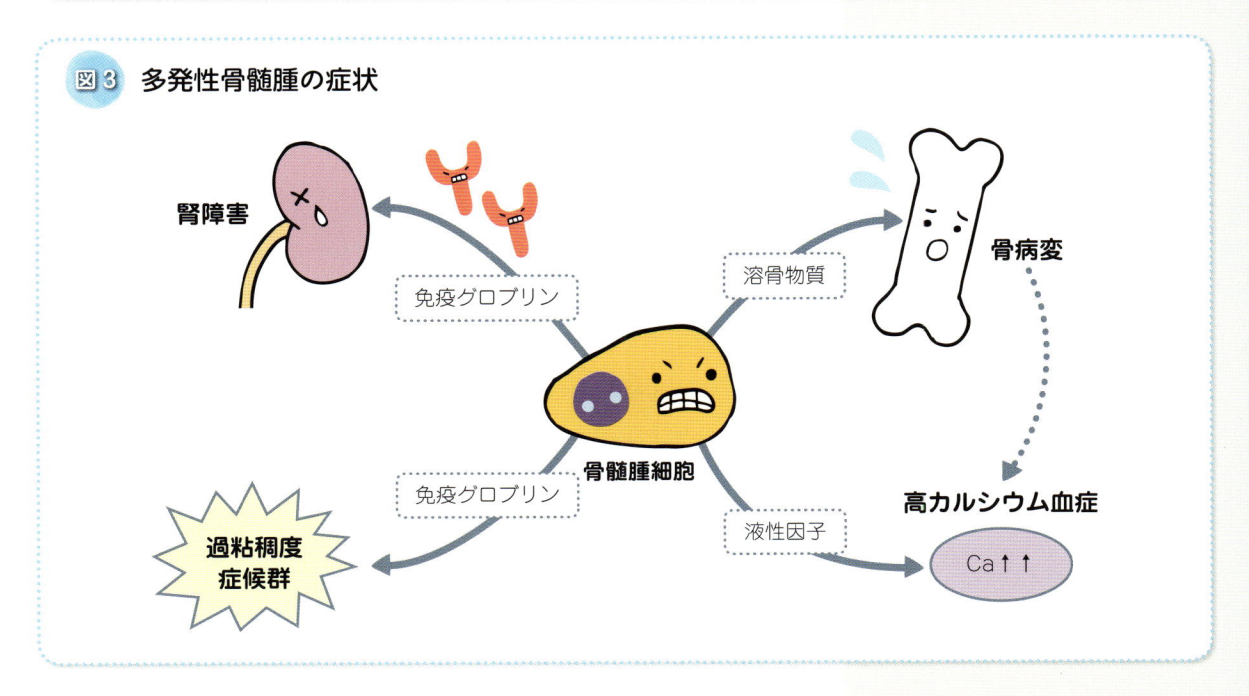

腎障害 ← 免疫グロブリン ← 骨髄腫細胞 → 溶骨物質 → **骨病変**

過粘稠度症候群 ← 免疫グロブリン ← 骨髄腫細胞 → 液性因子 → **高カルシウム血症** Ca↑↑

V 腫瘍性疾患

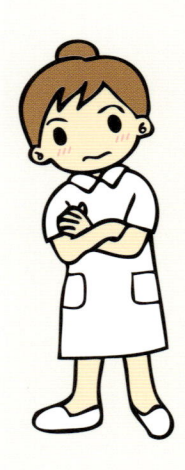

症状
- 病初期にはほとんど症状がありません．進行すると骨病変や骨折による骨痛（腰椎圧迫骨折による腰痛など），貧血による息切れなどが出現します．
- 血中の免疫グロブリンの量が増えると，過粘稠度症候群を起こして，出血傾向や視力障害，意識障害を生じます．

検査（図4）
- **血液一般検査**：血算では，貧血が認められることが多く，白血球や血小板も減少することがあります．生化学検査では，総蛋白（TP）の増加とアルブミン（Alb）の低下が特徴的で，腎機能障害（BUN，Cre の上昇）や高カルシウム血症を伴う場合があります．
- **特殊検査**：血清蛋白分画（セルロース・アセテート膜電気泳動）検査で，γグロブリン分画に M 蛋白が認められます（図5）．血清の免疫電気泳動で M 蛋白の種類（IgG-κ など）を決定し，尿の免疫電気泳動でベンス・ジョーンズ蛋白（Bence Jones protein：BJP）の検査をします（→Dictionary 3）．血中の β_2 ミクログロブリン（β_2MG）は上昇し，β_2MG が高値の場合の予後は不良です．
- **骨 X 線撮影**：頭蓋骨，頸・胸・腰椎，大腿骨など全身の骨撮影を行い，骨折や骨病変の有無を確認します．痛みがなくても，punched out lesion（→Dictionary 4）と呼ばれる特徴的な骨病変が見つかる場合があります．
- **骨髄穿刺**：骨髄中に異形成のある（形状の変化した）形質細胞が増加しています．

診断
- 血中に M 蛋白，尿中に BJP があり，骨髄中の形質細胞が増加していたら，多発性骨髄腫と診断できます．
- 血中に M 蛋白はあるものの，骨髄で形質細胞の増加がなく，骨病変のないものを「病的意義不明の単クローン性高γグロブリン血症 monoclonal gammopathy of undetermined significance：MGUS（エムガス）」と呼びます．MGUS は多発性骨髄腫の前段階と考えられ，一部の MGUS は将来，多発性骨髄腫に移行します．

Dictionary 3
ベンス・ジョーンズ蛋白（BJP）

BJP は尿中に出てくる免疫グロブリンの軽鎖（図2）です．免疫グロブリンの重鎖は分子量が大きいので尿中へは排泄されません．まれに骨髄腫細胞が重鎖を作らず，軽鎖しか作らないことがあります．この場合，血中では M 蛋白が検出されず，尿中の BJP のみ検出されます．このような多発性骨髄腫を「BJP 型骨髄腫」と呼びます．

Dictionary 4
punched out lesion

骨髄腫細胞は，骨髄の中で集団を作って増殖することがあります．骨髄腫細胞は，骨を融解する物質（溶骨物質）を放出する（図3）ので，骨髄腫細胞が集塊を作っている部位では，骨が局所的に融解して，X 線検査でみると，直径数 mm 程度の丸く打ち抜かれた像に見えることがあります．これを「punched out lesion（打ち抜き像）」と呼びます．

図4 多発性骨髄腫の検査と診断

免疫電気泳動で，M蛋白の種類（IgG-κなど）を決定します．

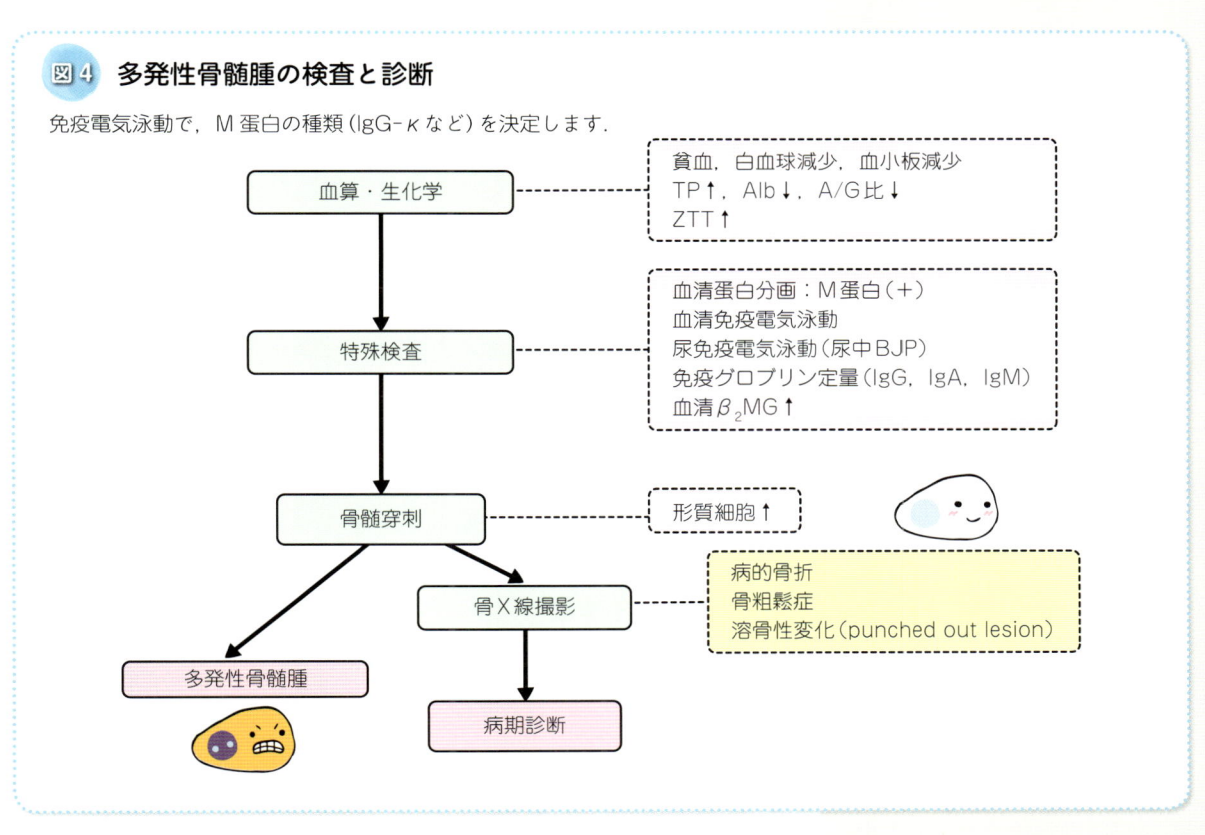

```
血算・生化学 ┄┄ 貧血，白血球減少，血小板減少
               TP↑，Alb↓，A/G比↓
               ZTT↑
     ↓
特殊検査 ┄┄ 血清蛋白分画：M蛋白（+）
           血清免疫電気泳動
           尿免疫電気泳動（尿中BJP）
           免疫グロブリン定量（IgG, IgA, IgM）
           血清β₂MG↑
     ↓
骨髄穿刺 ┄┄ 形質細胞↑
   ↓   ↘
多発性   骨X線撮影 ┄┄ 病的骨折
骨髄腫      ↓        骨粗鬆症
          病期診断   溶骨性変化（punched out lesion）
```

図5 血清蛋白分画

M蛋白があると，γグロブリン分画にピークができます（→ Dictionary 2）．

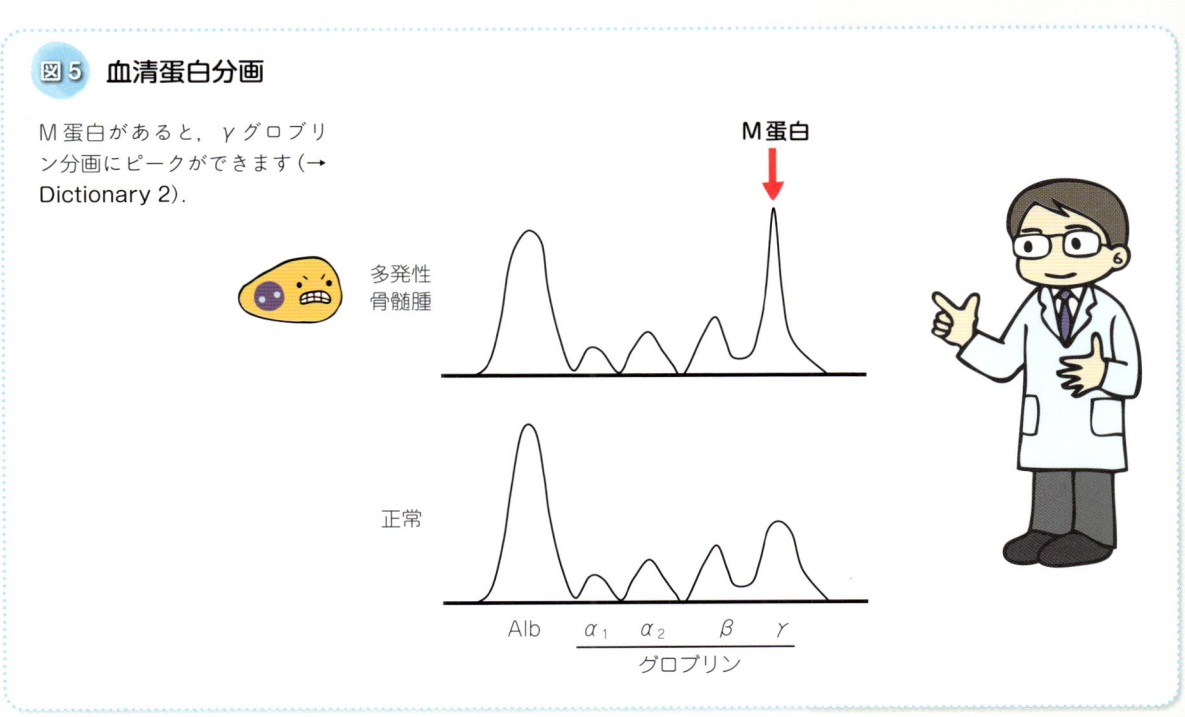

多発性骨髄腫

↓ M蛋白

正常

Alb　α₁　α₂　β　γ
　　　　グロブリン

V 腫瘍性疾患

✩ Advanced Study 1
臨床病期分類

多発性骨髄腫の病期分類には，Durie & Salmon の病期分類（表1）が使われることが多かったのですが，予後と必ずしも相関せず，分類が複雑という欠点がありました．近年，予後との相関がより明確な国際病期分類（表2）が使われるようになってきました．

✩ Advanced Study 2
多発性骨髄腫に対する新規薬剤

サリドマイド（サレド®）は，もともとは睡眠薬（内服薬）だったのですが，近年，多発性骨髄腫に対して有効であることが明らかにされました．単独または化学療法との併用で投与します．催奇形性があるので，使用に際しては厳重な服薬管理が求められるなど，いくつかの制限があります．その他の副作用として，眠気，便秘，末梢神経障害などがあります．
サリドマイドの類似薬剤であるレナリドミド（レブラミド®）も，最近使用が可能になりました．
ボルテゾミブ（ベルケイド®）は点滴静注で投与する薬で，「プロテアソーム」という細胞内器官の働きを阻害して，細胞の増殖を抑えます．副作用には末梢神経障害や間質性肺炎などがあります．

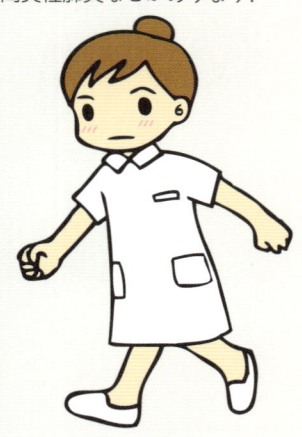

● 治療（図6）

(1) 化学療法・造血幹細胞移植

- 骨病変や臓器症状のない骨髄腫（臨床病期Ⅰ期に相当）（表1，2）は，化学療法を行わず経過を観察します（→Advanced Study 1）．
- 若年者には自己造血幹細胞移植（p.56〜参照）を積極的に行います．化学療法としてVAD療法（ビンクリスチン＋ドキソルビシン＋デキサメタゾン）を行い，骨髄腫細胞の量を減らしてから移植を行います．
- 移植の適応がない患者に対しては，MP療法（メルファラン＋プレドニゾロン）を行います．内服薬なので外来でも治療可能です．M蛋白量などをみながら，治療を繰り返します．

(2) 新しい治療法

- 再発または難治性の骨髄腫に対し，サリドマイド（サレド®：内服薬）やボルテゾミブ（ベルケイド®：点滴静注薬）を使用することがあります（→Advanced Study 2）．

(3) 放射線療法

- 疼痛（骨痛）が強い場合には，除痛を目的に放射線治療を行う場合があります．
- 脊椎の病変で脊髄が圧迫され，感覚障害や運動障害（手足のしびれ，麻痺）を起こした場合には，緊急に（24時間以内に）放射線治療を行います．

(4) 補助療法

- 高カルシウム血症の予防・治療や骨痛を軽減する目的で，ビスホスホネート（ゾメタ®など）の点滴を月1回程度行います．
- 多発性骨髄腫の患者に痛み止めとしてNSAIDs（ボルタレン®など）を投与すると，腎障害が悪化することがあります．特に痛みで食事が摂れないとき（脱水状態のとき）に腎不全を起こしやすいので，NSAIDsの使用はなるべく避け，アセトアミノフェンや麻薬を使います．

● 予後

- 病期によって異なりますが，5年生存率は30〜50％程度です．

図6 多発性骨髄腫の治療

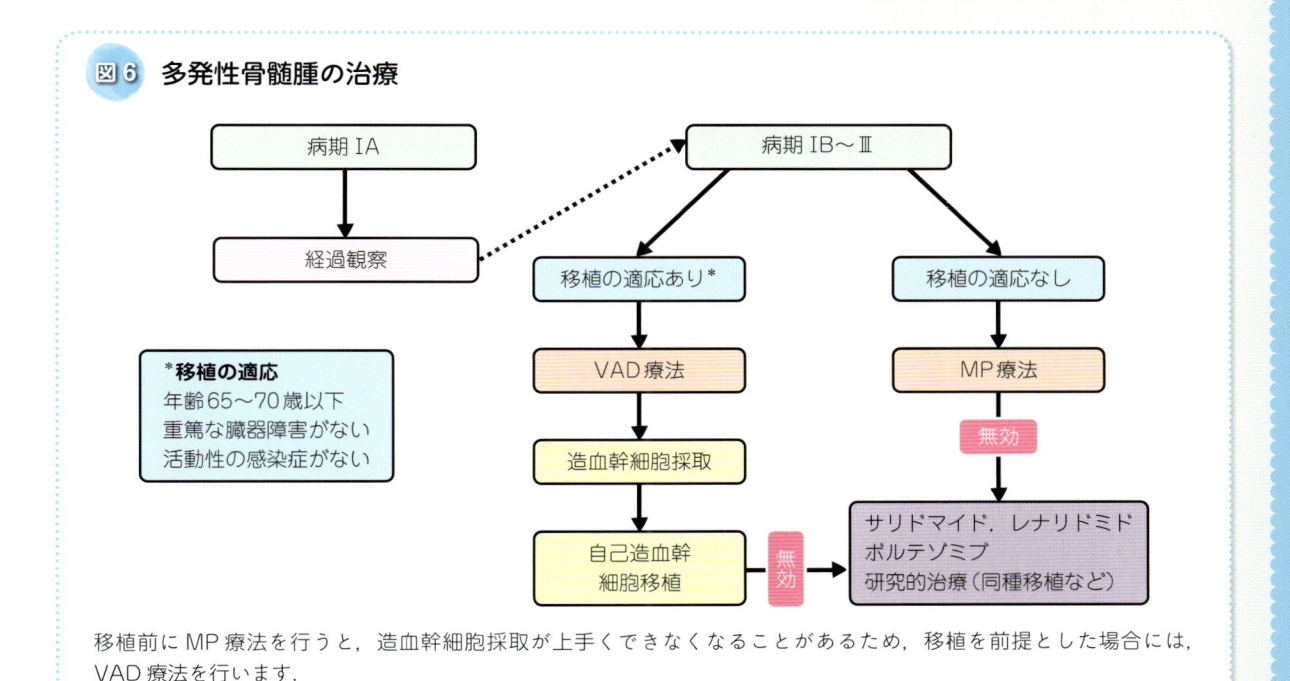

```
病期 IA                 病期 IB〜Ⅲ
   ↓                  ↓         ↓
 経過観察          移植の適応あり*   移植の適応なし
                     ↓             ↓
                  VAD 療法        MP 療法
                     ↓             ↓無効
                 造血幹細胞採取
                     ↓         サリドマイド，レナリドミド
                  自己造血幹    ボルテゾミブ
                  細胞移植 →無効 研究的治療（同種移植など）
```

*移植の適応
年齢65〜70歳以下
重篤な臓器障害がない
活動性の感染症がない

移植前に MP 療法を行うと，造血幹細胞採取が上手くできなくなることがあるため，移植を前提とした場合には，VAD 療法を行います．

表1 Durie & Salmon の病期分類

病期	条件	項目
病期 I	1〜4 をすべて満たす	1. Hb > 10 g/dL
		2. 血清 Ca 正常
		3. 骨 X 線病変 0〜1 か所
		4. M 蛋白少量（IgG<5g/dL，IgA<3g/dL，BJP<4g/日）
病期 II	病期 I でも Ⅲ でもない	
病期 Ⅲ	1〜4 のいずれかを満たす	1. Hb<8.5g/dL
		2. 血清 Ca>12mg/dL
		3. 骨 X 線：広範な骨破壊，病的骨折
		4. M 蛋白多量（IgG>7g/dL，IgA>5g/dL，BJP>12g/日）

腎機能障害がないものを A，あるものを B とします（例：病期ⅢA）．

表2 国際病期分類（international staging system : ISS）

病期	基準
病期 I	血清 β_2MG<3.5mg/L かつ Alb≧3.5g/dL
病期 II	病期 I でも II でもない
病期 Ⅲ	血清 β_2MG>5.5mg/L

病期 I → Ⅲ と進むにつれて，予後が不良になります．

V 腫瘍性疾患

V-5 慢性骨髄性白血病
Chronic myelogenous leukemia

造血幹細胞に生じた遺伝子異常が原因で発症する腫瘍です．成熟した好中球を中心として，多彩な白血球が増加するのが特徴です．予後不良の疾患でしたが，近年，分子標的治療薬が使えるようになり，予後が劇的に改善しました．

⭐ Advanced Study 1

CML 細胞と BCR-ABL

CML 細胞においては，9番染色体と22番染色体が途中で入れ替わっていて（「相互転座」といいます），これによってフィラデルフィア染色体（Ph 染色体）が作られます（図1）．9番染色体には *ABL* 遺伝子が，22番染色体には *BCR* 遺伝子があり，相互転座の結果，Ph 染色体上に *BCR-ABL* 遺伝子（ビーシーアール・エイブル遺伝子）が形成されます（図1）．*ABL* 遺伝子から作られる ABL 蛋白は，「チロシンキナーゼ活性」をもっています．チロシンはアミノ酸の一種で，細胞内の物質中のチロシンをリン酸化（チロシンにリン酸を結合させる）するのが，ABL の主要な機能です．BCR-ABL は ABL に比べて，チロシンキナーゼ活性が過度に活性化されており，それが細胞を無秩序に増殖させる（白血病化させる）原因となっています（p.44〜参照）．

慢性骨髄性白血病

● 略称
- CML（シーエムエル）

● 病態
- 慢性骨髄性白血病（CML）は，造血幹細胞の染色体に転座が生じ，*BCR-ABL* という変異遺伝子ができることによって発症します（→Advanced Study 1，図1）．
- 急性白血病では，腫瘍化した細胞（白血病細胞）は好中球や好酸球などに分化（成長）する能力を持っていないので，未熟な細胞（芽球）が増殖します．一方 CML では，腫瘍化した細胞（CML 細胞）は分化能力をもった状態で増殖するので，未熟なものから成熟したものまで，いろいろな骨髄球系細胞（好中球の類縁細胞）が増殖します（図2）．
- 病初期には，成熟した好中球などが増加するだけで，ほとんど症状が出ません．この時期が「慢性期」です．4〜5年すると CML 細胞が分化能力を失い，芽球が増加するようになります．この状態を「急性期」と呼び，慢性期から急性期に変化することを「急性転化」と呼びます．この間には「移行期」があり，急性転化の前触れの症状が現れる場合があります（図3）．
- 急性期になると，血液・骨髄像は急性白血病（p.100〜参照）と同じ状態になります．こうなると，治療が困難になるので，CML は慢性期のうちから治療を始め，急性期に移行させないことが重要です．

V-5 慢性骨髄性白血病 Chronic myelogenous leukemia

図1 CML細胞とBCR-ABL

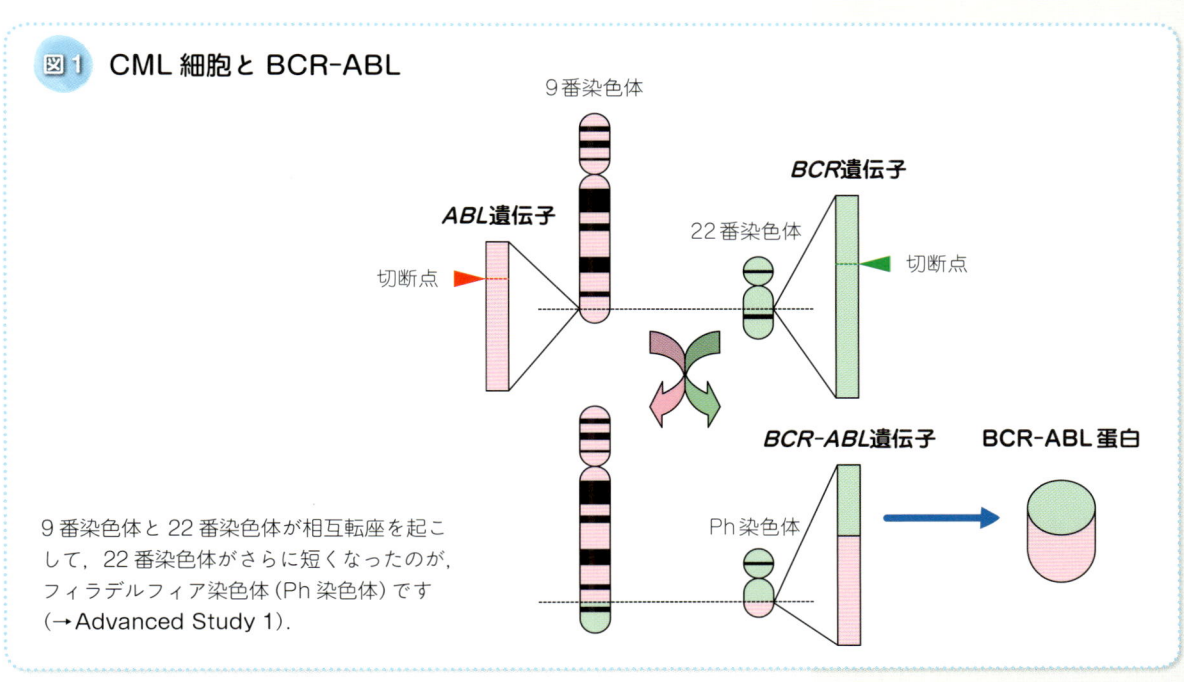

9番染色体と22番染色体が相互転座を起こして，22番染色体がさらに短くなったのが，フィラデルフィア染色体（Ph染色体）です（→Advanced Study 1）．

図2 AMLとCML

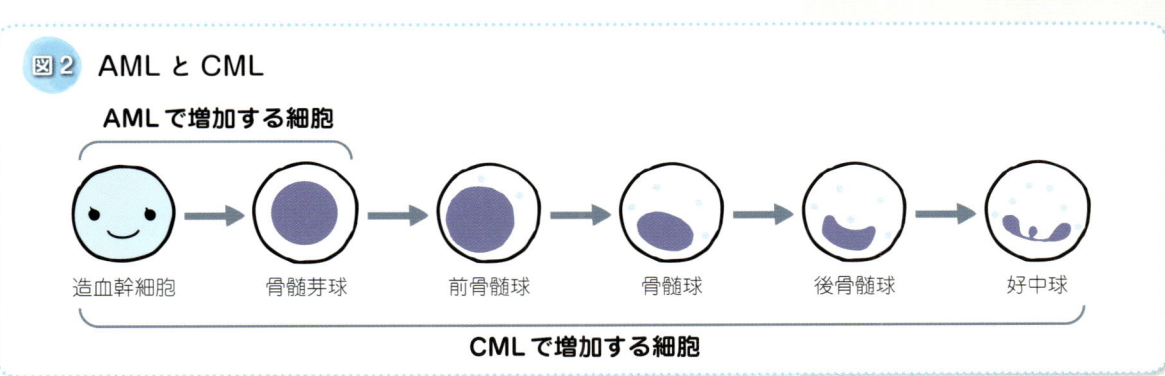

AMLで増加する細胞

造血幹細胞 → 骨髄芽球 → 前骨髄球 → 骨髄球 → 後骨髄球 → 好中球

CMLで増加する細胞

図3 CMLの臨床病期

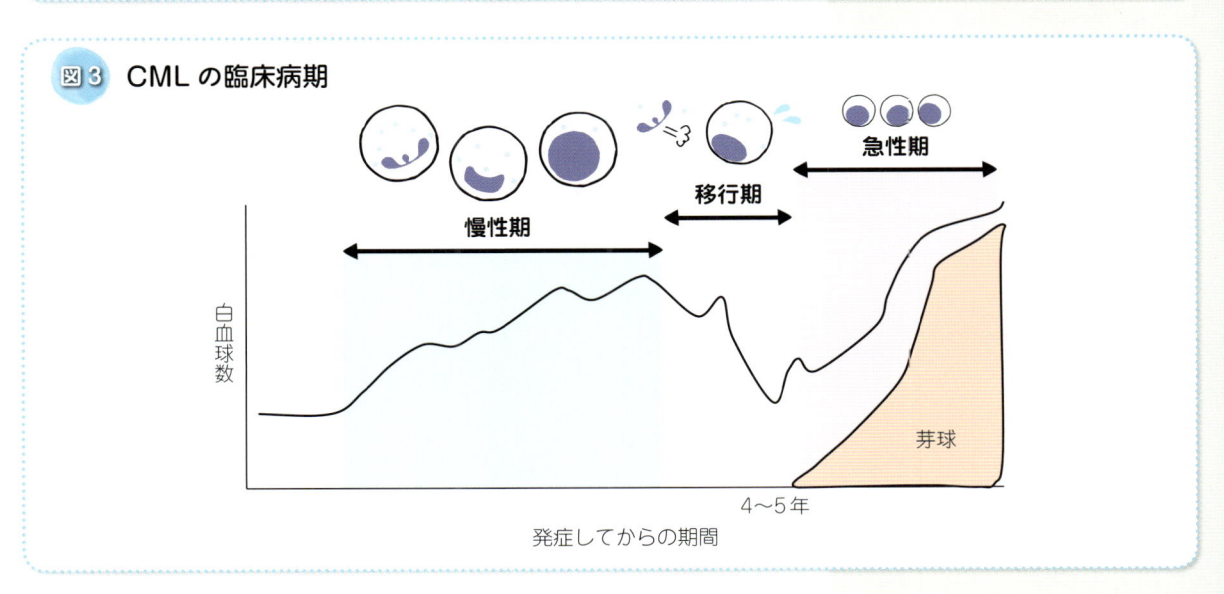

慢性期　移行期　急性期

白血球数

芽球

4～5年

発症してからの期間

V 腫瘍性疾患

⭐ Advanced Study 2
グリベック®の作用機序と効果

Advanced Study 1 で説明したように，CML細胞内ではBCR-ABL蛋白が活発に働いて，それが細胞を無秩序に増殖させる（白血病化させる）原因となっています．グリベック®は，BCR-ABL蛋白の機能を抑えるように設計，開発された薬です（p.44〜参照）．理論的，実験的にCML細胞の増殖を抑えるだけではなく臨床効果も抜群に優れています．かつてはCMLの5年生存率は50％程度でしたが，グリベック®を使うようになってから，5年生存率が90％程度になっています．ただし，グリベック®を中止すると高率に再発することが知られており，現時点ではグリベック®は一生内服を続ける必要があると考えられています．

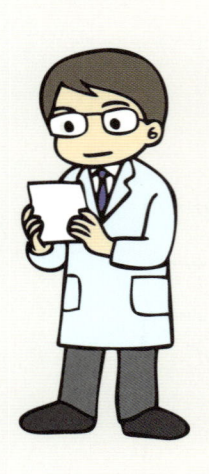

● 症状
- 慢性期には，軽度の脾腫がある程度で，ほとんど症状がありません．
- 移行期や急性期になると，貧血や血小板減少による症状（息切れや易出血性）が生じます．発熱や骨痛（身体の痛み），体重減少を伴う場合があります．

● 検査と診断（図4）
- **血液検査**：慢性期には血算で白血球が著増し，10万/μLを超えることもあります．白血球分画では好中球以外に芽球，骨髄球などの未熟な骨髄球系細胞が認められます（図2）．貧血はないかあっても軽度で，血小板は通常増加しています．急性期になると芽球が増加し，貧血や血小板減少が出現します．診断や治療効果判定のために，血液細胞の遺伝子検査（*BCR-ABL*検査）を行うことがあります．
- **骨髄穿刺**：骨髄中の細胞数が著増します（過形成）．染色体や遺伝子検査で，t(9；22)(q34；q11)という染色体の転座や*BCR-ABL*遺伝子が検出されれば診断が確定します（図1）．

● 治療（図5）
- イマチニブ（グリベック®）が慢性期の第一選択薬です（→**Advanced Study 2**，p.44〜参照）．毎日内服します．
- グリベック®で治療開始後，3ヵ月後，6ヵ月後，1年後に骨髄穿刺を行い，染色体や遺伝子検査でグリベック®の効果を確認します．有効なら，一生内服を継続することが必要です．
- グリベック®で効果が現れない患者や副作用で使えない患者に対しては，ダサチニブ（スプリセル®），ニロチニブ（タシグナ®）を投与します．
- 急性期には急性白血病に準じた化学療法を行います．

● 予後
- グリベック®で治療を受けた患者の5年生存率は90％程度です．

V-5 慢性骨髄性白血病 Chronic myelogenous leukemia

図4 CMLの診断

染色体・遺伝子検査は，図1参照．

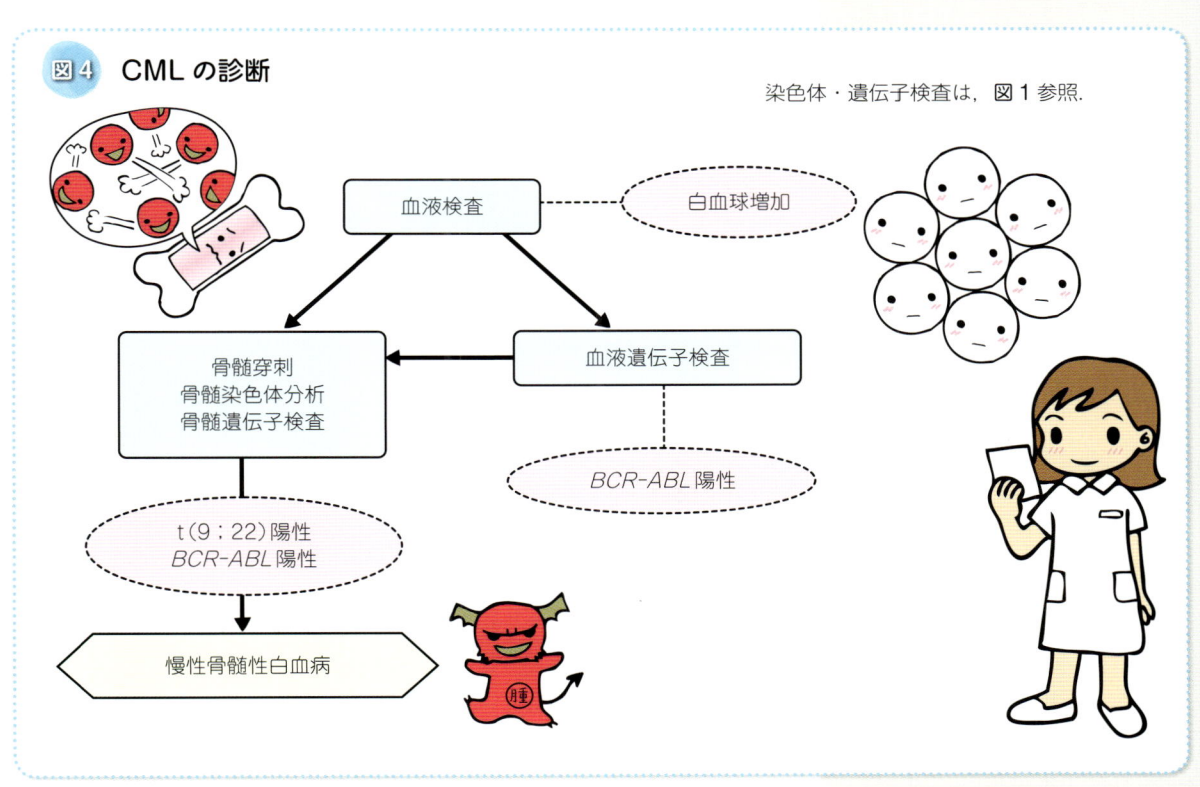

血液検査 ---- 白血球増加

血液検査 → 血液遺伝子検査 → BCR-ABL陽性

血液検査 → 骨髄穿刺／骨髄染色体分析／骨髄遺伝子検査 ← 血液遺伝子検査

骨髄検査 → t(9；22)陽性 BCR-ABL陽性 → 慢性骨髄性白血病

図5 CMLの治療

CML慢性期 ⇢ 急性転化

CML慢性期 → グリベック® → 3～6ヵ月ごとに染色体・遺伝子検査
- 有効 → 継続
- 無効 → 急性転化／スプリセル®・タシグナ®
  - 有効 → 継続
  - 無効 → 造血幹細胞移植

急性転化 → スプリセル®・タシグナ® ＋ 化学療法 → 造血幹細胞移植

患者　ドナー

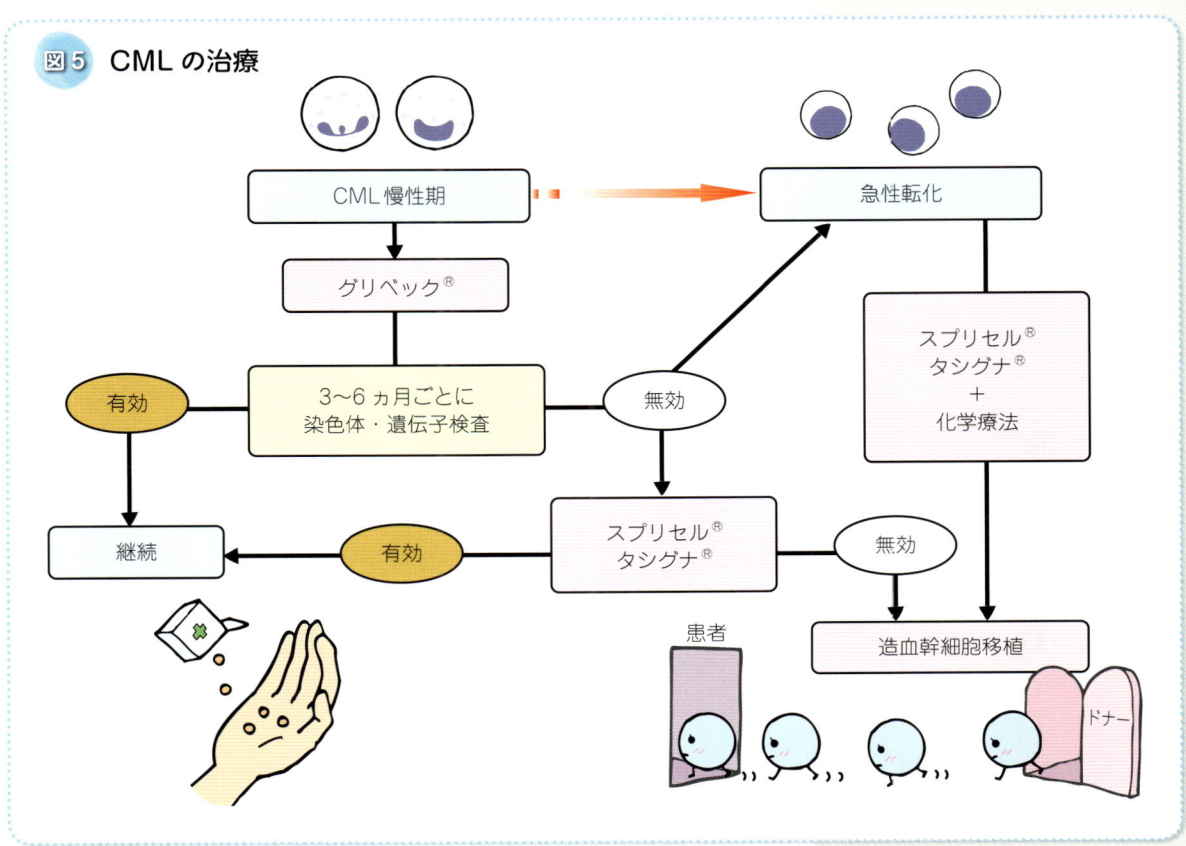

V 腫瘍性疾患

V-6 骨髄異形成症候群
Myelodysplastic syndrome

造血細胞の成長障害により貧血や白血球減少，血小板減少を生じる疾患群です．根治的治療法は造血幹細胞移植で，薬物療法だけで治癒させることは困難です．移植の適応にならない患者には，輸血などの対症療法を行います．

Advanced Study 1
造血幹細胞の成長障害

造血幹細胞は，骨髄の中で白血球や赤血球，血小板へと成長（分化）していきます（p.4～参照）．MDSでは，造血幹細胞の遺伝子に突然変異が起こったために，造血幹細胞が成熟血球へと分化できなくなり，分化の途中で自然死（自滅：「アポトーシス」といいます）していく病気です．造血幹細胞の数そのものは減っていないので，分化の途中までは細胞数は十分に保たれています．このように，骨髄中の細胞数は十分にあるのに，最終的な成熟血球が末梢血では減っている状態を「無効造血」といいます．

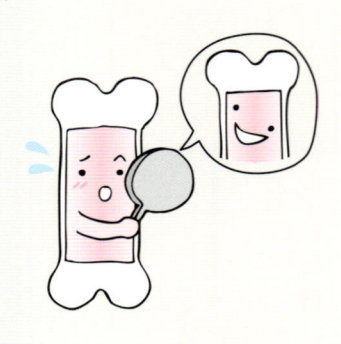

骨髄異形成症候群

略称
- MDS（エムディーエス）

病態
- 骨髄異形成症候群（MDS）は，末梢血で血球が減少しているにもかかわらず，骨髄の造血細胞は十分にあり，造血細胞の変形（異形成）がみられる疾患の総称です．造血細胞の成長障害（図1）が特徴，ということもできます（→Advanced Study 1）．
- 徐々に疾患概念が拡大し，血球の異形成がないものや，骨髄の細胞数が少ない（低形成）ものも，MDSに含まれます（図2）．MDSには様々な病型があり，WHO（世界保健機構）が分類法を提唱しています（表1）．
- MDSの原因は造血幹細胞に生じた遺伝子異常です．MDSは急性白血病に進展することがあるので，急性白血病の前段階，類縁疾患とも考えられます．

症状
- 貧血による症状や血小板減少による症状が現れます．
- 白血球が減ると感染症を起こしやすくなり，感染症を起こすと発熱を生じます．
- 全身倦怠感や体重減少などが現れる場合があります．ほとんど症状がなく，健康診断で偶然見つかる場合もあります．

V-6 骨髄異形成症候群 Myelodysplastic syndrome

図1 MDSと再生不良性貧血

分化の障害
＝骨髄異形成症候群

造血幹細胞 → 骨髄芽球 → 好中球
　　　　　　赤芽球 → 赤血球
　　　　　　巨核球 → 血小板

造血幹細胞の減少
＝再生不良性貧血

図2 MDSと再生不良性貧血

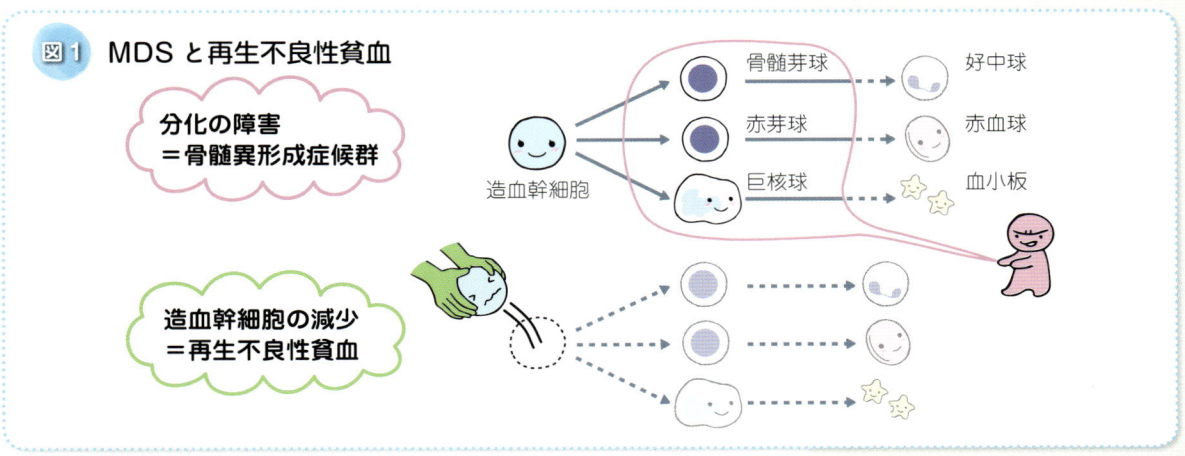

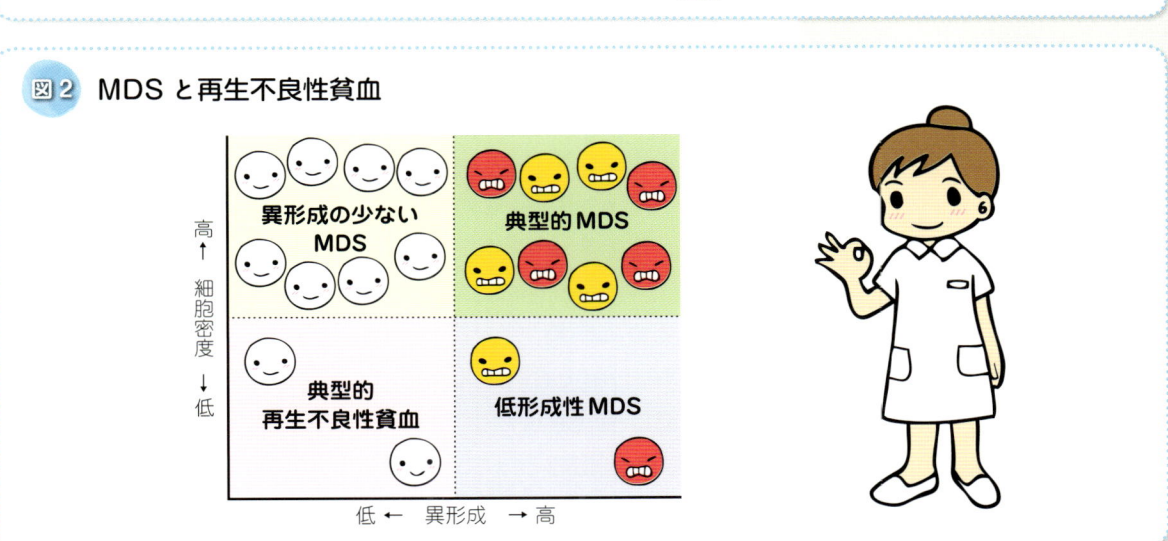

縦軸：細胞密度 高↑↓低
横軸：異形成 低←→高

- 異形成の少ないMDS
- 典型的MDS
- 典型的再生不良性貧血
- 低形成性MDS

表1 骨髄異形成症候群（MDS）のWHO分類

疾患	特徴
不応性血球減少症 　不応性貧血（RA） 　不応性好中球減少症 　不応性血小板減少症 　多系統の異形成を伴う血球減少症（RCMD）	血球に異形成のある血球減少症．不応性貧血が代表的ですが，好中球や血小板だけ減少するタイプもあります．赤血球，好中球，血小板のうち，2つ以上が減少するものを，RCMDといいます
鉄芽球性貧血（RARS：ラルス）	鉄芽球性貧血．骨髄中に「鉄芽球」と呼ばれる，特殊な赤芽球（幼若な赤血球）が認められます
芽球増加を伴う不応性貧血（RAEB：ラエブ） 　RAEB-1 　RAEB-2	芽球の増加を伴う不応性貧血 芽球がより少ないのがRAEB-1．芽球が多く，より白血病に近いものがRAEB-2です
第5染色体長腕の欠失を伴うMDS	del（5q）という染色体異常をもつMDSです
分類不能型MDS	上記のいずれにも当てはまらないMDSです
小児MDS	小児のMDSです

Ⅴ 腫瘍性疾患

Dictionary 1

異形成

「異形成（dysplasia）」は病理学的な用語で、細胞が「正常とは異なる形態に作られていること」を意味します。「異形成」はわかりにくい専門用語なので、血液疾患においては「異型」と言い換えても問題ありません（他領域の疾患で「異形成」というと、単に「異型」というだけでなく、「癌細胞ではないが、癌細胞に近い形態の変化」という意味が含まれる場合があります）。

ちなみに、「過形成（hyperplasia）」、「正形成（normoplasia）」、「低形成（hypoplasia）」は細胞数が正常より多く作られているか、正常か、少なく作られているかを表す用語です。

Advanced Study 2

MDSに対するビタミン療法

MDSにビタミン剤が効く理由はよくわかっていませんが、血球減少が回復する例が時にあります。使用されるビタミン剤は、ビタミンK、ビタミンD、ビタミンB_6などです。

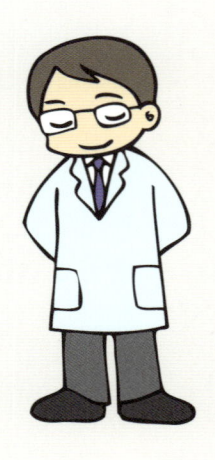

検査と診断

- **血液検査**：病型により、汎血球減少になる場合と、白血球、赤血球、血小板だけが単独で減っている場合とがあります。末梢血に少数の芽球が認められる場合もあります。
- **骨髄穿刺**：典型例では、骨髄には十分な造血細胞が認められ（正形成＝細胞数が正常、または、過形成＝通常よりも細胞数が多い）、造血細胞には異形成（→Dictionary 1）が認められます。染色体・遺伝子検査（p.26〜参照）を行って診断の参考にします。血液像と骨髄像からMDSの診断をします（図3）。

治療

- 骨髄の所見などから予後を予測し（表2）、予後良好な患者は経過観察をします。
- 予後不良な患者で、適応がある場合には、同種造血幹細胞移植（p.56〜参照）を行います。移植前に化学療法を行う場合と、化学療法を行わず移植を行う場合があります。
- 造血幹細胞移植の適応にならない患者に対しては、化学療法や免疫抑制療法（シクロスポリン）、ビタミン剤による治療（→Advanced Study 2）などを行います（図4）。
- 輸血は補助療法として重要です。通常は、ヘモグロビン6〜7g/dL、血小板0.5〜1万/μLを維持するように輸血をします。

予後

- 病型によって大きく異なります。表2で予後良好（Low：低リスク）とされるものから、予後不良（High：高リスク）とされるものまでの、4つのグループの5年生存率は、それぞれ80％、50％、16％、0％です（60歳以下に限ったデータ）。

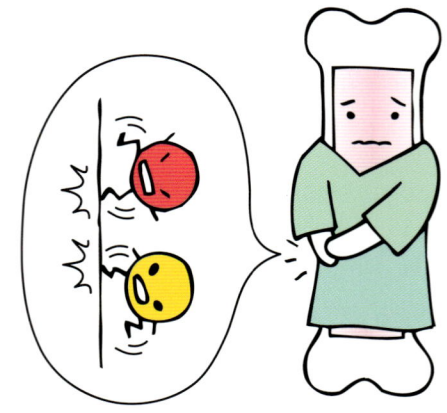

V-6 骨髄異形成症候群 Myelodysplastic syndrome

図3 MDSの診断

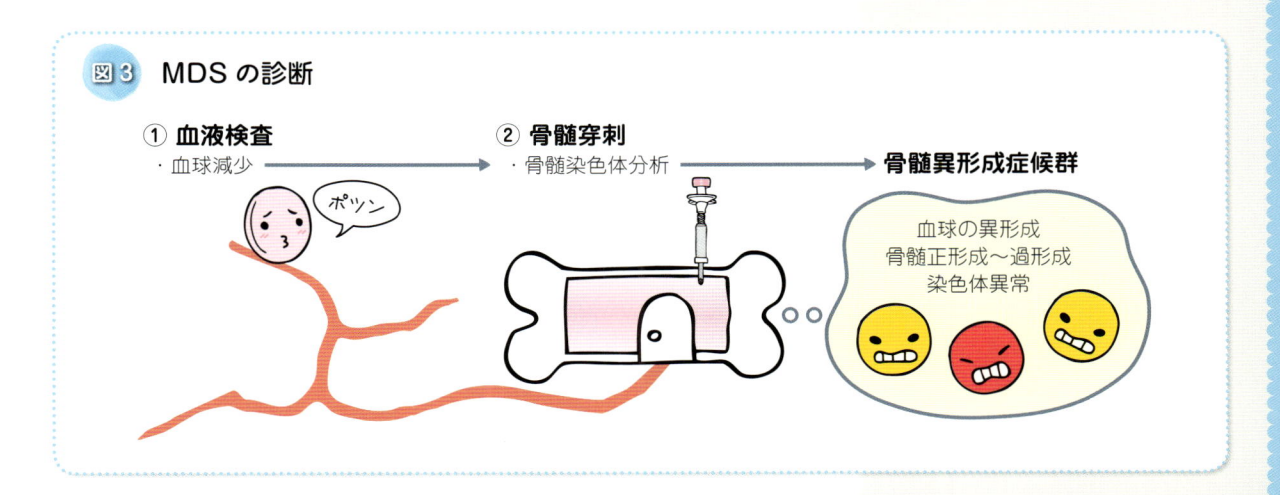

① **血液検査**
・血球減少

② **骨髄穿刺**
・骨髄染色体分析

→ **骨髄異形成症候群**

血球の異形成
骨髄正形成〜過形成
染色体異常

表2 MDSの予後予測システム (international prognostic scoring system：IPSS)

スコア	0	0.5	1.0	1.5
骨髄の芽球（％）	<5	5〜10		11〜20
染色体異常*	予後良好群	中間群	予後不良群	
血球減少の数#	0〜1	2〜3		

Low：0点，Int-1：0.5〜1.0点，Int-2：1.5〜2.0点，High：2.5〜3.0点

* 予後良好群：正常核型，del(5q)，del(20q)，-Y のいずれか．中間群：予後良好群にも予後不良群にも属さない染色体異常．予後不良群：3つ以上の染色体異常，または，7番染色体の異常．

\# 好中球<1,500/μL，ヘモグロビン<10g/dL，血小板<10万/μL を満たす項目数．

図4 MDSの治療

リスクの評価は表2参照．

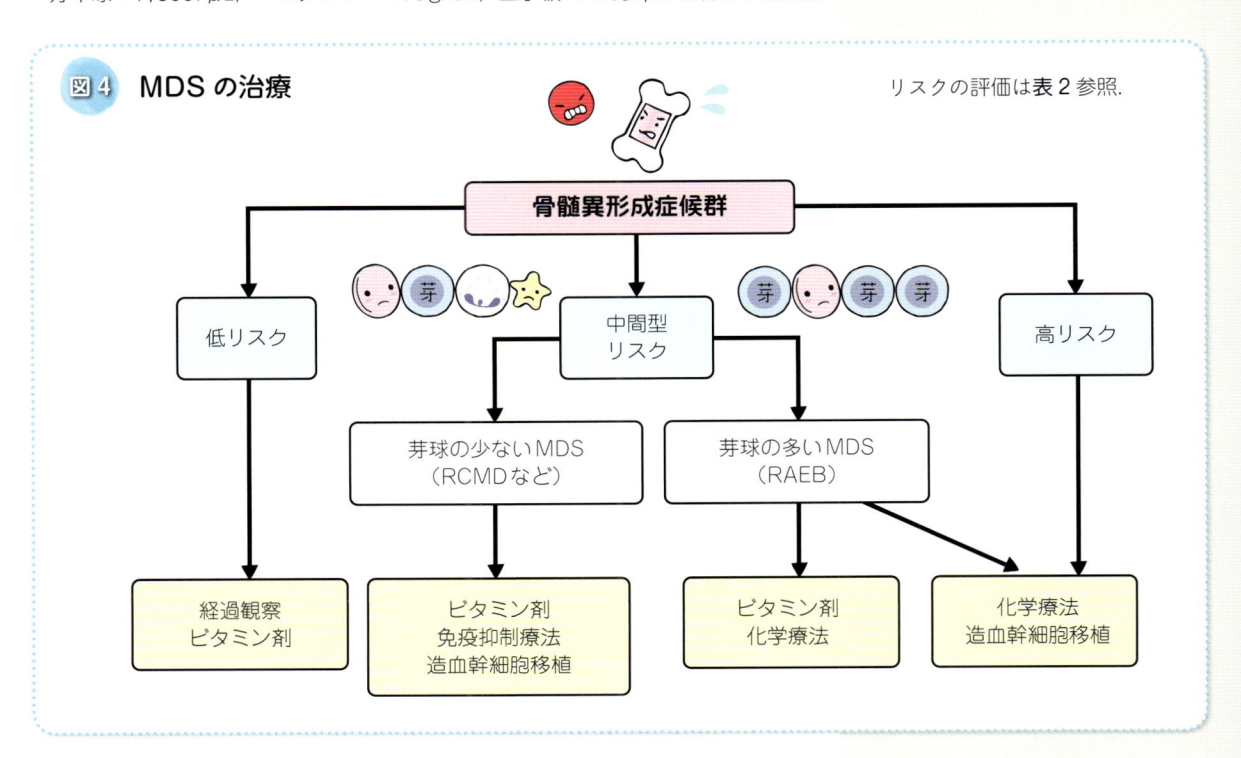

骨髄異形成症候群

- 低リスク → 経過観察／ビタミン剤
- 中間型リスク
  - 芽球の少ないMDS（RCMDなど）→ ビタミン剤／免疫抑制療法／造血幹細胞移植
  - 芽球の多いMDS（RAEB）→ ビタミン剤／化学療法
- 高リスク → 化学療法／造血幹細胞移植

VI 赤血球の疾患

VI 赤血球の疾患

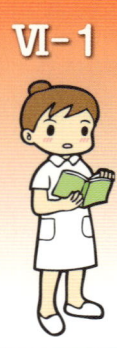

VI-1 鉄欠乏性貧血
iron deficiency anemia

鉄不足が原因で生じた貧血です．貧血の原因として，もっとも多く見られる疾患です．鉄欠乏の原因を探すことが重要で，消化管内視鏡検査や婦人科受診（女性の場合）が必要です．治療は鉄剤の内服が原則です．

⭐ Advanced Study 1

鉄欠乏の原因

①1日あたりの鉄摂取推奨量は，成人で7～11 mgです．レバー，ひじき，小松菜などが鉄を多く含む食品です（表1）．これらの摂取量が足りないと鉄欠乏になります．

②通常，摂食された鉄の約15%が胃腸から吸収されます．胃酸は鉄の吸収を助けるので，胃の全摘手術後などで胃酸分泌が低下すると，鉄の吸収効率が悪くなって鉄欠乏を生じます．

③鉄は赤血球に豊富に含まれています．出血すると，赤血球が鉄を抱え込んだまま体内から出ていくので，鉄欠乏になってしまいます．

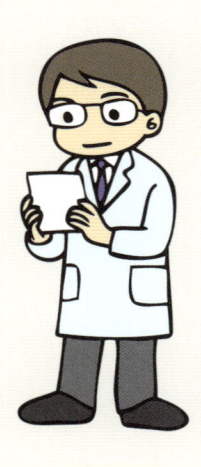

鉄欠乏性貧血

別名・略称
鉄欠，IDA（アイディーエイ）

病態
- 赤血球にはヘモグロビンが含まれ，ヘモグロビンには鉄が含まれています（図1）．
- 鉄が不足するとヘモグロビンが合成されず，ヘモグロビンが不足すると，赤血球も作られません．
- いろいろな理由により鉄欠乏を生じますが（→Advanced Study 1），原因として一番多いのは慢性出血です．

症状
- 労作時の息切れや動悸，全身倦怠感など，一般的な貧血の症状が現れます．
- 貧血はゆっくり進行することが多いので，貧血の程度のわりに症状は軽度です．健康診断で無症状のうちに発見されることも多くあります．
- 貧血以外の鉄欠乏症状として，爪の変形（匙状爪 spoon nail [図2]）や異食症（お茶の葉や壁土などふつうは食べないものを好んで食べる）が見られます．

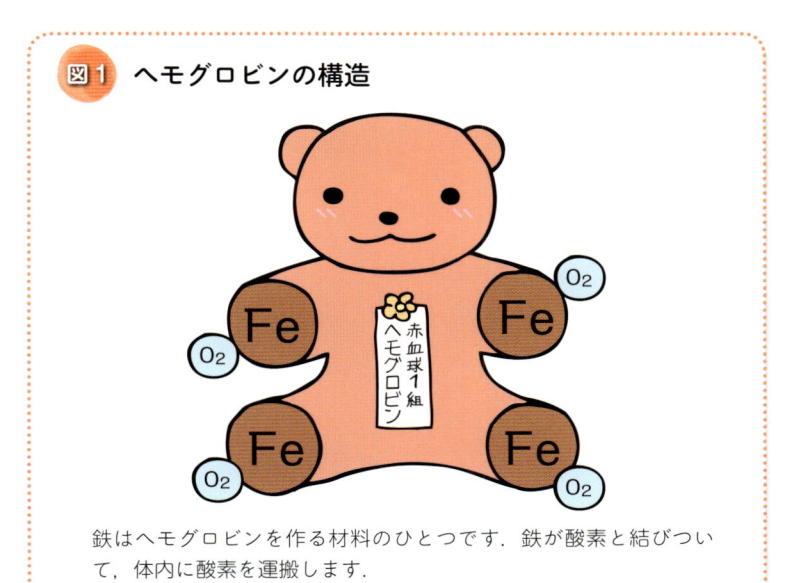

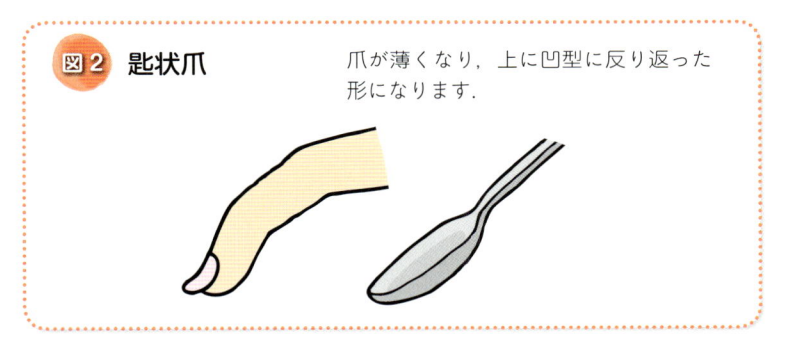

Ⅵ-1 鉄欠乏性貧血 iron deficiency anemia

図1 ヘモグロビンの構造

鉄はヘモグロビンを作る材料のひとつです．鉄が酸素と結びついて，体内に酸素を運搬します．

図2 匙状爪

爪が薄くなり，上に凹型に反り返った形になります．

● 検査

- **血液検査**：ヘモグロビンが減少し，MCV（平均赤血球容積）が低値になる（80 fL 以下）のが特徴です（小球性貧血 p.78〜参照）．白血球と血小板は原則として正常です．
- **血清鉄**：血清鉄が低値，TIBC または UIBC が高値，フェリチンが低値になります（→Dictionary 1）．
- **その他**：消化管出血の有無を調べるため，上・下部消化管内視鏡検査を行います．下部消化管内視鏡検査の代わりに便潜血検査を行う場合もあります（→Q&A 1）．女性では，子宮筋腫による過多月経が鉄欠乏の原因となる場合があるので，婦人科受診が必要です．

📘 Dictionary 1
血清鉄関連の検査

血清鉄低値＝鉄欠乏，ではありません．慢性炎症（関節リウマチなど）の時にも血清鉄は低値になります．TIBC は総鉄結合能 total iron binding capacity の略称で，血清中で鉄と結合する物質を意味します．UIBC は不飽和鉄結合能 unsaturated iron binding capacity の略で，鉄＋UIBC＝TIBC の関係があります．鉄欠乏時には血清鉄低値，TIBC 高値になります．慢性炎症時には血清鉄低値，TIBC 低値になるので，TIBC を測定すればこれらの区別ができます．

フェリチンは体内の貯蔵鉄を反映するので，鉄欠乏時にはフェリチンが低値になります．フェリチンが低値なら，鉄欠乏であるといってよいでしょう．

🌱 Q&A 1
便潜血検査

便潜血検査で胃からの出血もわかるのでしょうか？ 便潜血は，糞便中のヒトヘモグロビンを検出する検査です．食品に含まれる動物・魚介類の血液には反応しないので，食事の影響は受けません．鼻や食道，胃から出血した場合，そのヘモグロビンは小腸内で消化液によって分解されるので，便中ヘモグロビンとしては検出されません．すなわち，便潜血検査は大腸から肛門までの間に起こった出血だけを検出する検査ということになります．

VI 赤血球の疾患

表1 鉄分の豊富な食品

食品		1回の食事で食べる量	
食品名	鉄含有量 (mg/100g)	目安量	鉄含有量 (mg)
鶏レバー	9.0	焼き鳥2本 (60 g)	5.4
ひじき	55.0	大さじ2杯強 (8 g)	4.4
小松菜	2.8	1/3束 (100 g)	2.8
豆乳	1.2	1パック (200 g)	2.4
ほうれん草	2.0	1/3束 (100 g)	2.0

市販のサプリメントで摂取できる鉄量は5～10mg/日程度．医師の処方による鉄剤なら50～100mg/日が摂取できます．表と比較すると非常に多いことがわかります．

★ Advanced Study 2

経口鉄剤の副作用

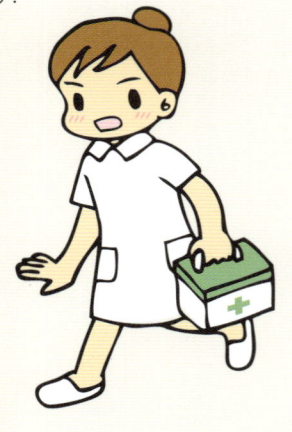

鉄剤は，ビタミンCと併用したり空腹時に内服したりすると，吸収効率がよくなります．しかしその分，嘔気などの副作用も出やすくなるので，食事の最中～直後に飲む方がよい場合があります．お茶と一緒に飲むと鉄の吸収が悪くなるのですが，製剤中の鉄量は非常に多いので，お茶で飲んでも支障ありません．また，鉄剤を飲むと便の色が黒（黒緑色）になるので，この点をあらかじめ説明しておかないと，患者が驚いて鉄剤内服を止めてしまうことがあります．

● 治療（図3）

(1) **経口鉄剤**：第一選択です．貧血を改善させ，体内に十分量の鉄を貯蔵するために，通常数ヵ月間の内服治療が必要です．副作用として，嘔気や胃痛，便秘，下痢などを生じることがあります．投与量減少，製剤変更，内服時間の工夫などで副作用は軽減されることが多いのですが（→Advanced Study 2），どうしても内服できない場合は鉄剤を静注します．

(2) **静注鉄剤**：フェジン® 1～2Aをブドウ糖液20～50 mLで希釈し，2分以上かけてゆっくり静注するか，点滴静注します．急速に静注するとショックを起こすことがあります．静注する場合には，事前にヘモグロビン値などから必要鉄量を計算して投与します．必要量以上に漫然と投与を続けると，鉄過剰症（ヘモクロマトーシス）を起こすことがあります．

● 予後

- 鉄欠乏の原因が慢性出血であった場合，出血を止める治療をしないと，鉄剤を投与しても貧血は再発します．
- 食生活の改善や市販のサプリメントだけでは貧血の改善は困難です（図4）．ただし，貧血が改善した後であれば，鉄分の多い食事（表1）やサプリメントで，貧血の再発予防ができる可能性があります．

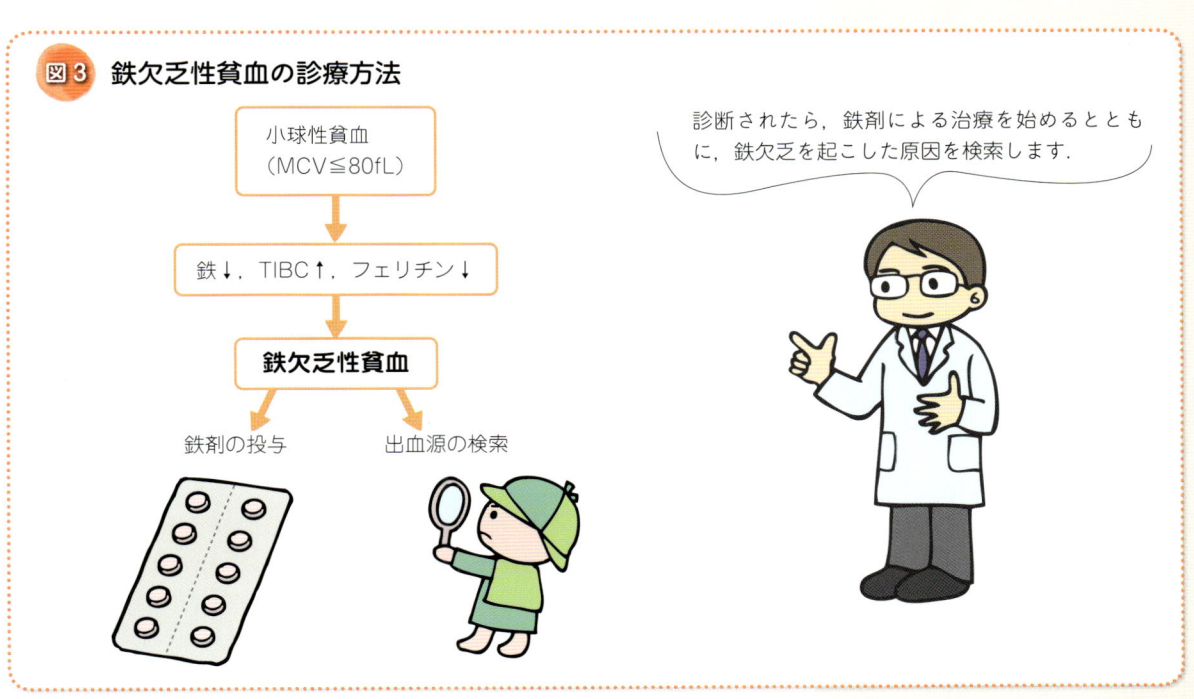

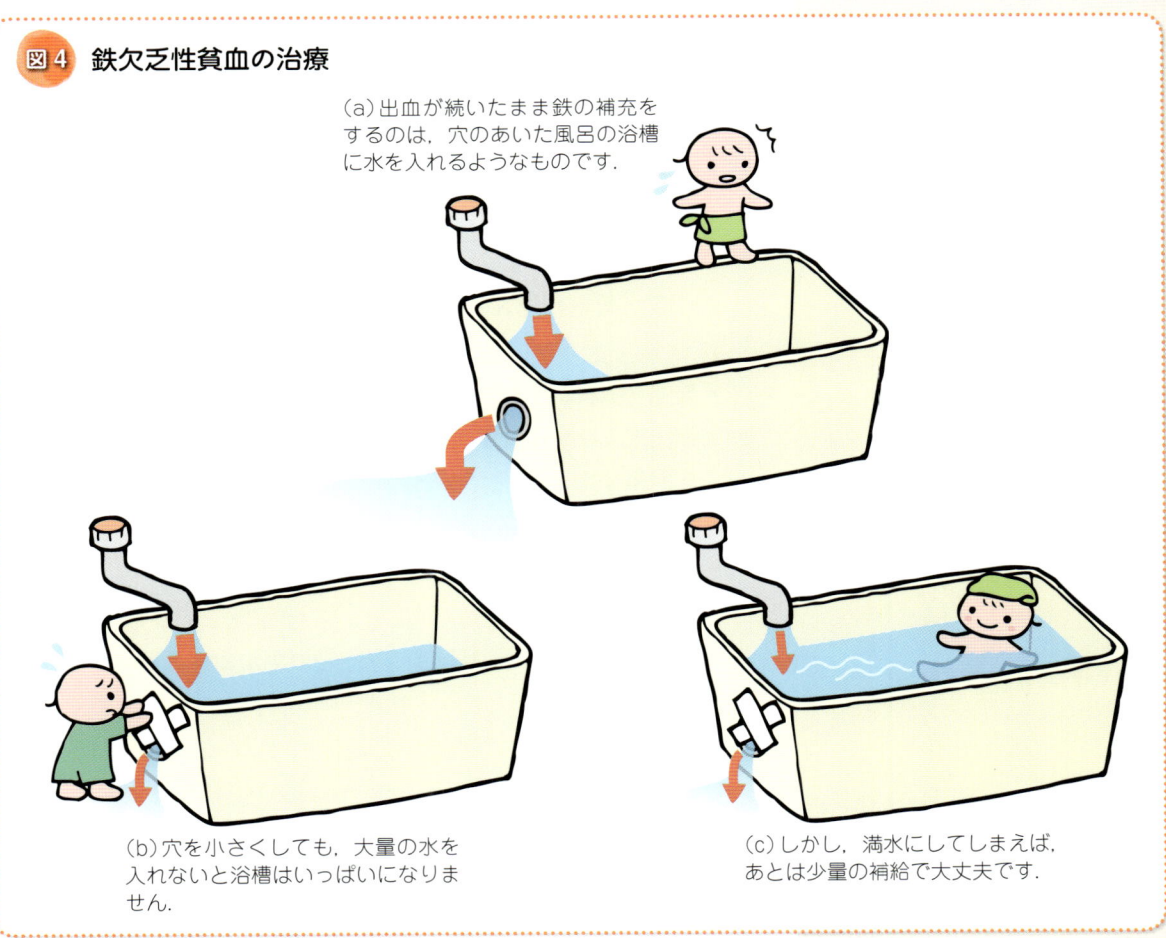

Ⅵ-1 鉄欠乏性貧血 iron deficiency anemia

図3 鉄欠乏性貧血の診療方法

小球性貧血
（MCV≦80fL）
↓
鉄↓，TIBC↑，フェリチン↓
↓
鉄欠乏性貧血
↙　　↘
鉄剤の投与　　出血源の検索

診断されたら，鉄剤による治療を始めるとともに，鉄欠乏を起こした原因を検索します．

図4 鉄欠乏性貧血の治療

(a) 出血が続いたまま鉄の補充をするのは，穴のあいた風呂の浴槽に水を入れるようなものです．

(b) 穴を小さくしても，大量の水を入れないと浴槽はいっぱいになりません．

(c) しかし，満水にしてしまえば，あとは少量の補給で大丈夫です．

VI-2 再生不良性貧血
Aplastic anemia

骨髄での赤血球，白血球，血小板すべての産生が低下し，汎血球減少を生じる疾患です．免疫抑制薬で治療しますが，重症患者では，骨髄移植も治療の選択肢のひとつになります．

Dictionary 1
網赤血球

網赤血球はできたての若い赤血球のことで，赤血球の0.5～2.0%程度を占めています．特殊な染色液を用いて染色すると，赤血球の中に網目状の模様が見えるので，この名前で呼ばれています．最近は，自動血球測定器で簡単に検査ができるようになりました．骨髄で，赤血球を作る機能が低下すると網赤血球は減少します．逆に赤血球産生能が亢進する（出血後の回復期や溶血性貧血の場合など）と網赤血球は増加します．

Q&A 1
骨髄穿刺と骨髄生検

再生不良性貧血の診断をする時に，骨髄穿刺だけでなく骨髄生検もするのはなぜでしょうか．骨髄穿刺では，骨髄液を注射器で吸引するときに，末梢血が混入してしまいます．骨髄液が末梢血で希釈されると，骨髄の細胞密度（細胞数）は正確に評価できません．一方，骨髄生検では骨髄の組織ごと採取するので，骨髄の細胞密度を正確に評価できます．再生不良性貧血では，骨髄の細胞密度の評価が診断に重要なので，骨髄生検まで行うことが多いのです．

再生不良性貧血

● **別名**
アプラ

● **病態**
- 血液細胞は，骨髄で造血幹細胞が成長して作り出されます（p.4～参照）．造血幹細胞が減少したために，赤血球，白血球，血小板が減る病気が，再生不良性貧血です．
- 病名は「貧血」ですが，白血球や血小板も減少します．
- 原因はいろいろです（表1）．成人では大半が特発性（原因不明）で，免疫機能の異常によって造血幹細胞が攻撃され，その数が減ると考えられています（図1）．

● **症状**
- 貧血（労作時の動悸，息切れなど），血小板減少（皮膚の紫斑，鼻出血など）による症状が生じます．白血球減少により感染を合併すると，発熱などの症状が加わります．
- 肝脾腫やリンパ節腫脹は通常ありません．

● **検査（図1）**
- **血液検査**：血算では，貧血に加え白血球や血小板も減少します．網赤血球も減少します（→Dictionary 1）．生化学検査で特徴的な異常はありません．
- **骨髄穿刺・生検**：骨髄中の細胞数が減っており（低形成），細胞の異形成（細胞がふつうとは違う形になること）はありません．骨髄生検も行うことがあります（→Q&A 1）．
- **その他**：胸腰椎のMRIでも骨髄細胞の減少がわかります．

表1 再生不良性貧血の原因

	疾患
先天性	ファンコニ貧血 など
後天性	特発性 薬剤性 放射線 妊娠 肝炎後

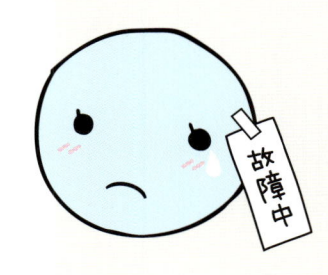

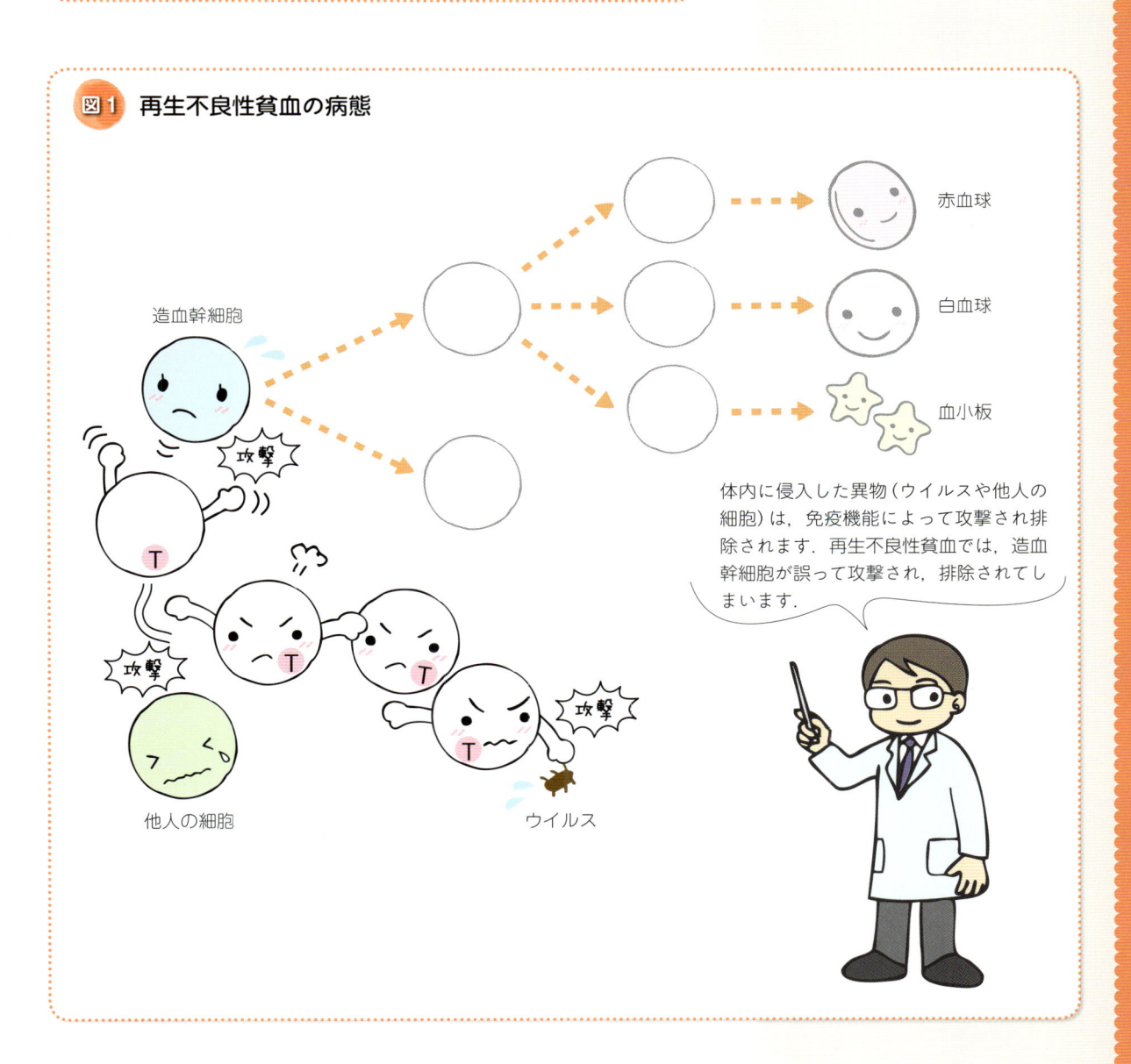

図1 再生不良性貧血の病態

造血幹細胞

赤血球
白血球
血小板

他人の細胞

ウイルス

攻撃

体内に侵入した異物（ウイルスや他人の細胞）は，免疫機能によって攻撃され排除されます．再生不良性貧血では，造血幹細胞が誤って攻撃され，排除されてしまいます．

故障中

VI 赤血球の疾患

図2 再生不良性貧血の重症度分類

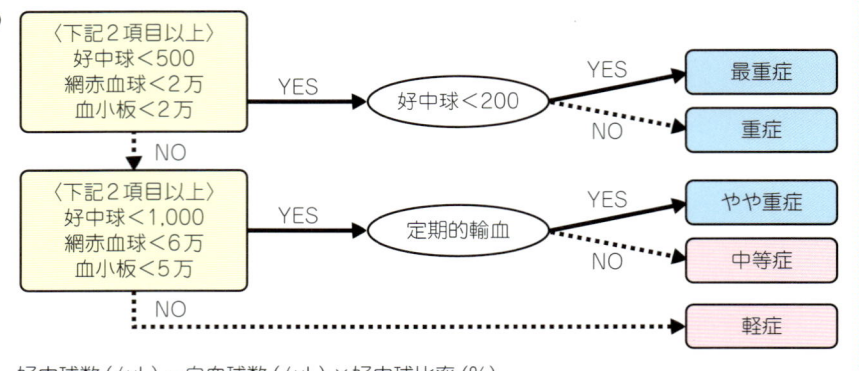

〈下記2項目以上〉
好中球＜500
網赤血球＜2万
血小板＜2万

→YES→ 好中球＜200 →YES→ 最重症
　　　　　　　　　　→NO→ 重症

↓NO

〈下記2項目以上〉
好中球＜1,000
網赤血球＜6万
血小板＜5万

→YES→ 定期的輸血 →YES→ やや重症
　　　　　　　　　　→NO→ 中等症

↓NO→ 軽症

好中球数（/μL）＝白血球数（/μL）×好中球比率（％），
網赤血球数（/μL）＝赤血球数（/μL）×網赤血球比率（％），で算出します．

★ Advanced Study 1

免疫抑制療法

再生不良性貧血は，間違った免疫反応の結果として生じる病気なので（図1），治療には免疫抑制薬が有効です．かつては副腎皮質ホルモン（プレドニゾロン）が使われていましたが，臨床試験の結果，抗胸腺細胞グロブリン（ATG）とシクロスポリン（CYA）の併用療法が，薬物療法として最も有効であることがわかりました．

ATGはヒトの胸腺細胞をウサギに投与してつくる薬です（図5）．ウサギの血液を材料としているので，「血清病」というアナフィラキシーを主体とした副作用を起こすことがあります（発熱，発疹，血圧低下など）．これを抑えるために副腎皮質ホルモンを投与するので，免疫力はさらに低下します．ATG＋CYA療法施行中は，感染症の合併に特に注意する必要があります（図4）．

● 治療

- 血液検査の結果で重症度を分類し（図2），重症度にしたがって治療方針を決めます（図3）．

Ⅰ．やや重症〜最重症

(1) **免疫抑制療法**：抗胸腺細胞グロブリン（ATG，サイモグロブリン®：注射薬）とシクロスポリン（CYA，ネオーラル®：内服薬）との併用療法を行います（→Advanced Study 1，図4）．効果は1〜3ヵ月ほどで現れます．

(2) **骨髄移植**：患者が若く，血縁者（普通は兄弟姉妹）のドナー（骨髄提供者）がいれば，骨髄移植の適応です．

Ⅱ．軽症〜中等症

(1) **経過観察**：輸血が不要で血球減少の進行がなければ，薬は使わず，血液検査で経過観察します．

(2) **免疫抑制療法**：血球減少が進行するようなら，ATGやCYAを使った免疫抑制療法を行うことがあります．

(3) **蛋白同化ホルモン**：造血を刺激するホルモン（内服薬）です．女性患者では，不可逆的な男性化（声が太くなる，ひげが濃くなるなど）が起こることに注意が必要です．

● 予後

- 重症度によって生命予後は大きく異なります．特に好中球減少が高度な例の予後は不良です．
- 骨髄移植を受けた患者の5年生存率は，80％程度です．

図3 再生不良性貧血の診療方法

やや重症／重症／最重症
- 40歳未満
  - 血縁ドナーあり → 骨髄移植
  - 血縁ドナーなし／移植希望なし → 免疫抑制療法
- 40歳以上 → 免疫抑制療法

軽症／中等症
- 血球減少の進行あり → 免疫抑制療法／蛋白同化ホルモン療法
- 血球減少の進行なし → 経過観察

重症度によって治療方針が決まります．

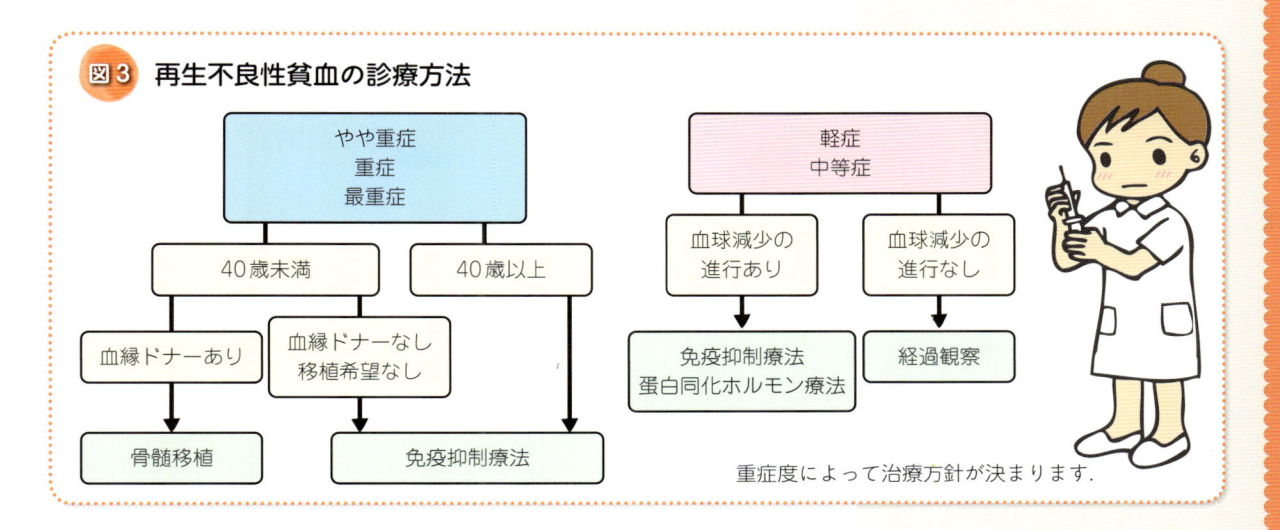

図4 免疫抑制療法

サイモグロブリン®は5日間点滴，ネオーラル®は毎日内服します．サイモグロブリン®もネオーラル®も，T細胞の働きを抑制して，造血幹細胞が攻撃されるのを防ぎます．

サイモグロブリン®
- 5日間点滴
- 6時間以上かけて緩徐に点滴

副作用
- 血清病
- 血小板減少
- 易感染性

副作用対策
- 副腎皮質ホルモン
- 血小板輸血
- 抗菌薬予防投与

ネオーラル®
- 毎日内服
- 血中濃度測定

副作用
- 腎障害
- 多毛
- 易感染性

造血幹細胞

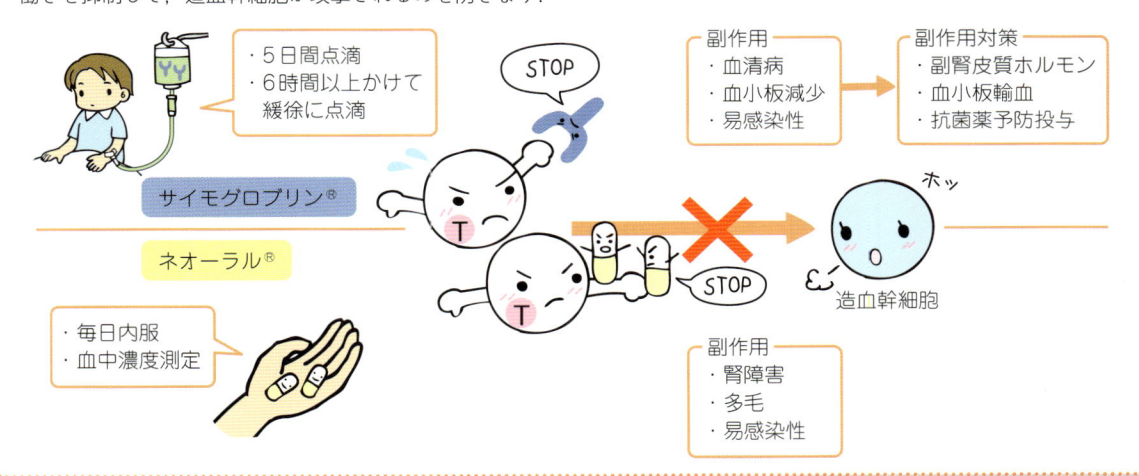

図5 抗胸腺細胞グロブリン

anti-thymocyte globulin（ATG），サイモグロブリン®は，ヒトの胸腺細胞（主にT細胞）に対する，ウサギの抗体（免疫グロブリン）を製剤化したものです．

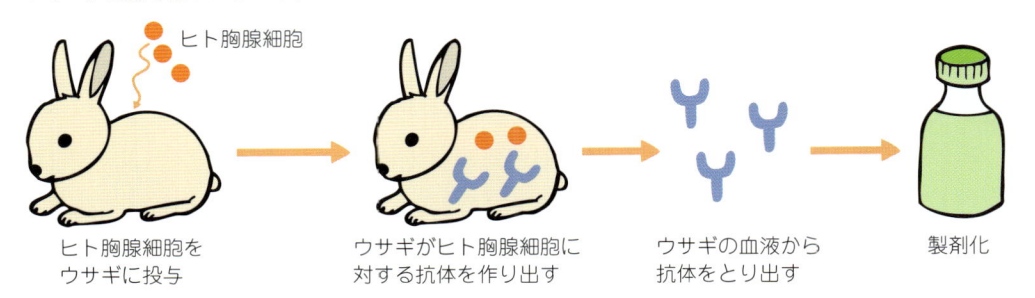

ヒト胸腺細胞をウサギに投与 → ウサギがヒト胸腺細胞に対する抗体を作り出す → ウサギの血液から抗体をとり出す → 製剤化

VI 赤血球の疾患

VI-3 赤芽球癆 (せきがきゅうろう)
Pure red cell aplasia

骨髄での赤血球産生が低下し，貧血を生じる疾患です．胸腺腫や悪性リンパ腫などに合併することがあります．基礎疾患がある場合はその治療を行い，基礎疾患がない場合は免疫抑制薬による治療を行います．

Dictionary 1
赤芽球癆

「癆」は，「ものがいたんで機能しなくなった状態」を意味しています．「赤芽球」は赤血球の前駆細胞で，赤芽球癆の骨髄には赤芽球が認められないので，このような病名で呼ばれています．英語の病名を直訳すると「赤血球だけ無形成」となり，この病気の状態を端的に示しています．

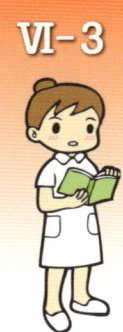

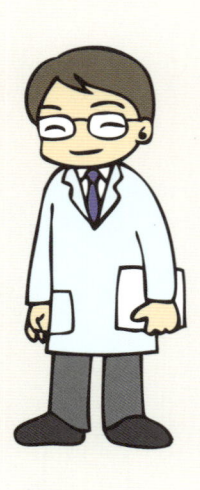

赤芽球癆

● 略称
PRCA（ピーアールシーエイ）

● 病態
- 赤芽球癆は赤血球の前駆細胞（赤血球に成長していく未熟な細胞）が減少した結果，赤血球の産生が低下し，貧血を生じる疾患です（→Dictionary 1）．
- 再生不良性貧血では，免疫系が造血幹細胞を攻撃します（p.138〜参照）．赤芽球癆では，免疫系が赤血球前駆細胞を攻撃します（図1）．
- 胸腺腫や悪性リンパ腫，慢性リンパ性白血病，パルボウイルス B_{19} 感染症などに合併することがあります．

● 症状
- 貧血が主な症状です．
- 基礎疾患がある場合はその症状が加わります．

● 検査
- 血液検査：貧血があり，網赤血球は減少しています．
- 骨髄穿刺：骨髄中の赤芽球がほとんど認められません．
- その他：胸部X線検査，CT検査で胸腺腫（縦隔の腫瘍）の有無を検査します．

● 治療（図2）
- 基礎疾患があればその治療を行い，疑わしい薬剤（フェニトイン，フルダラビンなど）があれば中止します．
- 特発性（基礎疾患がない）の場合は，シクロスポリン内服を行います．治療に対する反応は，通常良好です．

Ⅵ-3 赤芽球癆 Pure red cell aplasia

図1 赤芽球癆の病態

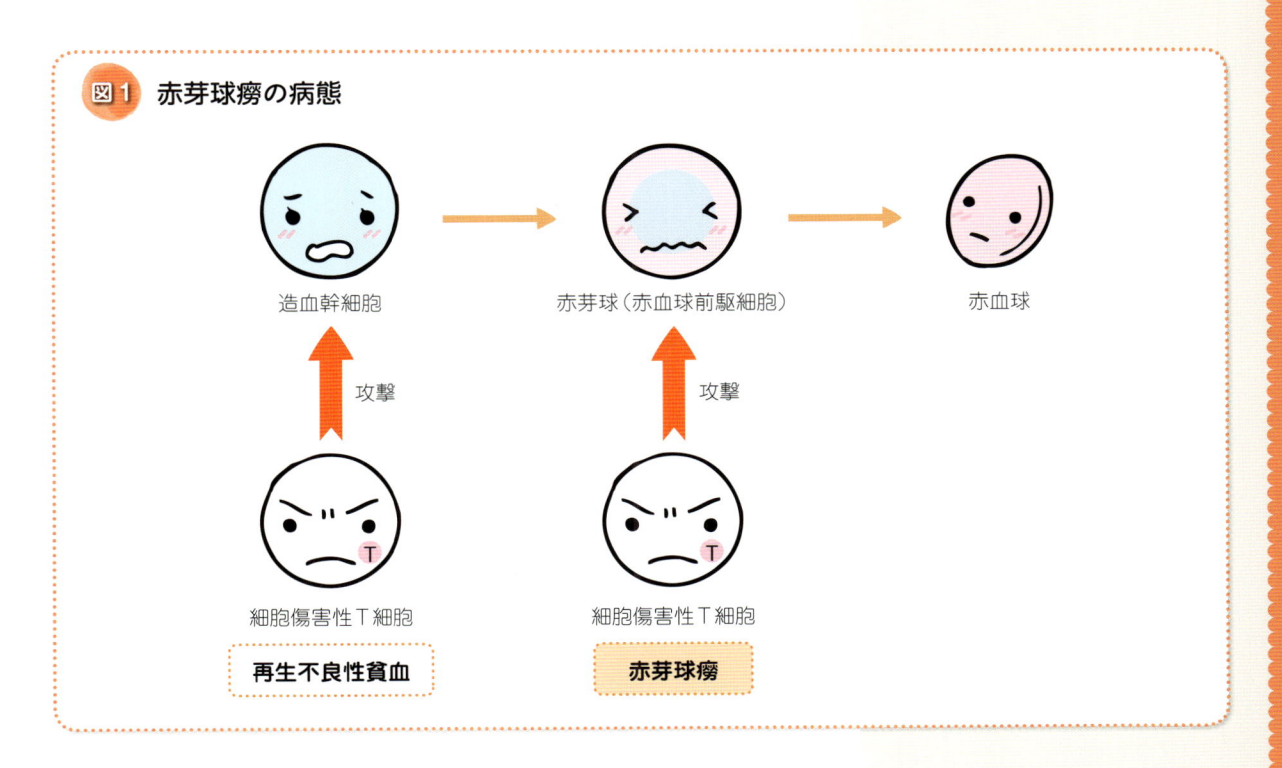

造血幹細胞 → 赤芽球（赤血球前駆細胞） → 赤血球

細胞傷害性T細胞 —攻撃→ 造血幹細胞：**再生不良性貧血**

細胞傷害性T細胞 —攻撃→ 赤芽球：**赤芽球癆**

図2 赤芽球癆の診療方法

貧血，白血球，血小板正常
網赤血球減少
↓
骨髄：赤芽球低形成
↓
赤芽球癆
↓
基礎疾患・疑わしい薬剤の検索
├あり→ 基礎疾患の治療 薬剤の中止
└なし→ シクロスポリン

減少　貧血　正常　正常

基礎疾患（特に胸腺腫）や使用薬剤を見逃さないことが重要です．

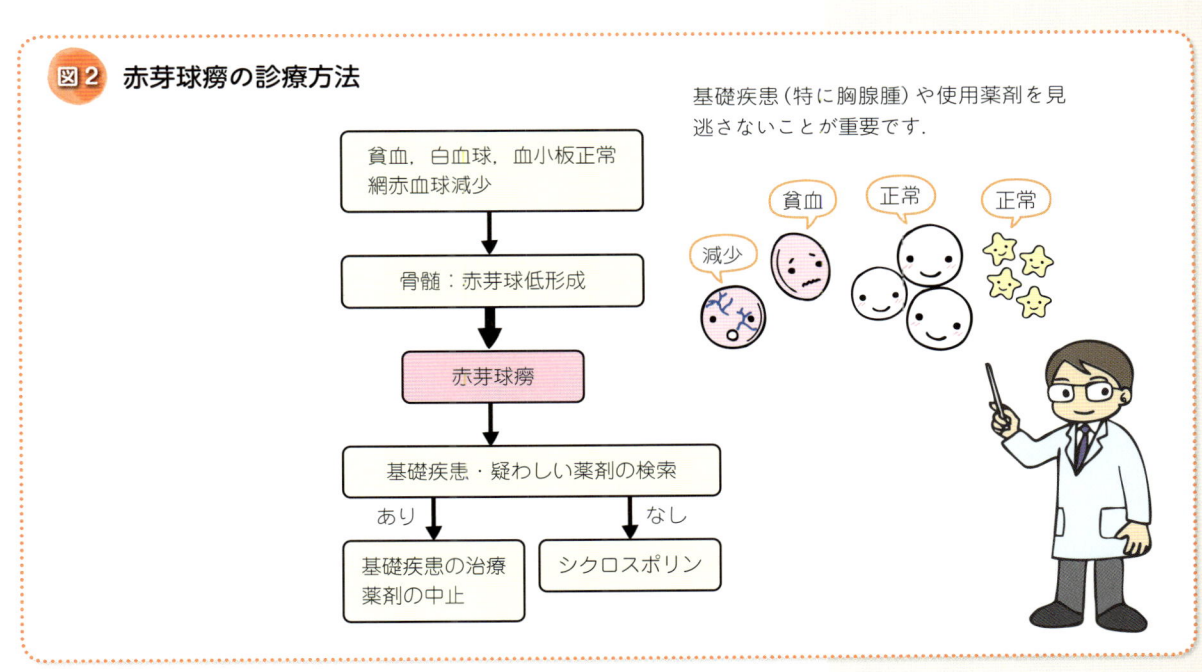

VI 赤血球の疾患

VI-4 巨赤芽球性貧血
Megaloblastic anemia

ビタミン B_{12} または葉酸の欠乏によって起こる貧血です．貧血だけではなく，白血球と血小板も減少します（汎血球減少）．欠乏しているビタミンの補給で貧血はすみやかに改善します．

Advanced Study 1

ビタミン B_{12} 欠乏の原因

①ビタミン B_{12} は，肉・魚介類に豊富に含まれていますが，穀類・野菜類には殆ど含まれていません．極端なベジタリアンにはビタミン B_{12} 欠乏症が起きます．

②胃全摘手術後には，内因子欠乏のため平均5〜6年でビタミン B_{12} 欠乏が生じます．内因子に対する自己抗体のために，ビタミン B_{12} 欠乏を起こす疾患が「悪性貧血」です．

③クローン病などの小腸疾患では，内因子があってもビタミン B_{12} の吸収不良が起きることがあります．

Dictionary 1

悪性貧血

悪性貧血は，内因子に対する自己抗体が原因で，ビタミン B_{12} の吸収が悪くなる疾患です．汎血球減少に加えて体重減少，黄疸などを認め，神経障害も合併して衰弱していくので，かつては悪性疾患と考えられていました．ビタミン B_{12} 補給により治療ができるので，実際には悪性の病気ではありません．表1に示したように，悪性貧血は巨赤芽球性貧血の一種なのですが，「胃全摘術後の悪性貧血」のように，巨赤芽球性貧血と同じ意味で使われることがあります．

巨赤芽球性貧血

● 別名
（広義の）悪性貧血

● 病態
- ビタミン B_{12} と葉酸は，細胞が分裂・増殖する際に必要となる物質です．これらが欠乏すると血液細胞はうまく作られません（図1）．
- ビタミン B_{12} は肉類などに含まれており，胃から出る「内因子」と結合して小腸から吸収されます（図2）．ビタミン B_{12} 欠乏の原因は，摂取不足以外に，内因子の不足や吸収不良などがあります（→Advanced Study 1）．
- 葉酸は肉類・穀類・野菜類など種々の食品に含まれます．小腸から吸収されやすいので，妊娠中や特殊な薬剤使用例を除くと，葉酸欠乏は比較的まれです．
- 原因を表1にまとめました．このうち，最も有名なのが「悪性貧血」です（→Dictionary 1）．

● 症状
- 貧血（労作時の動悸・息切れ，倦怠感など），血小板減少（鼻出血，皮膚の紫斑など）による症状を生じます．白血球減少により感染を合併すると，発熱などの症状が加わります．
- 全身症状として，体重減少，黄疸などがみられます．
- ビタミン B_{12} 欠乏では，舌炎（赤くてペラペラした舌になり痛む）や神経障害（身体のバランスが悪くなる），精神障害（認知症）が現れる場合があります．

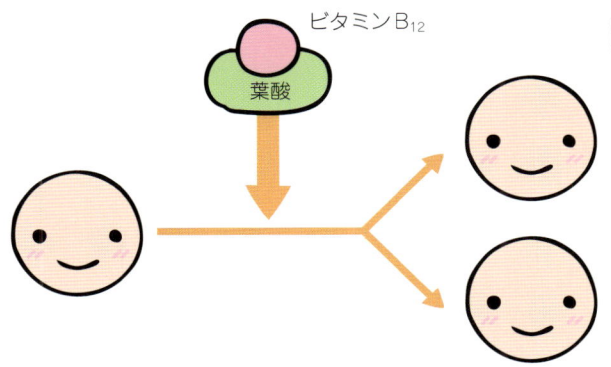

Ⅵ-4 巨赤芽球性貧血 Megaloblastic anemia

図1 ビタミンB₁₂の働き

ビタミンB₁₂と葉酸は，細胞が分裂・増殖をする際に必要な「道具」として働きます．血液細胞は分裂・増殖が活発なので，これらの欠乏の影響が顕著に現れます．

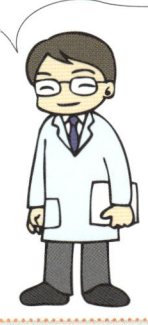

図2 ビタミンB₁₂の吸収

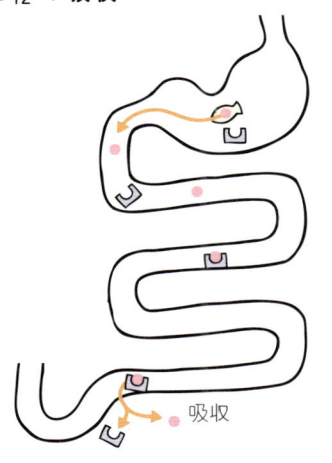

胃から内因子が分泌され，腸管内でビタミンB₁₂と結合します．この状態で小腸からビタミンB₁₂が吸収されます．

● …ビタミンB₁₂
⊔ …内因子

表1 巨赤芽球性貧血の原因

	原因	原因疾患・病態
ビタミンB₁₂欠乏	摂取不足	偏食（肉類・魚介類不足） ベジタリアン
	内因子不足	胃全摘手術後 萎縮性胃炎 自己抗体（悪性貧血）
	小腸疾患	回盲部切除手術後 クローン病などによる吸収不良症候群
葉酸欠乏	摂取不足	偏食（アルコール依存症など）
	小腸疾患	クローン病などによる吸収不良症候群
	薬剤の副作用	抗菌薬，抗癌薬，抗てんかん薬など

⭐ Advanced Study 2

ビタミン B_{12} の経口投与

教科書的には、ビタミン B_{12} の吸収には内因子の存在が必須で、悪性貧血の患者は内服薬では治療できないとされています。しかし、経口摂取されたビタミン B_{12} の1％程度は、内因子がなくても吸収されるので、ビタミン B_{12} を1,000〜1,500μg（2〜3錠）内服させれば、その1％が吸収されるだけでも十分な補充になります（ビタミン B_{12} の摂取推奨量は2.4μg/日です）。

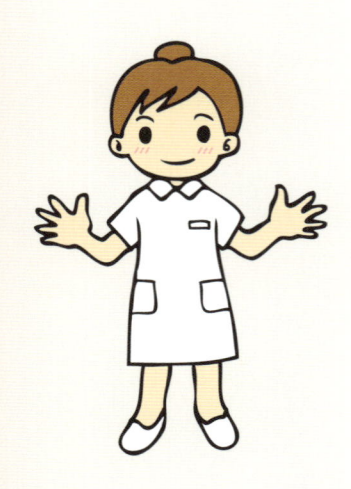

● 検査（表2）

- **血液検査**：血算では、貧血に加え白血球や血小板が減少します。貧血はMCV（平均赤血球容量）が大きくなる（110〜130fL以上）ことが特徴です（大球性貧血, p.78〜参照）。生化学検査ではLDH、ビリルビンが高値になります。
- **血清ビタミン B_{12}、葉酸**：血清のビタミン B_{12} または葉酸が低下しています。
- **骨髄穿刺**：巨赤芽球という異常な大型赤芽球が増えているのが特徴です。ただし、骨髄異形成症候群との鑑別が難しいので、骨髄検査だけでは診断が困難です。
- **その他**：悪性貧血では血中の抗内因子抗体が陽性です。また、悪性貧血では胃癌を合併することがあります。

● 治療（図3）

ビタミン B_{12} 欠乏症の場合

(1) **ビタミン B_{12} の筋注**：初期には週1〜3回の筋注を行います。2週間ほどで貧血が改善し始めます。貧血が十分に改善したら、その後は2〜3ヵ月に1回筋注します。

(2) **ビタミン B_{12} の内服**：教科書的には、ビタミン B_{12} の経口投与は無効と記載されていますが、実際には内服薬が有効な場合がほとんどです（→Advanced Study 2）。

葉酸欠乏症の場合

(1) **葉酸の内服**：葉酸欠乏は内服薬により治療が可能です。葉酸製剤を1日1錠飲めば十分です。

● 予後

- ビタミン B_{12} の補給は、一生続ける必要があります。
- 葉酸欠乏は、妊娠や薬剤による副作用など原因が明らかな場合が多く、その原因が回避されれば再発することは原則としてありません。

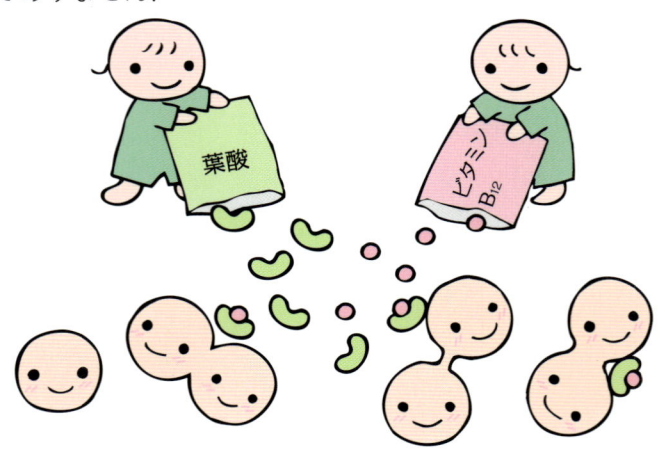

VI-4 巨赤芽球性貧血 Megaloblastic anemia

表2 巨赤芽球性貧血の検査

検査	所見，結果の解釈における注意点
血液検査	血算：汎血球減少（白血球，ヘモグロビン，血小板減少），MCV高値 生化学：LDH高値，ビリルビン高値
血清ビタミン	ビタミンB_{12}または葉酸が低値
骨髄穿刺	巨赤芽球や過分葉好中球など異常な形態の血液細胞が認められます 骨髄異形成症候群も似たような骨髄像を示します
自己抗体	悪性貧血では抗内因子抗体陽性（保険適用外）
上部消化管内視鏡	悪性貧血では萎縮性胃炎が認められることが多く，胃癌を合併することもあります

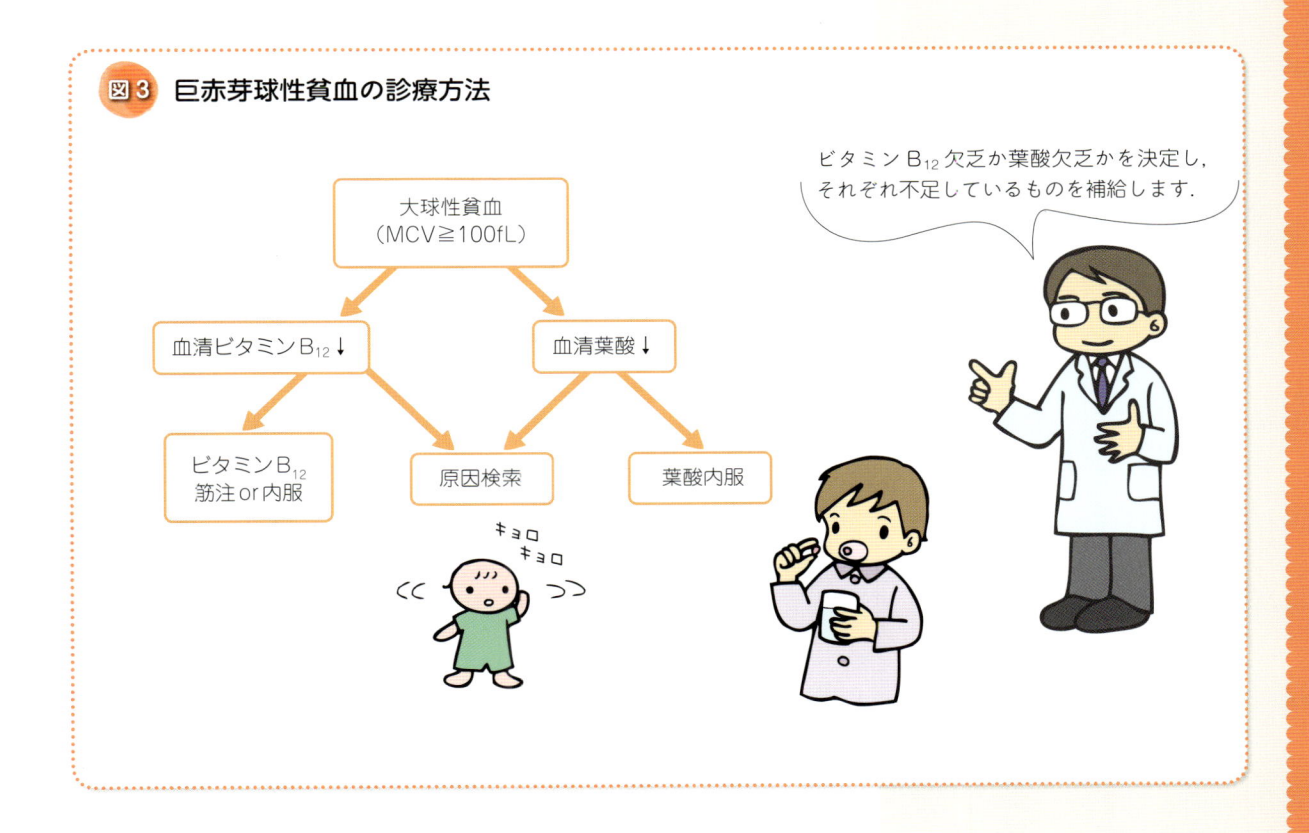

図3 巨赤芽球性貧血の診療方法

大球性貧血（MCV≧100fL）
→ 血清ビタミンB_{12}↓ → ビタミンB_{12}筋注or内服
→ 原因検索
→ 血清葉酸↓ → 葉酸内服

ビタミンB_{12}欠乏か葉酸欠乏かを決定し，それぞれ不足しているものを補給します．

VI 赤血球の疾患

VI-5 自己免疫性溶血性貧血
Autoimmune hemolytic anemia

赤血球の破壊が亢進したために貧血になる疾患を溶血性貧血と総称します．このうち，赤血球に対する自己抗体によって赤血球が壊されてしまう疾患を自己免疫性溶血性貧血と呼びます．

⭐ Advanced Study 1

赤血球に対する自己抗体

微生物が体内に侵入すると，それに反応して抗体が作られます．抗体が微生物に結合すると，免疫の働きが活発となって，微生物が排除されます．赤血球は自分の体内にある物質なので，本来は赤血球に対する抗体は作られないはずです．しかし，何らかの理由で赤血球に対する抗体が誤って作られてしまうことがあります．この自己抗体が，自己免疫性溶血性貧血の原因になります．

自己免疫性溶血性貧血

● **略称**

AIHA（アイハ）

● **病態**

- 赤血球に対する抗体ができたり，赤血球に異常があったりすると，寿命（約 120 日）が来る前に赤血球が壊されることがあります．これが「溶血」です（図 1）．
- 骨髄で作られる赤血球の量より，溶血で壊される赤血球の量が多いと貧血になります．これが溶血性貧血です．
- 溶血を生じる原因は種々ありますが（表 1），どの疾患も溶血性貧血に共通した症状や検査所見を呈します（表 2）．
- 赤血球に対する自己抗体（→Advanced Study 1）によって溶血するのが，自己免疫性溶血性貧血（AIHA）です．
- AIHA には表 3 に示す 3 疾患があります（→Advanced Study 2）．

表1 溶血性貧血の原因となる代表的な疾患

	疾患
先天性	赤血球膜異常症（遺伝性球状赤血球症など）
	赤血球酵素異常症（G6PD 異常症など）
	ヘモグロビン異常症（鎌状赤血球症など）
後天性	自己免疫性溶血性貧血（AIHA）
	温式 AIHA（狭義の AIHA）
	寒冷凝集素症（CAD）
	発作性寒冷ヘモグロビン尿症（PCH）
	同種免疫性溶血性貧血
	薬剤起因性溶血性貧血（ペニシリンなど）
	物理的刺激（赤血球破砕症候群）
	発作性夜間ヘモグロビン尿症（PNH）

先天性溶血性貧血は，p.152 で解説します．
AIHA：autoimmune hemolytic anemia, CAD：cold agglutinin disease, PCH：paroxysmal cold hemoglobinuria, PNH：paroxysmal nocturnal hemoglobinuria.

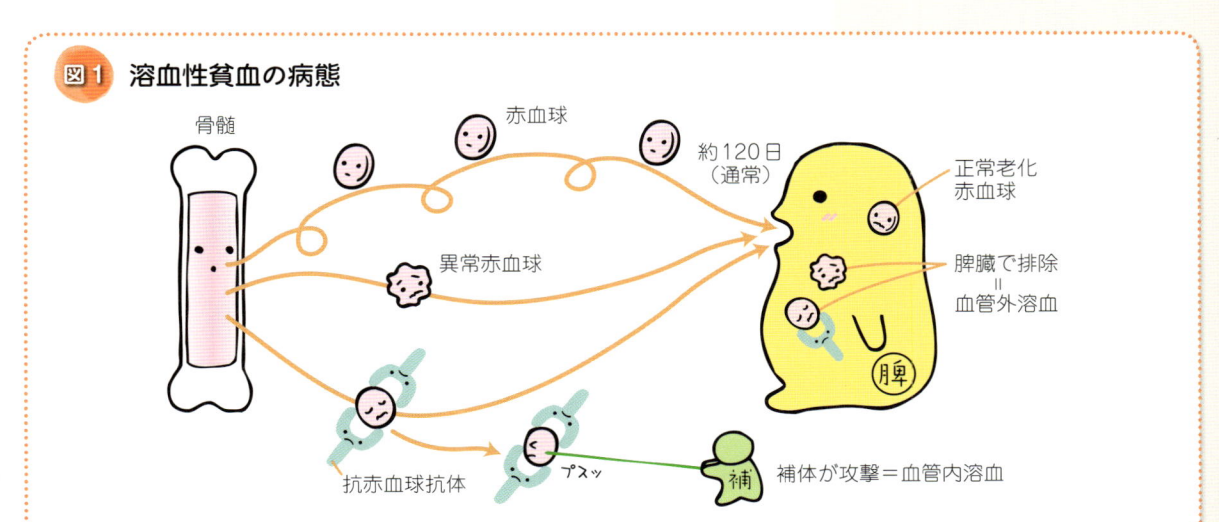

Ⅵ-5 自己免疫性溶血性貧血 Autoimmune hemolytic anemia

図1 溶血性貧血の病態

老化した赤血球は脾臓で排除されます．何らかの理由で，通常の寿命より早く赤血球が排除されるのが「溶血」です．老化赤血球と同様に脾臓で排除される場合と，補体（細胞を壊す働きのある物質）によって血管内で壊される場合とがあります．

表2 溶血性貧血の症状と検査所見

症状	貧血
	黄疸
	脾腫
	胆石
検査所見	正球性貧血（MCV 80〜100 fL）
	網赤血球増加
	LDH高値，間接ビリルビン高値
	ハプトグロビン低値

原因疾患が何であれ，溶血性貧血には共通した症状や検査所見が認められます．

表3 自己免疫性溶血性貧血の分類

疾患	自己抗体	特徴
温式自己免疫性溶血性貧血（温式AIHA）	温式抗体	一般的にAIHAといえば，このタイプをさします
寒冷凝集素症（CAD）	冷式抗体（寒冷凝集素）	寒冷曝露で溶血が悪化し，末梢循環障害を伴います（チアノーゼなど）
発作性寒冷ヘモグロビン尿症（PCH）	冷式抗体（Donath-Landsteiner抗体）	寒冷曝露後，数分〜数時間で溶血します

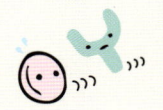

★ Advanced Study 2

自己免疫性溶血性貧血（AIHA）の分類

赤血球に対する自己抗体は2つに大別されます．ひとつは体温付近（37℃）で赤血球に結合する抗体（温式抗体），もうひとつは体温よりも低い温度（4℃前後）で赤血球に結合する抗体（冷式抗体）です．温式抗体によって起こるのが温式AIHAで，一般的にAIHAといえば温式AIHAをさします．一方，冷式抗体によって起こるのが，寒冷凝集素症（CAD）と発作性寒冷ヘモグロビン尿症（PCH）です．CADとPCHは抗体の種類も違い，臨床像も異なります（表3）．

VI 赤血球の疾患

Dictionary 1

ハプトグロビン

ハプトグロビンはヘモグロビンと結合する能力をもった物質で，溶血によって血液中に漏出したヘモグロビンを無害化する働きをしています．溶血が起きるとハプトグロビンはどんどん消費されてしまうため，すべての溶血性貧血において，ハプトグロビン値は低下します（ハプトグロビンが低値でない場合は，溶血性貧血は否定的です）．しかし，ハプトグロビンは溶血以外の原因でも減少する（肝障害や無効造血など）ので，「ハプトグロビンが低値なら溶血性貧血である」とは言えません．

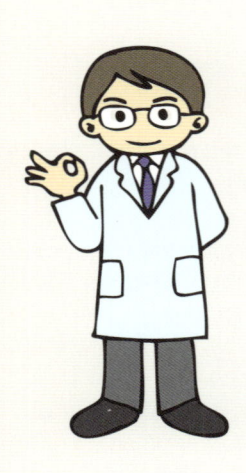

I．温式自己免疫性溶血性貧血（狭義の AIHA）

症状

- 貧血，黄疸，脾腫などを認めます．
- 急激に発症した場合，発熱，悪寒，ショック症状を呈することがあります．
- 悪性リンパ腫や自己免疫疾患（関節リウマチや SLE など）に続発することがあります．

検査（表2，図2）

- **血算**：正球性貧血があり，白血球や血小板は正常です．
- **生化学検査**：LDH，間接ビリルビンが高値です．ハプトグロビン低値が溶血性貧血の特徴です（→Dictionary 1）．
- **クームス試験**：赤血球に結合する抗体を検出する検査です（図3）．温式 AIHA では直接クームス試験が陽性です．

治療

(1) **副腎皮質ホルモン**：プレドニゾロン（PSL）の経口投与が標準的な治療法です．効果は1ヵ月ほどで現れます．
(2) **その他の治療**：PSL が無効のときは，免疫抑制薬（シクロホスファミド，アザチオプリンなど）による治療や，脾臓摘出術を行います．
(3) **輸血**：貧血が高度になり，循環不全（低血圧など）を合併するようなら，必要最小限の赤血球輸血を行います．

II．寒冷凝集素症（CAD）

- 四肢，耳など体温の低いところを血液が流れるときに，抗体が赤血球に結合して溶血します．溶血に加え，赤血球が血管内で凝集するのが，CAD の特徴です．
- 溶血による貧血症状に加え，赤血球凝集による末梢循環不全を起こし，チアノーゼや網状皮斑（皮膚が，網目状に青紫色になる）が認められます．
- 有効な薬物療法はありません．輸血はなるべく避けるのが基本ですが，やむを得ない場合は37℃に加温して輸血します．輸液を行うときも，37℃に加温してから行います．

図2 溶血性貧血の診断

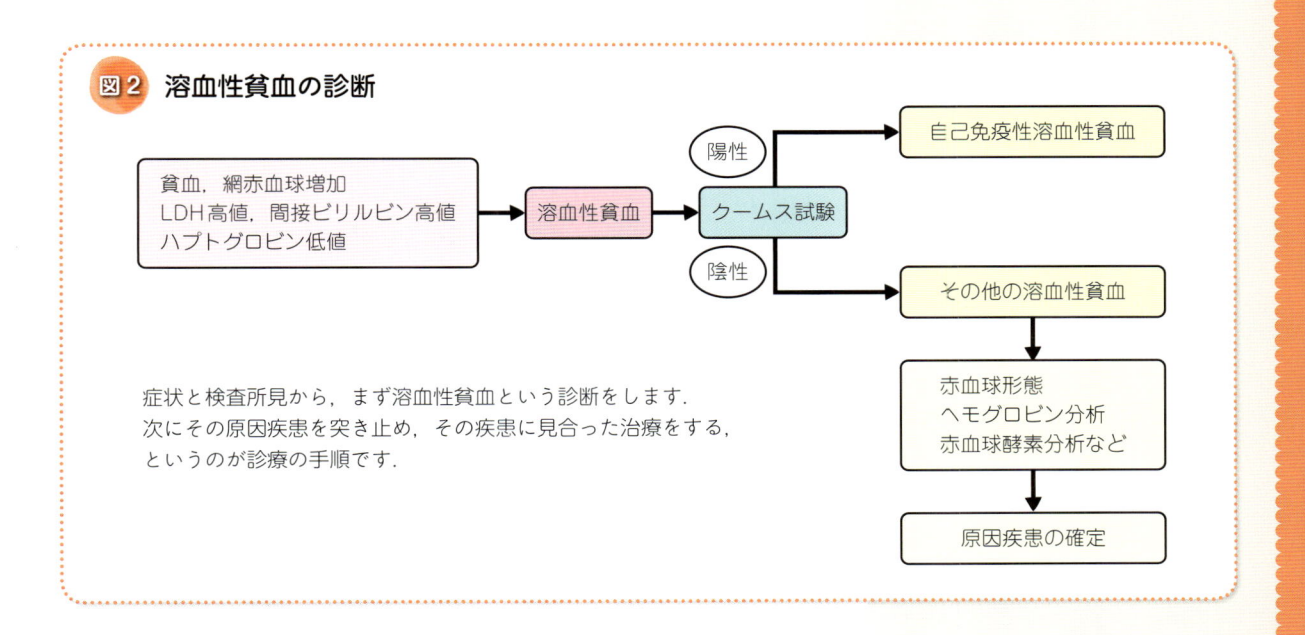

貧血，網赤血球増加
LDH高値，間接ビリルビン高値
ハプトグロビン低値
→ 溶血性貧血 → クームス試験
- 陽性 → 自己免疫性溶血性貧血
- 陰性 → その他の溶血性貧血 → 赤血球形態／ヘモグロビン分析／赤血球酵素分析など → 原因疾患の確定

症状と検査所見から，まず溶血性貧血という診断をします．次にその原因疾患を突き止め，その疾患に見合った治療をする，というのが診療の手順です．

図3 クームス試験

直接クームス試験は，赤血球に結合した抗体を検出する検査です．間接クームス試験は，血清中に存在する抗赤血球抗体を検出する検査です．

直接クームス：抗赤血球抗体／患者の赤血球／クームス血清（抗ヒトグロブリン抗体）

間接クームス：患者血清／O型赤血球

赤血球凝集＝陽性

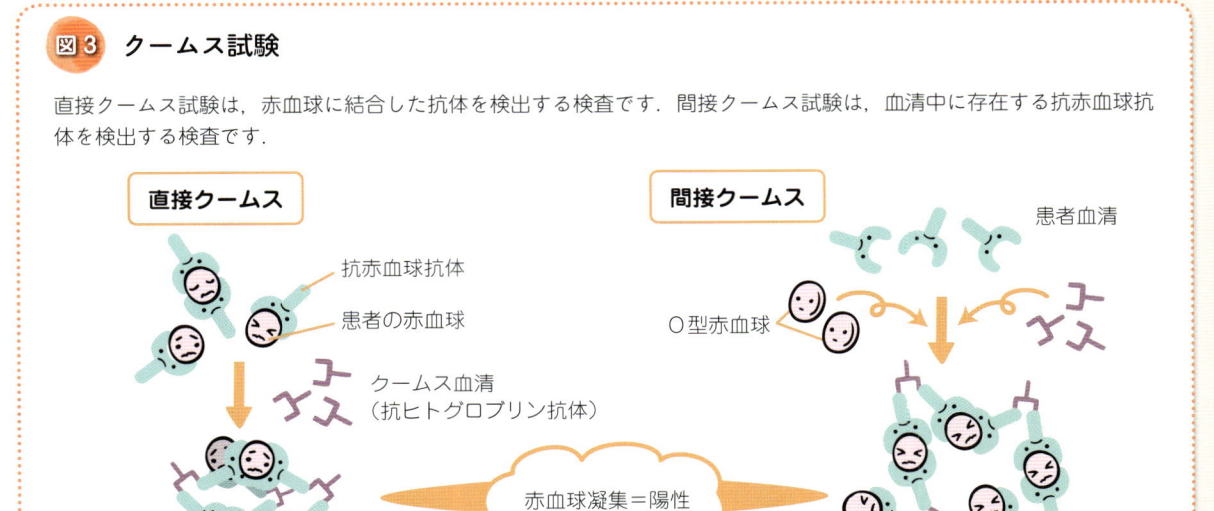

III. 発作性寒冷ヘモグロビン尿症（PCH）

- おもに感染症に引き続いて小児に発症します．寒冷に曝露されてから数分〜数時間後に溶血を起こします．発熱，背部痛などを生じ，その後，ヘモグロビン尿（褐色尿）が出現します．
- 有効な薬物療法はありません．多くの例で自然軽快するので，それまで身体の保温を心がけることが大切です．

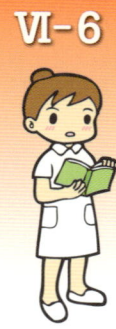

Ⅵ-6 先天性溶血性貧血
Hereditary hemolytic anemia

溶血性貧血の一部は先天的な赤血球膜の異常や赤血球酵素の異常，ヘモグロビンの異常が原因で生じます（表1）．遺伝子異常による先天性疾患であることが多く，確定診断するためには専門機関での血液分析が必要です．

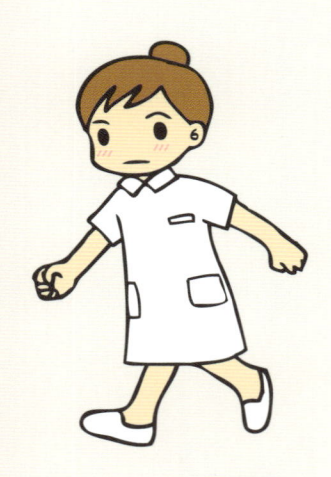

球状赤血球症

- 球状赤血球症は，赤血球膜異常症のなかで，いちばん頻度の高い疾患です（表1）．
- 赤血球の細胞膜内には，赤血球の形を維持する蛋白が骨格のように埋め込まれています．球状赤血球症では，この骨格蛋白に先天的な異常があり，赤血球が球形になります（図1）．
- 球状赤血球は，「異常赤血球」として正常赤血球より早く（短い寿命で），脾臓で排除されます（＝溶血）．
- 貧血，黄疸，脾腫，胆石症などがあり，血液像で赤血球の形態異常がわかります．電子顕微鏡で確定診断をします．
- 貧血の程度が強い場合，脾臓摘出術を行います．

表1 先天性溶血性貧血の分類

分類	疾患
赤血球膜異常症	遺伝性球状赤血球症，遺伝性楕円赤血球症，遺伝性有口赤血球症など
赤血球酵素異常症	グルコース6リン酸脱水素酵素（G6PD）異常症，ピルビン酸キナーゼ（PK）異常症，グルコースリン酸イソメラーゼ（GPI）異常症，ピリミジン5′-ヌクレオチダーゼ（P5N）異常症など
ヘモグロビン異常症	鎌状赤血球症，不安定ヘモグロビン症，サラセミア

p.148 の表1も参照．

VI-6 先天性溶血性貧血 Hereditary hemolytic anemia

図1 球状赤血球症

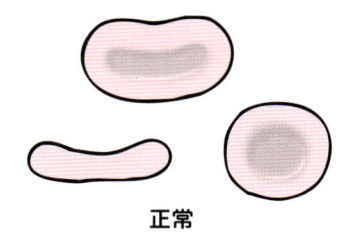

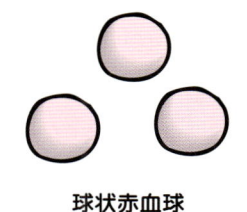

正常　　　　　　球状赤血球

正常の赤血球は，真中がくぼんだ形をしています．
球状赤血球症では，細胞膜の骨格蛋白の異常により赤血球のくぼみがなくなります．

グルコース6リン酸脱水素酵素（G6PD）異常症

- 赤血球内には多数の酵素があります（表1）．これらの酵素が欠乏すると，赤血球が変形するなどして寿命が短縮（＝溶血）し，貧血を生じます．
- G6PD異常症は，赤血球酵素異常症のなかでいちばん頻度が高い疾患です．ふだんは無症状ですが，感染症やある種の薬物（サルファ剤，抗マラリア剤など）投与後に溶血発作を起こします．
- 治療は，溶血の誘因を避けることと，必要に応じた輸血を行うことです．

ヘモグロビン異常症

- ヘモグロビンの構造に異常があると，赤血球が変形するなどして，溶血しやすくなります．
- 有名なのは鎌状赤血球症ですが，この疾患は日本人には認められません（→Advanced Study 1）．
- 不安定ヘモグロビン症にはいろいろな種類があり，貧血の程度も軽症から重症までさまざまです．
- サラセミアはグロビンをバランスよく作れないために，正常のヘモグロビン合成が低下する疾患です（→Advanced Study 2）．
- いずれも，軽症者は経過観察のみ，重症者には必要に応じて輸血を行います．

★ Advanced Study 1

鎌状赤血球症

ヘモグロビンは，グロビンとヘムという物質が組み合わさってできています．鎌状赤血球症は，グロビン遺伝子の異常が原因で，赤血球が三日月形（鎌状）に変形する疾患です．溶血に加え，末梢血管の塞栓症を起こします．黒人に多くみられ欧米では重要な疾患のひとつですが，日本人にはこの疾患は認められません．

★ Advanced Study 2

サラセミア

サラセミアは，ヘモグロビンを構成するグロビンの組み合わせが異常になる疾患です．鎌状赤血球症と混同されやすいのですが，赤血球の変形は起こさず，小球性貧血になるのが特徴です．日本人にも認められますが，輸血を必要としない軽症の場合がほとんどです．

VI 赤血球の疾患

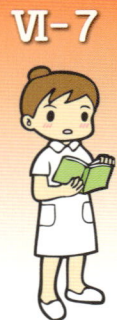

VI-7 発作性夜間ヘモグロビン尿症
Paroxysmal nocturnal hemoglobinuria

後天的に発症する溶血性貧血のひとつです．ふだんから慢性的に溶血がみられ，感染症の後などに溶血が悪化します．再生不良性貧血に合併することがあります．根本的な治療法はなく，対症療法を行います．

Dictionary 1

補体

補体は血液中に存在する免疫物質で，1番（C1）から9番（C9）まであります．補体系が活性化されると，異物（細菌など）を攻撃して溶解させる働きをもっています．正常の細胞は，補体の攻撃から身を守る仕組みを備えているので，補体系が活性化されても溶解しません．この防御システムに関係しているのが CD55（decay accelerated factor : DAF）や CD59 という物質で，PNH では CD55 や CD59 が欠損しているので，補体活性化に伴い溶血してしまいます．

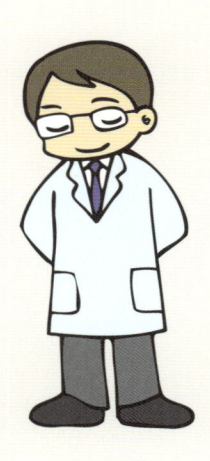

発作性夜間ヘモグロビン尿症

● 別名・略称
発作性夜間血色素尿症，PNH（ピーエヌエイチ）

● 病態
- 赤血球の細胞膜に埋め込まれている「GPI アンカー」と呼ばれる物質が後天的に欠損し，いくつかの蛋白（CD55 や CD59）が赤血球膜から失われることが原因で起きる疾患です（図1）．
- CD55 や CD59 は，補体という免疫物質から細胞を守る働きをしています（→Dictionary 1）．PNH ではこれらがなくなるため，赤血球が補体による攻撃を受けて溶血します．
- 感染症や手術の際などには補体系が活性化されるため，溶血が悪化します．
- 夜間睡眠時には呼吸回数が減って血中に二酸化炭素（CO_2）が溜まり，血液が酸性に傾いて補体系が活性化され，溶血が起きると説明されています．しかし，実際に夜間にヘモグロビン尿を生じる（溶血が悪化する）ことは，あまりありません．

● 症状
- 慢性的な溶血による貧血症状のほか，深部静脈血栓症などの血栓症を起こしやすくなります．
- 再生不良性貧血に合併することがあり，この場合は，白血球減少（易感染性）や血小板減少（出血傾向）の症状も加わります．

Ⅵ-7 発作性夜間ヘモグロビン尿症 Paroxysmal nocturnal hemoglobinuria

図1 発作性夜間ヘモグロビン尿症の病態

CD55やCD59はGPIアンカーによって，赤血球細胞膜に固定されています（GPI［ジーピーアイ］：glycosyl-phosphatidyl-inositol．「アンカー」は「碇」という意味）．CD55やCD59がなくなると，補体に対する赤血球の防御力が弱くなって，溶血します．

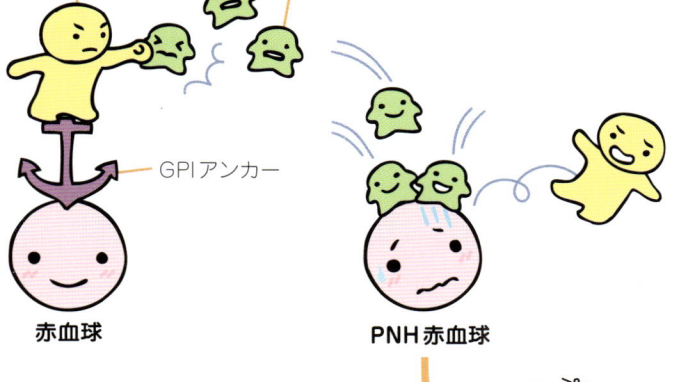

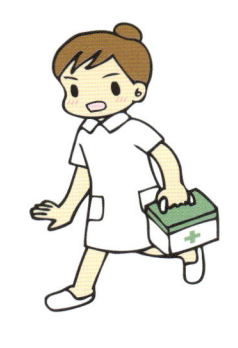

検査

- **血液検査**：貧血，網赤血球増加，LDH高値，間接ビリルビン高値，ハプトグロビン低値，ヘモグロビン尿などを認めます．クームス試験は陰性です．
- **表面抗原検査**：「フローサイトメトリー」という検査法で，血球細胞膜にCD55やCD59があるかどうかの検査をします．これらが陰性ならPNHと診断できます．

治療

- 有効な薬物療法はなく，対症療法を行います．
- 貧血が高度の場合は，輸血を行います．血液製剤として洗浄赤血球を勧める教科書もありますが，実際には赤血球濃厚液で問題ありません．

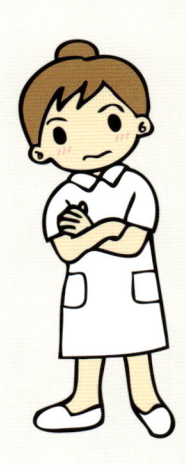

VI-8 慢性疾患に伴う貧血
Anemia of chronic disorder

身体に炎症や腫瘍が生じると，それに反応して貧血になることがあります．検査所見は鉄欠乏性貧血に似ていますが，鉄剤を投与しても貧血は改善しません．貧血の程度が強い場合は，輸血が必要になる場合があります．

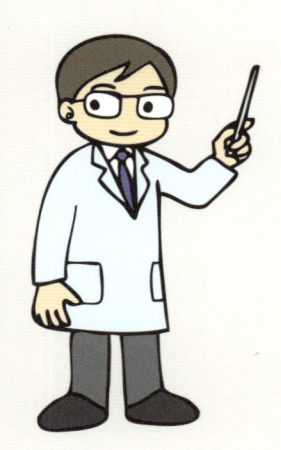

慢性疾患に伴う貧血

別名・略称
- 二次性貧血，ACD（エイシーディー）

病態
- 身体内に慢性的な炎症（関節リウマチなど）や悪性腫瘍が生じると，それに反応して貧血が生じます．（表1，図1）．
- エリスロポエチン（赤血球造血を刺激するホルモン）の相対的な不足や鉄の利用障害が原因とされています．

検査
- 血算：貧血の程度は一般的に軽度（Hb 10g/dL 程度）で，多くの例では下がっても Hb 7〜8g/dL にとどまります．MCV（平均赤血球容量）は小球性〜正球性です．
- その他の血液検査：炎症を反映して，血沈亢進，CRP 陽性などの所見が認められます．
- 血清鉄：血清鉄は低下し，TIBC（総鉄結合能）も低下しています．鉄欠乏性貧血でも血清鉄は低下していますが TIBC は上昇しており，これが鑑別点になります．

治療
(1) **基礎疾患の治療**：基礎疾患（慢性炎症）が改善すれば，貧血も改善します．鉄剤は無効です．
(2) **輸血**：貧血の程度が強く，基礎疾患に対する有効な治療法がない（進行期の固形癌など）場合は，輸血が必要になる場合があります．

VI-8 慢性疾患に伴う貧血 Anemia of chronic disorder

表1 慢性疾患に伴う貧血を起こす基礎疾患

	疾患の例
感染症	結核，繰り返す誤嚥性肺炎，肺化膿症，肺真菌症
膠原病	関節リウマチ，リウマチ性多発筋痛症，多発筋炎，大動脈炎，血管炎症候群
その他の慢性炎症性疾患	間質性肺炎，炎症性腸疾患（クローン病，潰瘍性大腸炎）
悪性腫瘍	切除不能の固形癌，転移を伴う癌

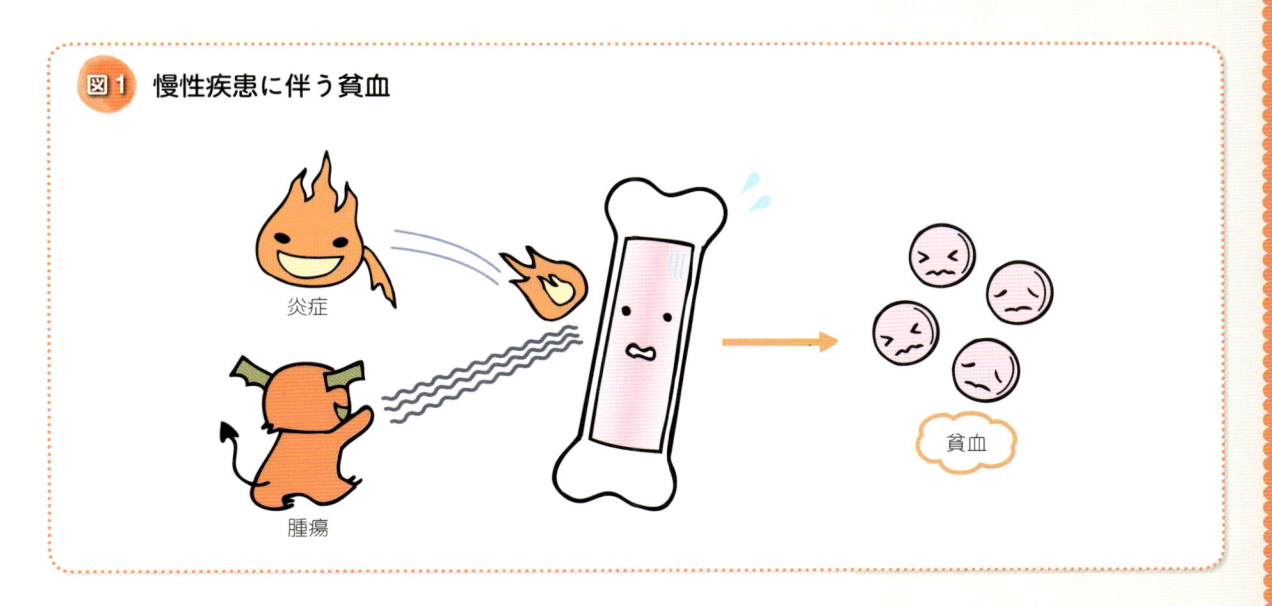

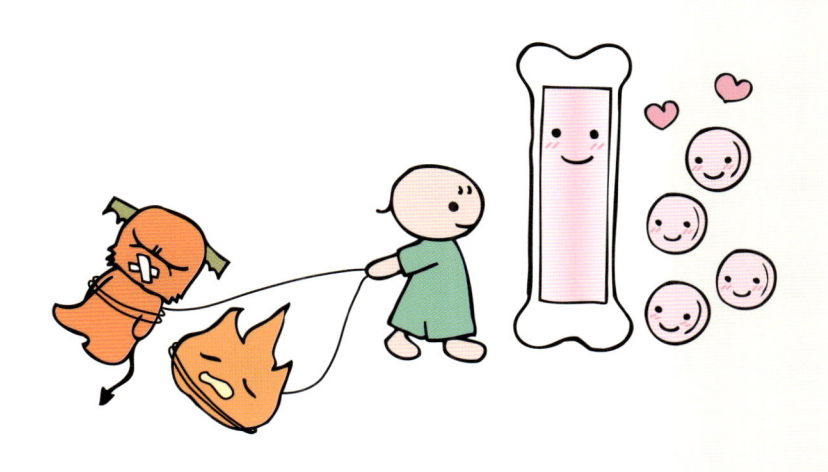

図1 慢性疾患に伴う貧血

VII 白血球の疾患

VII 白血球の疾患

VII-1 感染性単核球増加症
Infectious mononucleosis

発熱，咽頭痛，リンパ節腫脹，末梢血の異型リンパ球増加，肝障害などを主徴とする症候群です．EBウイルスの感染が原因で生じます．患者は若年者に多く，数週間の経過で自然に軽快します．

⭐ Advanced Study 1

ウイルス抗体価検査の解釈

ヒトはウイルスに感染すると，ウイルスに対する抗体を作ります．そのうち，IgM抗体は感染初期に作られて，短期間に消えてしまいます．一方，IgG抗体は少し遅れて作られ，長期間身体に残っています．単に「抗体が陽性」というだけでは，そのウイルスに感染した時期まではわからないのですが，IgM抗体とIgG抗体を測定すれば，最近の感染か昔の感染かを明らかにすることができます．
ただし，抗体の測定方法によってはIgMとIgGの区別ができません．その場合は，感染初期とその2～3週間後との抗体を測定し，抗体価が上昇すれば最近の感染，抗体価が変化しなければ昔の感染，と判断します．
EBウイルスに対する抗体には，図2に示すような種類があり，これらを組み合わせて初感染かどうかを判断します．

感染性単核球増加症

● 別名・略称
伝染性単核球症，伝単，インフェクシャス・モノ，IM

● 病態
- 感染性単核球増加症は，EBウイルスに初感染した時に発症する疾患です．ただし感染した人すべてが発症するわけではなく，患者は主に10～20歳代の若年者です．
- EBウイルスは，いったん感染すると，その後，一生体内に潜んでいます（潜伏感染）．主に唾液を介して人から人へと感染します（キスによって感染するのが有名です）．

● 症状（図1）
- 発熱，咽頭痛，頸部リンパ節腫脹，肝脾腫を生じます．
- 扁桃腫大も多くの例で認められます．潰瘍形成や白苔の付着を伴い，細菌性扁桃炎のように見えます．

● 検査と診断（図1）
- **血算・血液像**：白血球が増加し，その中でも異型リンパ球（正常とは形が異なるリンパ球）が増加します．
- **血液生化学**：肝障害（ASTやALT高値）が認められます．LDH高値，CRPも軽度上昇します．
- **ウイルス抗体**：EBウイルスの抗体価を測定して，診断します（→Advanced Study 1, 図2）．

● 治療と予後
- 数週間の経過で自然によくなるので，対症療法を行います．後遺症を残すことはありません．
- EBウイルスに対する抗ウイルス薬はありません．

Ⅶ-1 感染性単核球増加症 Infectious mononucleosis

図1 感染性単核球増加症の症状と徴候

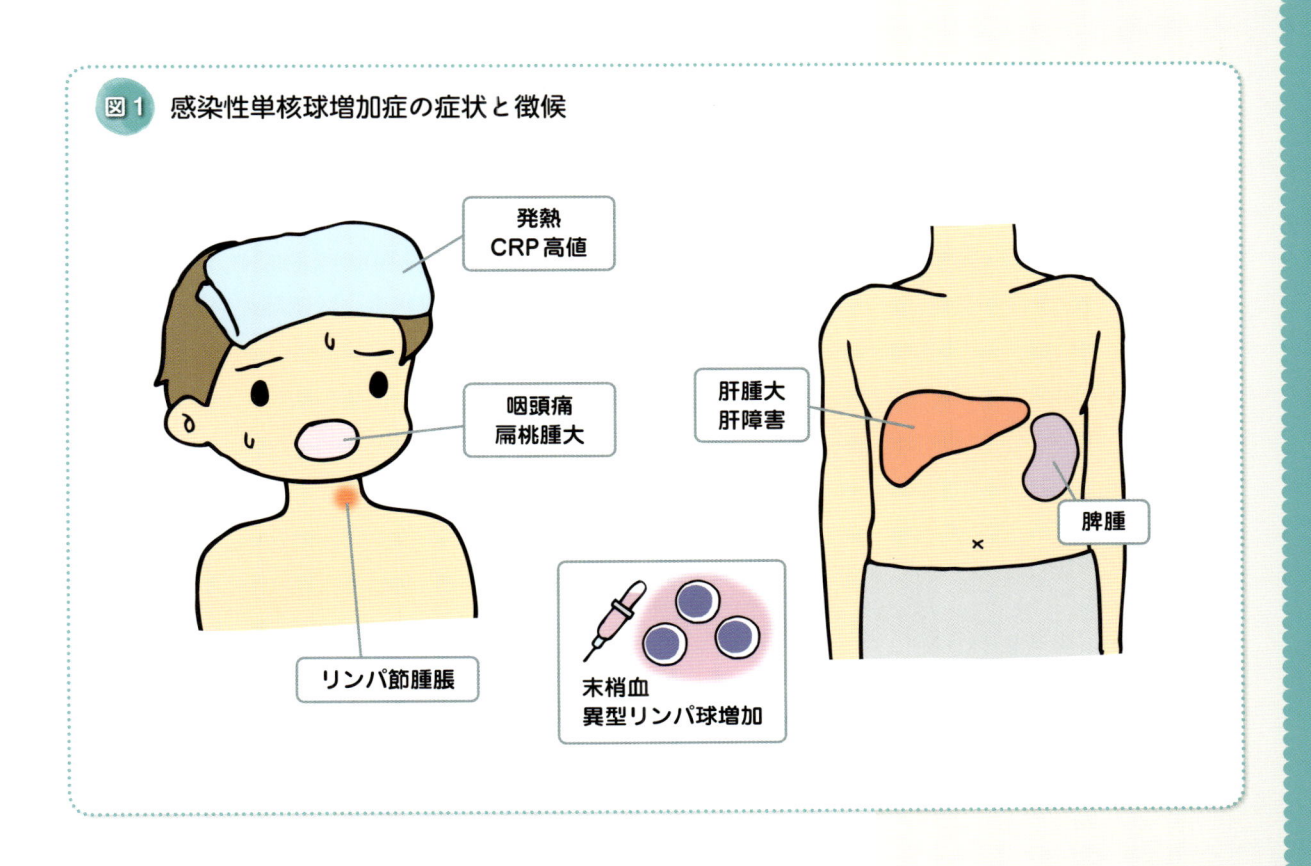

- 発熱 CRP高値
- 咽頭痛 扁桃腫大
- リンパ節腫脹
- 末梢血 異型リンパ球増加
- 肝腫大 肝障害
- 脾腫

図2 EBウイルス抗体価の推移

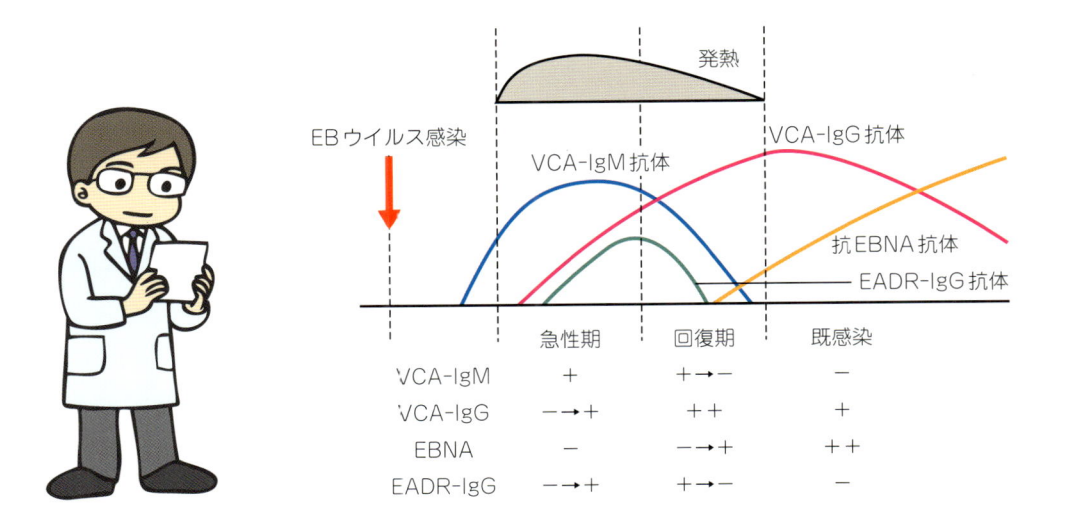

	急性期	回復期	既感染
VCA-IgM	＋	＋→－	－
VCA-IgG	－→＋	＋＋	＋
EBNA	－	－→＋	＋＋
EADR-IgG	－→＋	＋→－	－

①VCA IgM抗体陽性，②EA-DR IgG抗体陽性，③VCA IgG抗体陽性かつEBNA抗体陰性，のいずれかの場合にEBウイルス初感染と判断します．

VII-2 壊死性リンパ節炎
Necrotizing lymphadenitis

発熱（高熱）とリンパ節腫脹を主症状とする原因不明の疾患です．リンパ節生検で，リンパ節の壊死像がみられるのが特徴です．数週間の経過で自然に軽快する良性の疾患です．

Dictionary 1

壊死性リンパ節炎

「壊死」というのは，生体内の組織の死を意味する医学用語です．この場合は，リンパ節内のリンパ球の一部が何らかの原因で死んでしまい，その痕跡が残っている状態を意味しています．この疾患では，リンパ節の内部に壊死がみられるだけなので，患者さんの身体があちこち壊死するわけでもなければ，患者さんが壊れて死んでいくわけでもありません．

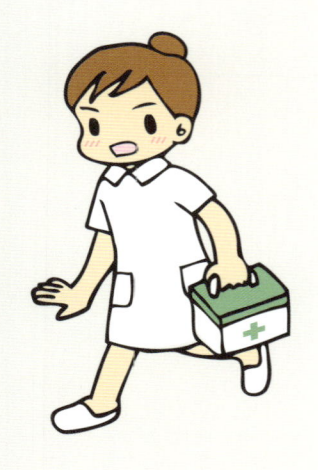

壊死性リンパ節炎

● 別名
- 亜急性壊死性リンパ節炎，菊池病

● 病態
- 若年者に多い，原因不明の疾患です．
- リンパ節生検をして顕微鏡で観察すると，リンパ節の一部が「壊死」している特徴的な病理像がみられます（→ Dictionary 1）．

● 症状（図1）
- 発熱と頸部リンパ節腫脹が主な症状です．39〜40℃に達する高熱が1ヵ月以上続く例もあります（通常は2〜3週間）．腫れたリンパ節は硬く，痛みを伴います．
- 高熱の持続，リンパ節の性状などから，悪性リンパ腫が疑われることがしばしばあります．

● 検査（図1）
- **血液検査**：特異的な所見はありません．白血球減少，LDH軽度高値，CRP高値などを認めます．
- **リンパ節生検**：リンパ節生検で確定診断します．自然治癒する疾患なので，この疾患を疑った場合，あえてリンパ節生検を行わず，経過をみることがあります．

● 治療と予後
- 数週間〜数ヵ月の経過で自然によくなるので，対症療法のみ行います（主に非ステロイド系抗炎症薬を使います）．
- 診断がついたら「良性の病気であり，必ず治る」ことを説明することが最も重要です．

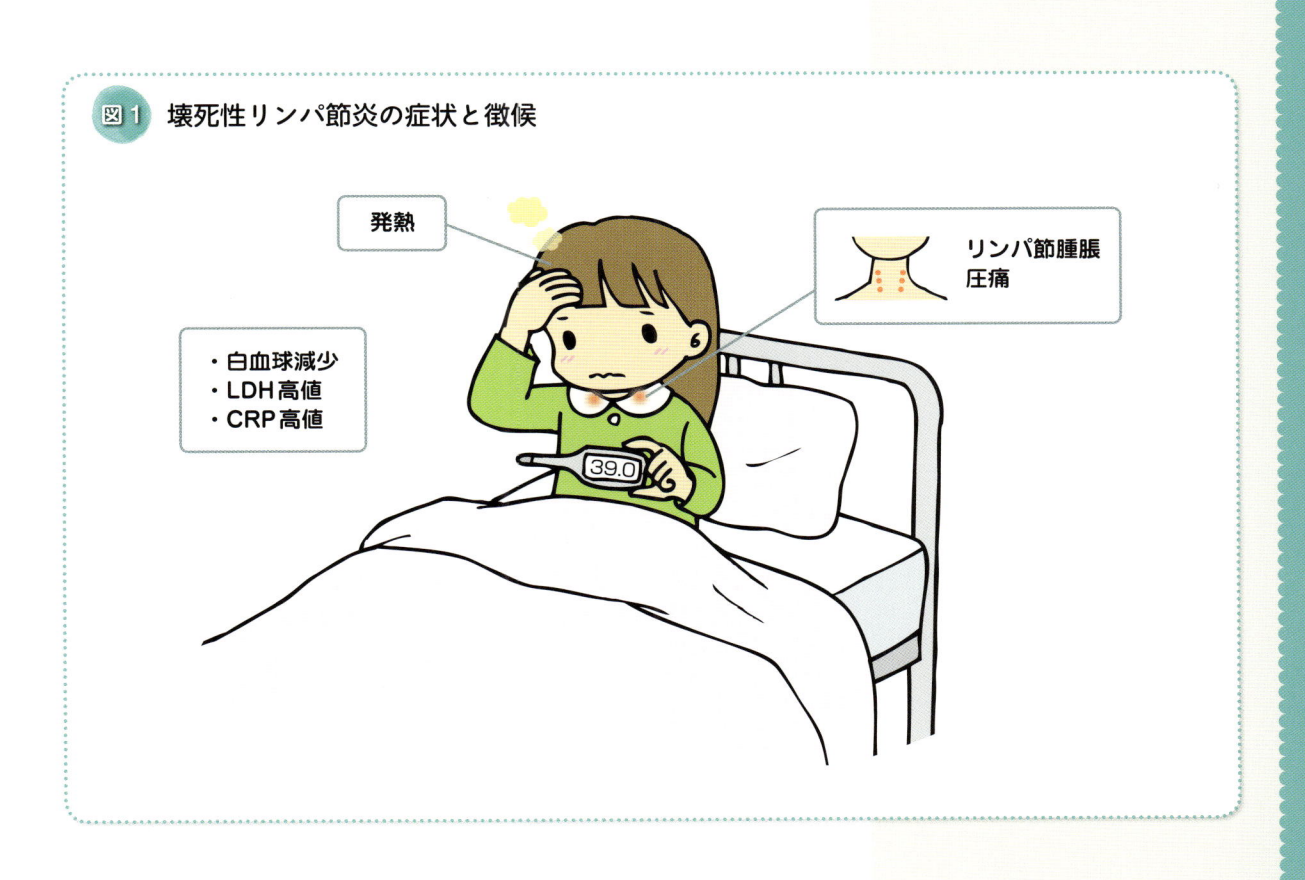

Ⅶ-2 壊死性リンパ節炎 Necrotizing lymphadenitis

図1 壊死性リンパ節炎の症状と徴候

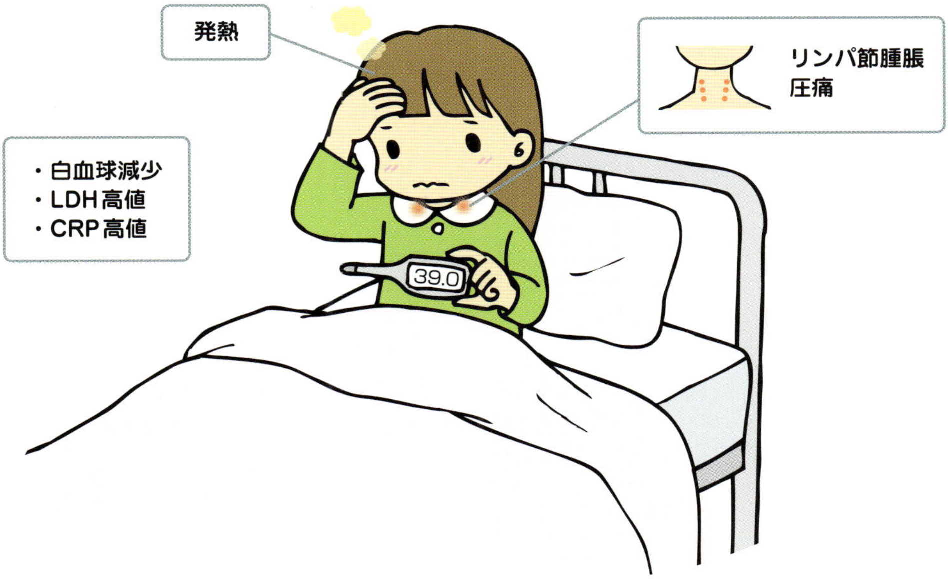

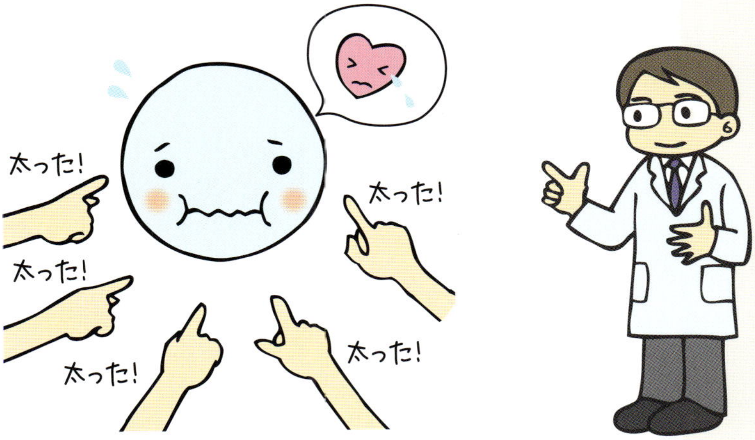

- 発熱
- リンパ節腫脹 圧痛
- ・白血球減少
- ・LDH 高値
- ・CRP 高値

VIII 骨髄増殖性疾患

Ⅷ-1 真性赤血球増加症
Polycythemia vera

造血幹細胞の異常によって赤血球の産生が活発になり，赤血球が増加する疾患です．若年者では瀉血（脱血），高齢者では経口の抗癌薬で，赤血球が増えすぎないようにコントロールします．

⭐ Advanced Study 1

真性赤血球増加症の遺伝子異常

真性赤血球増加症の患者において，造血幹細胞の JAK2 遺伝子に異常があることが，最近明らかにされました．JAK2 遺伝子から作られる蛋白を「JAK2 キナーゼ」といいます．JAK2 キナーゼは，細胞が増殖するときに必要な物質です．JAK2 遺伝子の変異により，JAK2 キナーゼの 617番目のバリンがフェニルアラニンに変化して（JAK2 V617F），JAK2 キナーゼの機能が過度に活発になります．その結果として，赤血球がどんどん増えてしまうのです．

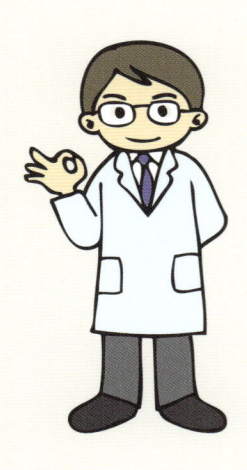

真性赤血球増加症

● 別名・略称
- 真性多血症，ポリベラ，PV（ピーブイ）

● 病態
- 骨髄で赤血球が勝手にどんどん作られてしまう疾患です．
- 造血幹細胞に生じた遺伝子異常（→Advanced Study 1）が原因です（腫瘍性疾患と考えられています）．
- 赤血球が増加すると血栓症を起しやすくなります（図1）．
- 病気が進行すると骨髄の線維化を生じて貧血になったり，急性白血病に転化したりすることがあります．

● 症状（図2）
- 頭痛，めまい，赤ら顔，眼球結膜の充血などを認めます．
- しばしば高血圧を合併しています．
- 血栓症（脳梗塞，深部静脈血栓症など）を合併すると，その症状が現れます．
- 健康診断で無症状のうちに発見されることもあります．

● 検査
- **血液検査**：赤血球が増加し，多くの例で白血球や血小板も増加しています．生化学検査で特徴的な異常はありません．
- **腹部超音波検査**：脾腫を認める場合があります．
- **骨髄穿刺**：骨髄の細胞数が増加しています（過形成）．
- **遺伝子検査**：多くの例で，血液細胞の JAK2 遺伝子変異が認められます（JAK2 V617F）（→Advanced Study 1）．

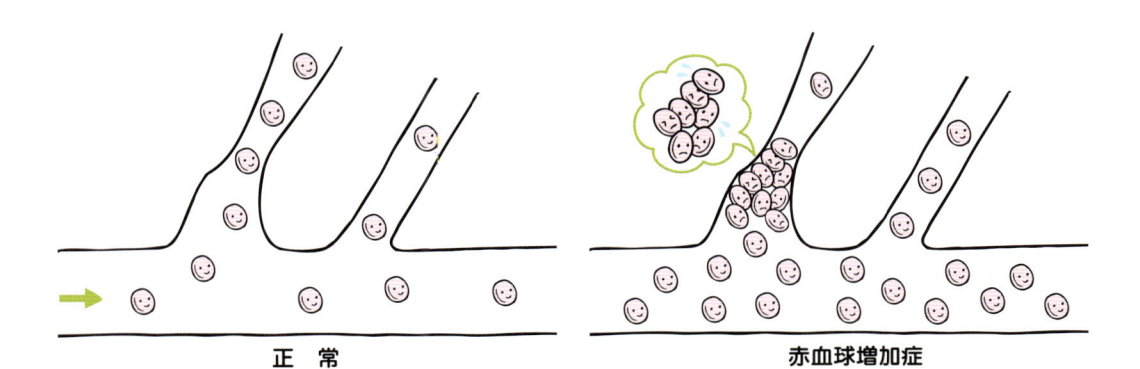

Ⅷ-1 真性赤血球増加症 Polycythemia vera

図1 赤血球増加症と血栓症

正常　　　　　赤血球増加症

赤血球が増加すると，血液の流れ方が悪くなって，血栓症を起こすことがあります．

図2 真性赤血球増加症の症状

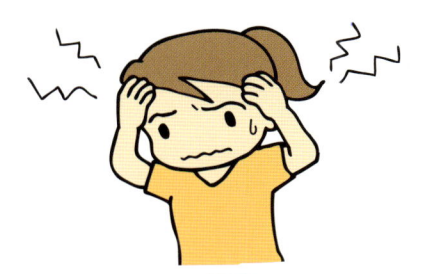

頭痛

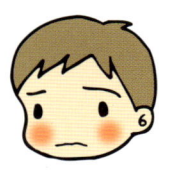

めまい

赤ら顔

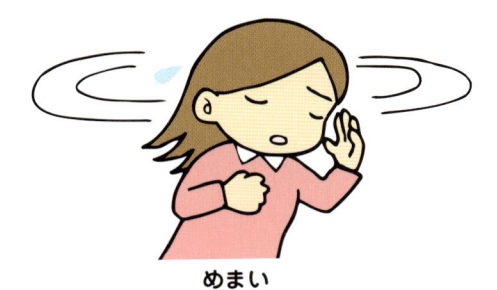

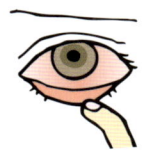

眼球・結膜の充血

VIII 骨髄増殖性疾患

★ Advanced Study 2

瀉血療法

肘正中部などの太い血管に18G針を留置し，30分～1時間ほどかけて200～400 mL位を自然重力で滴下，脱血します（図4）．その後，500 mL程度の補液を行うこともあります．瀉血によって，ヘマトクリット（Ht）は速やかに低下します．その後もHt 45%以下を目標に，1日おき～月1回程度瀉血を繰り返します．何回かすると鉄欠乏状態になり，以後，赤血球はあまり増えなくなります．

高齢者や心血管障害を有する患者は，瀉血後に血栓症を起しやすいので，1回の瀉血量を100～200 mLにとどめるほか，飲水を促す，アスピリンを併用するなどの注意が必要です．なお，真性赤血球増加症は腫瘍性疾患なので，抜いた血液を他人へ輸血することはできません（献血はできません）．

● 診断

- 赤血球増加症（多血症）を生じる，他の疾患との鑑別が重要です（p.80～参照）．
- 赤血球が増加し，*JAK2*遺伝子変異があれば，真性赤血球増加症と診断できます．

● 治療

- 若年者では瀉血（脱血），高齢者では経口の抗癌薬を用いて，赤血球が増えすぎないようにします（図3）．

(1) **瀉血**：献血と同じような要領で脱血して廃棄します（→Advanced Study 2，図4）．

(2) **経口抗癌薬**：ヒドロキシカルバミド（ハイドレア®）を連日投与します．

(3) **抗血小板薬**：血栓症を予防する目的で，アスピリン内服を併用する場合があります．

● 予後

- 適切な治療が行われた場合，診断からの平均的な余命は10年以上とされています．
- 一部の患者（15%程度）では，10年程度の経過で骨髄線維症を合併し，貧血，血小板減少，脾腫などを呈するようになります．こうなると治療は難しく，予後は不良です．
- まれに急性白血病に転化することがあり，この場合の予後もきわめて不良です．

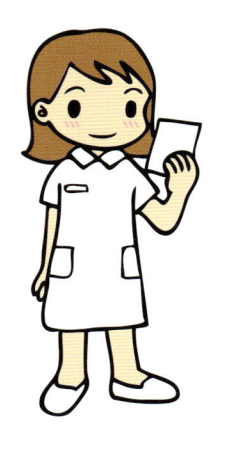

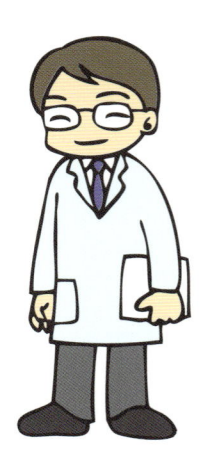

Ⅷ-1 真性赤血球増加症 Polycythemia vera

図3 真性赤血球増加症の治療

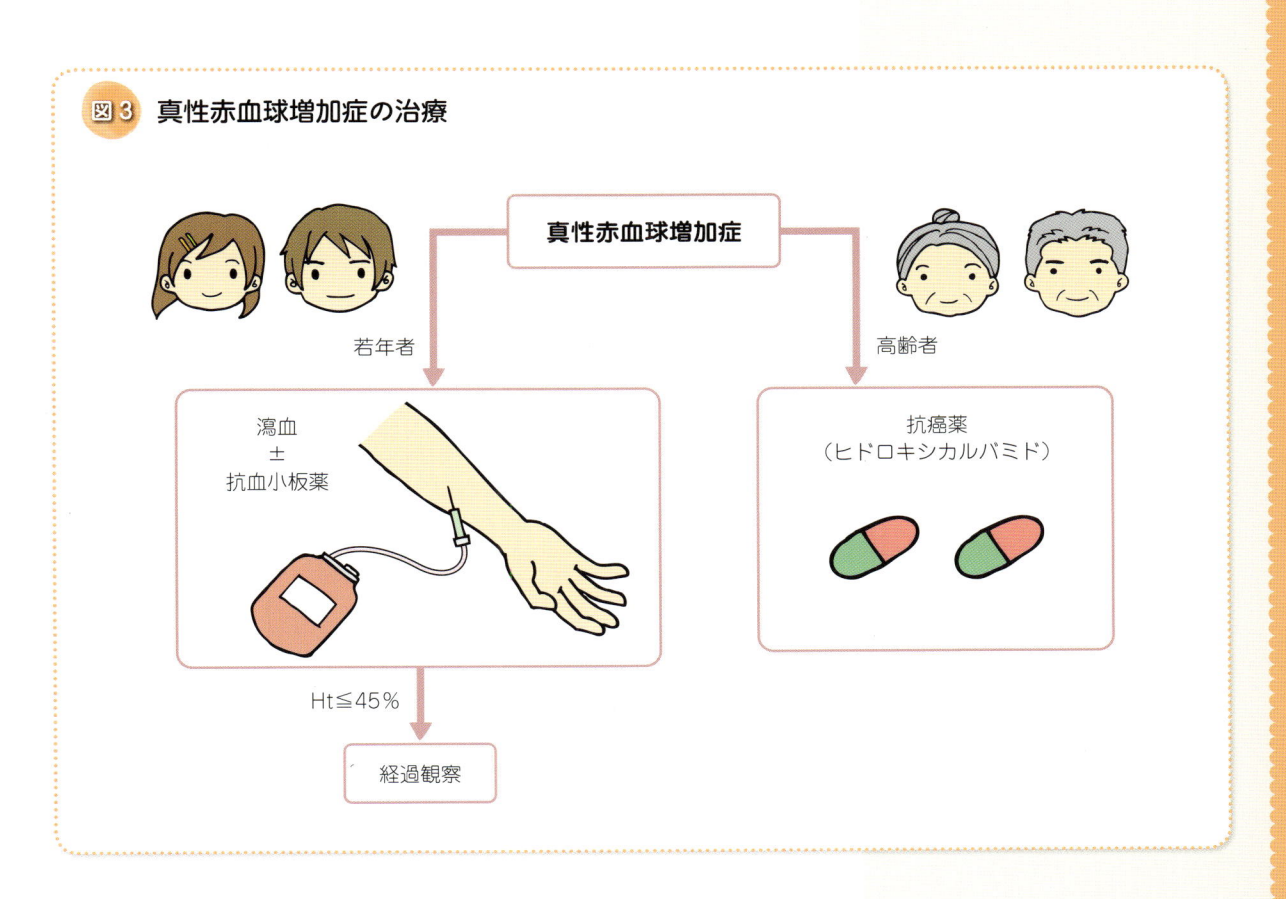

真性赤血球増加症

若年者 → 瀉血 ± 抗血小板薬 → Ht≦45% → 経過観察

高齢者 → 抗癌薬（ヒドロキシカルバミド）

図4 瀉血療法

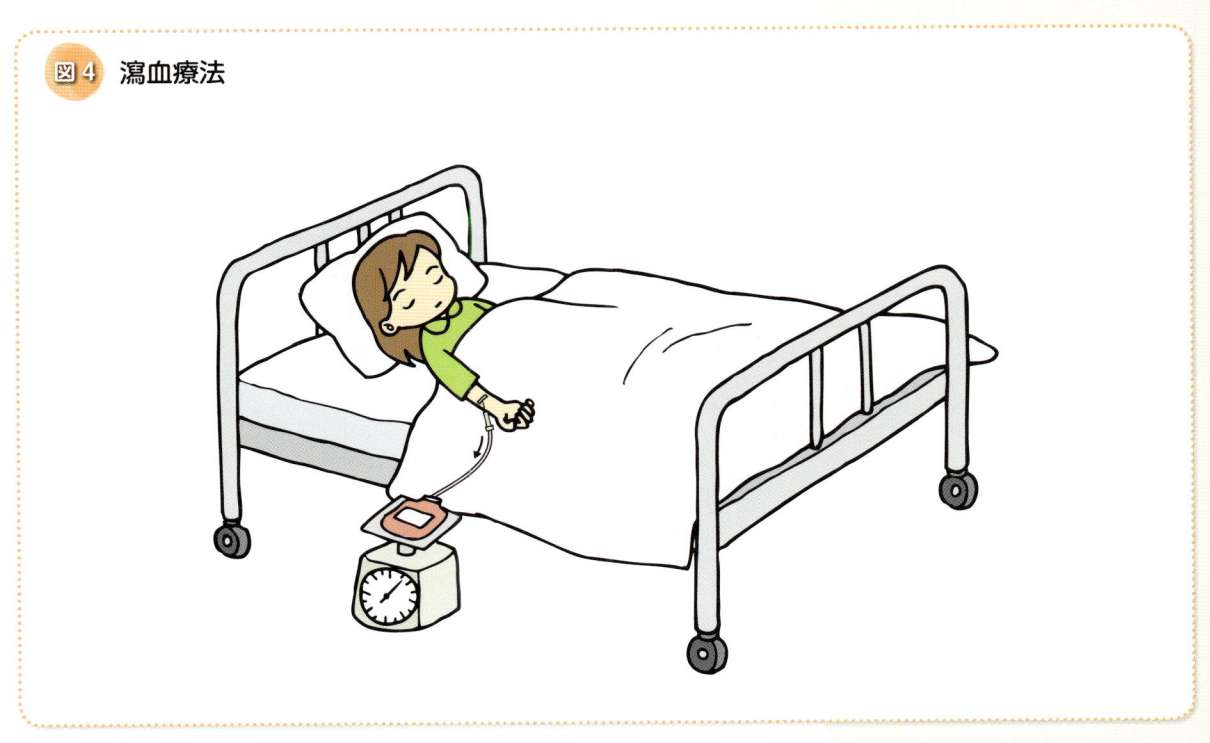

Ⅷ 骨髄増殖性疾患

Ⅷ-2 本態性血小板血症
Essential thrombocythemia

造血幹細胞の異常によって血小板の産生が活発になり，血小板が増加する疾患です．血栓症や出血を起こすことがあります．無治療で経過観察をする場合や，経口の抗癌薬，抗血小板薬を使う場合があります．

Q&A 1
本態性血小板血症で出血傾向が生じるのはなぜでしょうか？

理由はよくわかっていませんが，血小板機能検査を行うと血小板機能が低下している例があります．これは，血小板数は多いが個々の血小板の働きは悪い，ということを意味しています．出血を止める際には，「フォン・ヴィレブランド因子（VWF）」という物質が必要なのですが，血小板があまりに多いと，血小板の表面にVWFが吸着してしまい，VWFが減って出血しやすくなるのではないかと言われています．

本態性血小板血症

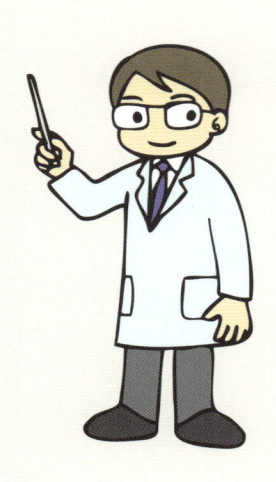

別名・略称
- 本態性血小板増加症，原発性血小板増加症，ET（イーティー）

病態
- 造血幹細胞の異常によって，骨髄で血小板が勝手にどんどん作られてしまう疾患です．
- 真性赤血球増加症と同様に，造血幹細胞に *JAK2* 遺伝子異常が生じている場合があります．
- 血小板が増加すると血栓症を起こしやすくなりますが，逆に出血しやすくなる場合もあります（→Q&A 1）．

症状
- 血行障害のため手指・足趾の先が紫に変色し痛みやしびれを伴う場合があります（肢端紅痛症）．
- 血栓症（脳梗塞，門脈血栓症など）を合併すると，その症状が現れます．
- 健康診断などで無症状のうちに発見されることもあります．

検査
- **血液検査**：血小板が増加し（45万/μL以上），多くの例では白血球も増加しています．
- **骨髄穿刺**：骨髄の細胞数が増加しており，特に巨核球（血小板を生み出す細胞）が増加しています．
- **遺伝子検査**：真性赤血球増加症と同様に骨髄細胞の *JAK2* 遺伝子変異が認められる場合があります（*JAK2* V617F）（p.166参照）．

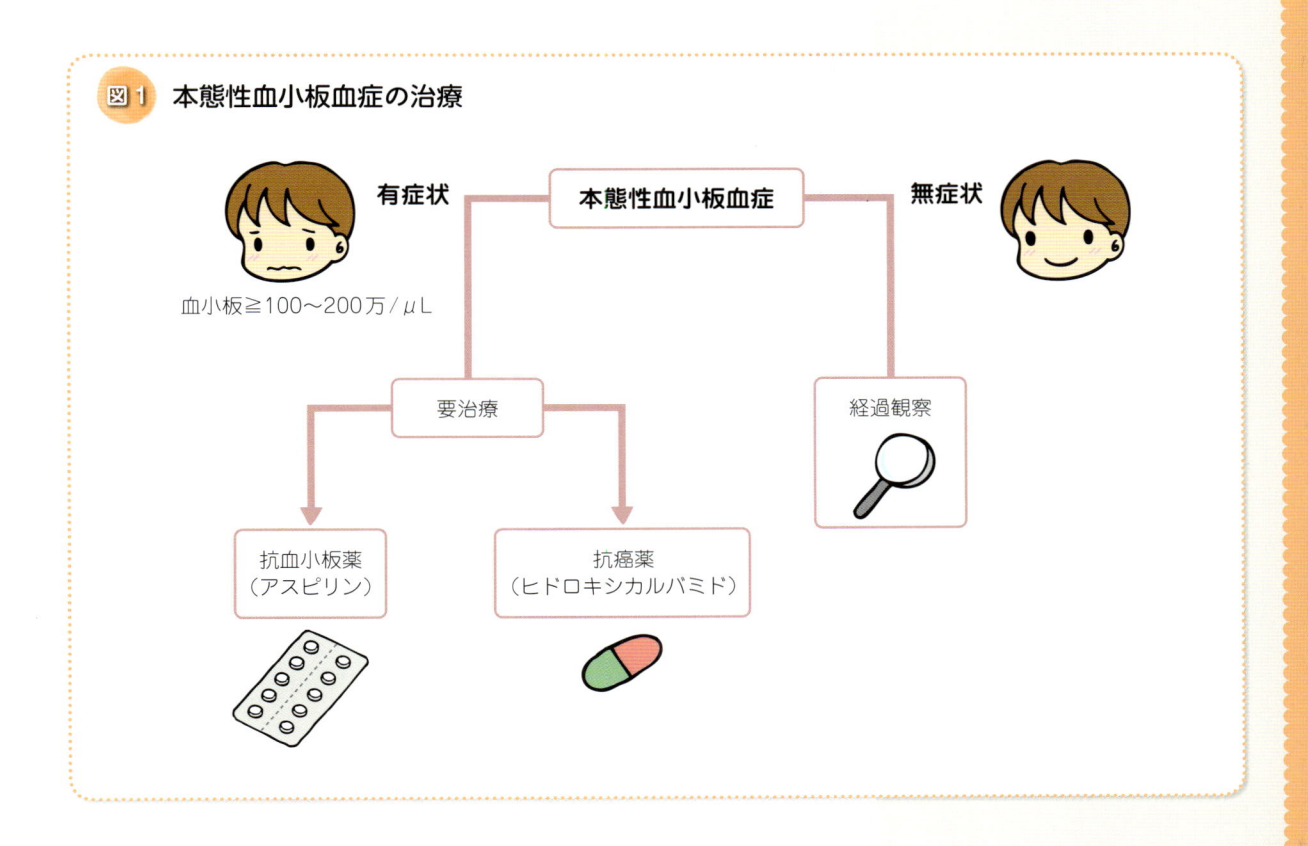

Ⅷ-2 本態性血小板血症 Essential thrombocythemia

図1 本態性血小板血症の治療

有症状　本態性血小板血症　無症状
血小板≧100〜200万/μL
要治療　　　　　　　経過観察
抗血小板薬（アスピリン）　抗癌薬（ヒドロキシカルバミド）

● 治療（図1）
(1) **経過観察**：無症状の場合は，無治療で経過観察をする場合があります．
(2) **経口抗癌薬**：ヒドロキシカルバミド（ハイドレア®）を連日投与して，血小板数を40〜50万/μL程度にコントロールします．
(3) **抗血小板薬**：血小板機能を抑制し血栓症を予防するため，アスピリンを投与する場合があります．

● 予後
- 生命予後は，健常人とあまり変わらないといわれています．

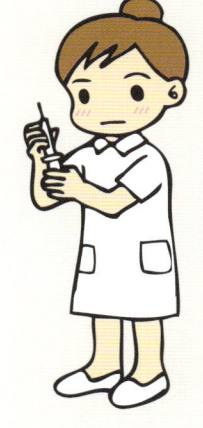

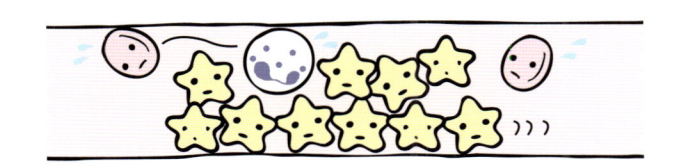

VIII 骨髄増殖性疾患

VIII-3 原発性骨髄線維症
Primary myelofibrosis

骨髄に線維化が起こり，骨髄での造血ができなくなる疾患です．脾臓で髄外造血が起きるため，脾腫を生じます．病初期には，白血球，血小板が増加しますが，進行すると貧血，血小板減少が進行し，輸血が必要になります．

★ Advanced Study 1
原発性骨髄線維症の病態

造血幹細胞の *JAK2* 遺伝子異常などが，原発性骨髄線維症を発症させる最初の引き金になります．異常な造血幹細胞から，異常な巨核球（血小板を生み出す細胞）が作り出され，これが線維芽細胞を刺激する物質（TGF-β など）を過剰に放出するために，骨髄に線維化（膠原線維の増加）が起きる，と考えられています（図1）．

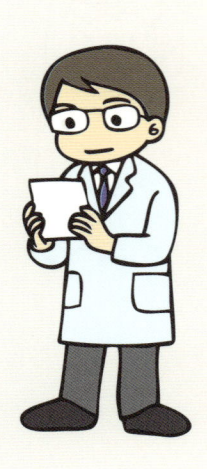

原発性骨髄線維症

● **別名・略称**
- 特発性骨髄線維症，慢性特発性骨髄線維症，IMF（アイエムエフ），PMF（ピーエムエフ）

● **病態**
- 骨髄の線維成分が増加し（線維化），骨髄での造血ができなくなる疾患です（図1）．脾臓で造血する（骨髄以外での造血＝髄外造血）ので，脾臓が腫れます．
- 造血幹細胞の遺伝子異常がもともとの原因です．異常な造血細胞が線維芽細胞を刺激し，骨髄の線維化が起きます（→Advanced Study 1，図1）．
- 急性白血病や骨髄異形成症候群にも骨髄線維症を合併することがあります（続発性骨髄線維症）．そのような基礎疾患がないものを，原発性骨髄線維症と呼びます．

● **症状**
- 病初期にはあまり症状がありません（軽度の貧血のみ）．
- 病気が進行し巨脾になると，腹痛，腹部膨満感が現れます（図2）．
- さらに進行すると，発熱や体重減少も出現します．

● **検査**
- **血液検査**：病初期には白血球，血小板が増加，軽度の貧血があります．進行すると，貧血と血小板減少が悪化します．
- **骨髄検査**：骨髄穿刺では骨髄液が吸引できません（この状態をドライタップ dry tap と呼びます）．骨髄生検で骨髄の線維化が証明されます．

Ⅷ-3 原発性骨髄線維症 Primary myelofibrosis

図1 骨髄線維症の病態

異常な巨核球が，線維芽細胞を刺激します．

造血幹細胞　　巨核球

正常

異常

TGF-β

線維芽細胞

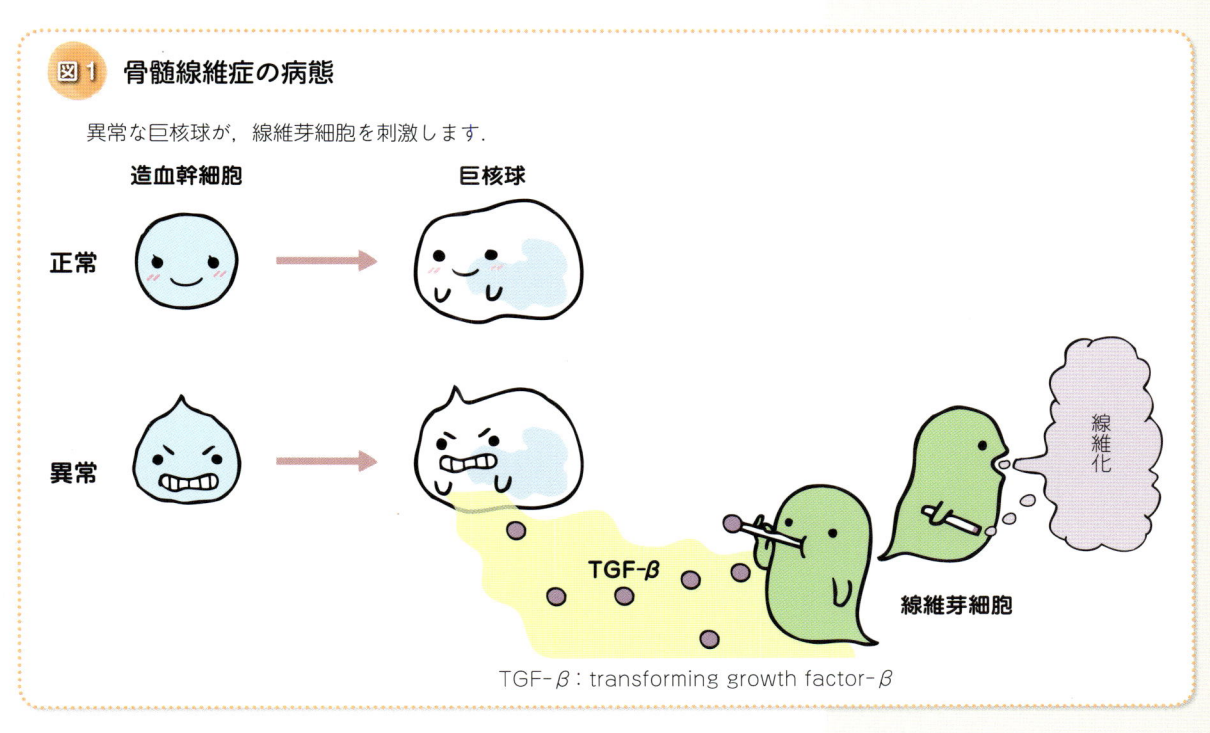

線維化

TGF-β：transforming growth factor-β

図2 巨脾

脾臓が臍下部に達したり，腹部正中を越える場合があります．

脾臓

臍

● 治療

(1) **経過観察**：疾患を治癒させるための，有効な薬物療法はありません．病初期には無治療で経過観察をします．
(2) **経口抗癌薬**：ヒドロキシカルバミドやメルファランによって，白血球，血小板数をコントロールし，脾腫が悪化しないようにします．
(3) **造血幹細胞移植**：若年者では造血幹細胞移植を行う場合があります．

● 予後

- 診断からの平均的な生存期間は10年程度とされています．

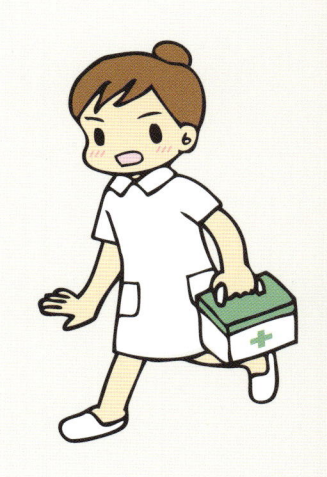

IX 出血・血栓を起こす疾患

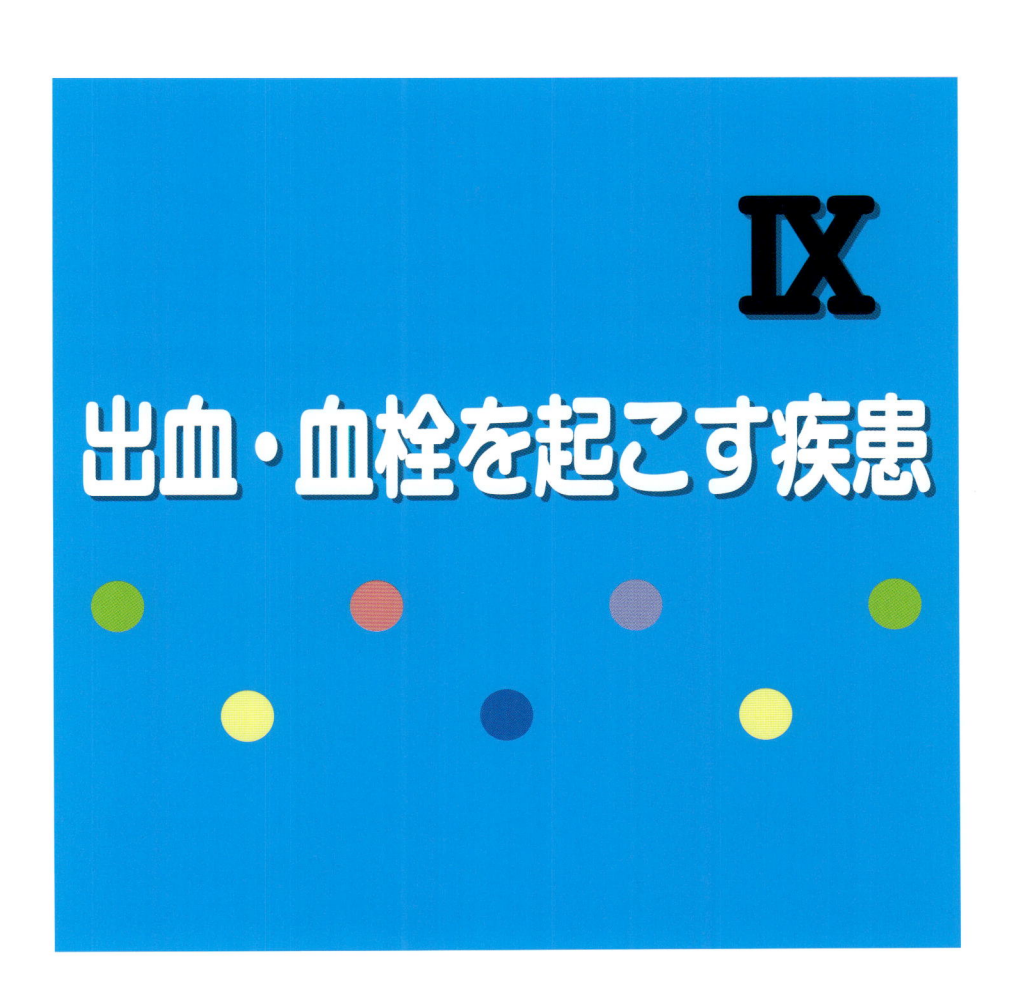

IX-1 特発性血小板減少性紫斑病
Idiopathic thrombocytopenic purpura

血小板に対する自己抗体のために血小板が必要以上に壊され，血小板減少を生じる疾患です．治療の第一選択薬は，副腎皮質ホルモン（プレドニゾロン）ですが，最近はピロリ菌除菌療法を行う場合があります．

Dictionary 1
自己抗体

微生物が体内に侵入してくると，それに反応して抗体が作られます．抗体が微生物に結合すると，免疫の働きが活発となって，微生物が処理されます．血小板は自分の体内にある物質なので，本来は血小板に対する抗体は作られないはずです．しかし免疫系に異常が起こると，誤って血小板に対する抗体が作られることがあります．このように，自分の体内にある物質に対して誤って作られた抗体を，自己抗体と呼びます．自己抗体によって起こる疾患を「自己免疫疾患」と呼び，ITP も自己免疫疾患のひとつです．

特発性血小板減少性紫斑病

● 略称
- ITP（アイティーピー）

● 病態
- 血小板は骨髄で作られて血液中を廻ったのち，主に脾臓で壊されます．壊された量に見合った分だけ，また骨髄で産生され，ほぼ一定量の血小板（15〜30万/μL）が血中に維持されます．
- ITP では血小板に対する自己抗体（→Dictionary 1）が作られ，自己抗体によって血小板がどんどん壊されてしまいます（図1）．骨髄で血小板は十分作られていますが，壊される量の方が多いため，血小板は減ってしまいます．
- 血小板に対する自己抗体ができる原因はよくわかっていません．胃にピロリ菌が感染している人では，ピロリ菌と血小板の構造の一部が似ているために，まちがって血小板に対する抗体が作られる，という説があります（図2）．

● 症状
- 血小板が減少するために，出血しやすくなります．
- 皮下出血（点状出血や紫斑［青アザ］），鼻出血，歯肉出血，などがみられます（図3）．若い女性では月経過多も生じます．
- 数日の経過で急に出血症状が現れる急性型と，数ヵ月〜数年間にわたって血小板減少が続く慢性型があります．慢性型では出血症状がなく，健康診断で偶然発見される場合も珍しくありません．

IX-1 特発性血小板減少性紫斑病 Idiopathic thrombocytopenic purpura

図1 血小板に対する抗体の働き

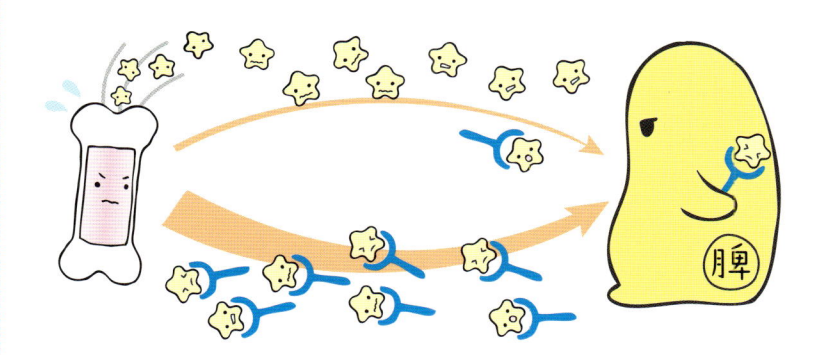

血小板の寿命は通常約10日ですが、抗体が結合すると脾臓で数時間のうちに壊されます。骨髄での血小板産生が追いつかなくなると、血小板が減少します。

血小板　抗体

図2 ピロリ菌に対する抗体

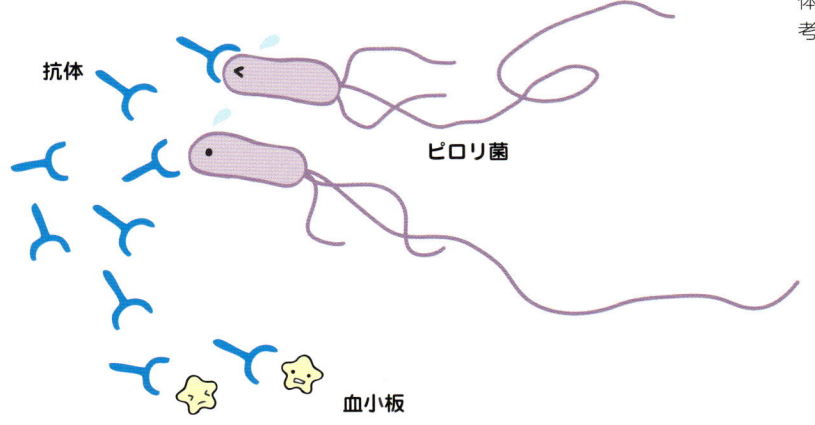

抗体　ピロリ菌　血小板

ピロリ菌に対して作られた抗体が、血小板にも結合すると考えられています（仮説）。

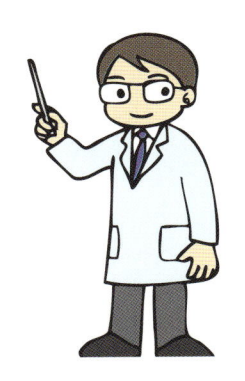

図3 ITPでみられる症状

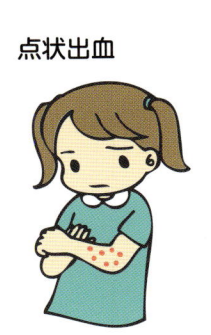

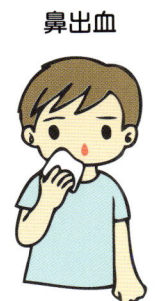

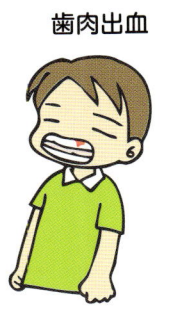

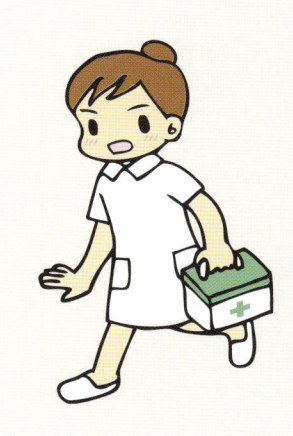

点状出血　鼻出血　歯肉出血

表1 ITPの検査

検査	所見，結果の解釈における注意点
血液検査	・血算：血小板減少．白血球やヘモグロビンは原則として正常です ・生化学：特徴的な異常はありません
骨髄穿刺	・巨核球は正常ないし増加しています．そのほかの細胞は正常です
血小板関連IgG (PAIgG)	・高値．ただし，PAIgGが高値でも，それだけでITPと診断することはできません．一方，PAIgGが低値ならITPの可能性は低いといえます
自己抗体，補体	・ITPでは，抗核抗体，抗DNA抗体は陰性．補体は正常です ・抗核抗体や抗DNA抗体が陽性，補体低値ならSLEを疑います
ピロリ菌検査	・呼気試験，血清ピロリ菌抗体，尿中ピロリ菌抗体，便ピロリ菌抗原などを検査します．これらのうちいずれかが陽性なら，除菌療法を試みる価値があります

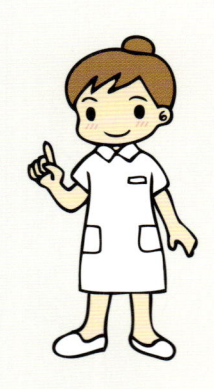

⭐ Advanced study 1

血小板関連IgG

血小板に対する抗体そのものを，簡単に検出する検査法はありません．そこで，血小板に付着したIgGを測定する方法（血小板関連IgG：PAIgG）で代用しています．ITPではPAIgGが高値となりますが，ITP以外の血小板減少症でも高値となることが多いのです（「PAIgGが高値なのでITPである」とは言えません）．一方，PAIgGが低値なら，ITPの可能性は低いと考えてよいでしょう．

● 検査（表1）

- **血液検査**：血小板が減少し，白血球やヘモグロビンは原則として正常です．
- **骨髄穿刺**：血小板がたとえ1,000/μLまで減少していても，穿刺後の圧迫止血を確実に行えば，骨髄穿刺は安全に施行できます．巨核球（血小板を生み出す細胞）は正常ないし増加しています．そのほかの細胞は正常です．
- **血小板関連IgG (PAIgG)**：血小板に対する抗体の有無を調べる検査です．ITPではPAIgGが高値となります（→Advanced study 1）．
- **その他**：ITPは，全身性エリトマトーデス（SLE）の一症状として現れることがあるので，抗核抗体や抗DNA抗体，補体を検査する場合があります．下記のように，ピロリ菌の検査も必要です．

● 治療（図4）

(1) **副腎皮質ホルモン（プレドニゾロン）**：第一選択薬です．副作用が多く再発も多いため，血小板が2～3万/μLまで減少しない限り，無治療で経過をみることがあります．

(2) **ピロリ菌除菌療法**：ピロリ菌陽性の患者に有効な場合があります．副作用が少ないので，最近は第一選択治療として

図4 ITPの治療方法

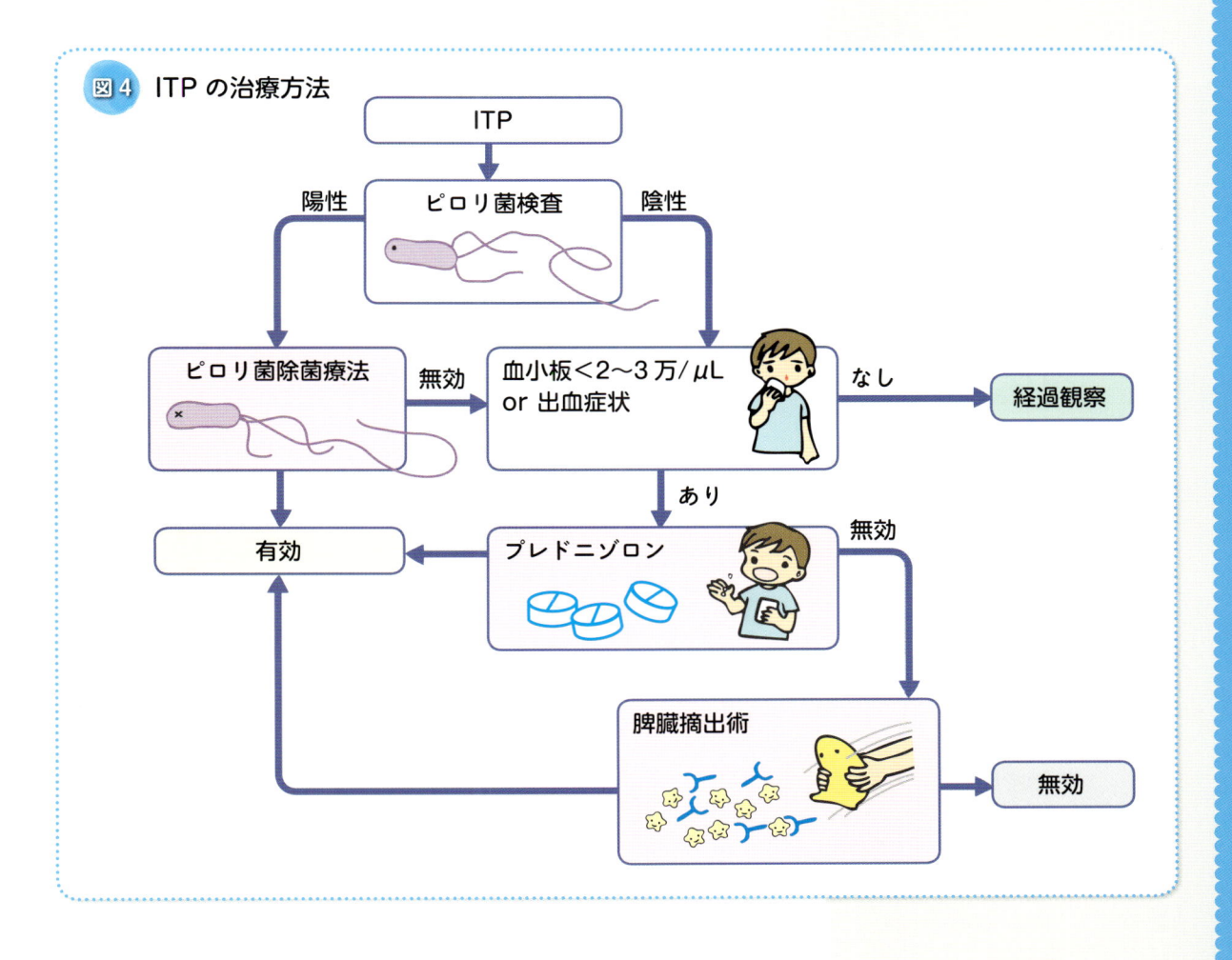

施行されます（→Advanced study 2）．

(3) **脾臓摘出術**：上記の治療が無効のときに行います（脾臓は血小板が壊される場所であると同時に，血小板に対する抗体が作られる場所でもあります）．手術前にガンマグロブリンを大量に点滴すると一時的に血小板が増加し，安全に手術ができます．

(4) **血小板輸血**：血小板を輸血してもすぐに抗体で壊されてしまうので，出血を予防する目的での輸血は行いません．しかし，現に出血して止まらない場合に，止血を目的に血小板輸血を行うことがあります（消化管出血の場合など）．

● 予後

- 血小板が3万/μL以上あれば，出血死する危険性はほとんどありません．しかし，ケガや事故には十分気をつける必要があります．

★ Advanced study 2

ITPとピロリ菌感染症

ピロリ菌は胃に感染して，胃潰瘍の原因となります．たまたまITPを合併した胃潰瘍の患者に，ピロリ菌除菌療法を施行したところ，血小板が増加した例があったことから，除菌療法が広く行われるようになりました．ただし，ピロリ菌陽性者のごく一部にしかITPは発症しません．

日本では，ピロリ菌の除菌に成功したITP患者の約60％で血小板が増えた（除菌療法が有効）という統計があります．

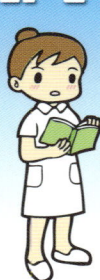

IX-2 血栓性血小板減少性紫斑病
Thrombotic thrombocytopenic purpura

溶血性貧血，血小板減少，腎機能障害，発熱，精神神経障害を主徴とする疾患です．フォン・ヴィレブランド因子（止血因子のひとつ）を分解する酵素に対する自己抗体が，原因のひとつです．治療として血漿交換が有効です．

Dictionary 1

フォン・ヴィレブランド因子（VWF）

フォン・ヴィレブランド因子（von Willebrand factor：VWF）は，止血関連物質のひとつで，いくつもの分子が重合した状態（VWF multimer：VWFM）で血漿中に存在しています．VWFは血管内皮細胞で作られるのですが，作られた直後はきわめて大きいマルチマー（unusually large-VWFM：UL-VWFM）を形成しています（図2）．UL-VWFMは血栓を作る力が非常に強く，このままでは血管内に血栓ができてしまうので，ADAMTS13（アダムティーエス13）という分解酵素で，適切な大きさのVWFMに切断されるようになっています．すなわち，ADAMTS13がないと血栓ができやすくなるのです．
このADAMTS13が先天的に欠損しているのが先天性TTPで，ADAMTS13に対する自己抗体ができてADAMTS13の活性が低下するのが後天性TTPです．後天性TTPに対する血漿交換療法は，自己抗体とUL-VWFMを取り除き，新しいADAMTS13を補充する，という意味を持っています．

血栓性血小板減少性紫斑病

● 略称
- TTP（ティーティーピー）

● 病態
- 血栓性血小板減少性紫斑病（TTP）は，①溶血性貧血，②血小板減少，③腎機能障害，④発熱，⑤精神神経症状を5主徴とする疾患です．類縁疾患に溶血性尿毒症症候群（HUS）があり，どちらも全身の微小血管内の血栓形成が特徴なのですが，その原因が異なっています（図1）．
- 後天性TTPは，フォン・ヴィレブランド因子（VWF）（→Dictionary 1）を分解する酵素（ADAMTS13）に対する自己抗体が原因で発症します（図2）．

● 症状
- 上記の5主徴が現れます．全部の症状が出そろうわけではなく，一部しか認められない場合があります．

● 検査と診断
- **血液検査**：溶血性貧血の所見（正球性貧血，LDH高値，ハプトグロビン低値．p.148〜参照）と，血小板減少があります．血液塗抹標本で破砕赤血球を認めます．
- **特殊検査**：典型例では，超巨大VWF重合体が認められ，ADAMTS13活性が低下しています（図2）．

● 治療
- 後天性TTPに対しては，血漿交換が治療の第一選択です．血小板輸血は血栓を悪化させるので禁忌です．
- 先天性TTPには，新鮮凍結血漿を定期的に輸注します．

IX-2 血栓性血小板減少性紫斑病 Thrombotic thrombocytopenic purpura

図1 TTP と HUS の病態

TTP
- 抗ADAMTS13抗体
- ADAMTS13欠損症
→ ADAMTS13活性低下 → UL-VWFMの形成

HUS
- 大腸菌O157などの感染症
→ ベロトキシン → 血管内皮障害

→ 微小血管内血栓
→ 血小板消費 → 血小板減少
→ 赤血球破砕 → 溶血性貧血
→ 血栓症（とおせんぼ）
→ 発熱
→ 腎機能障害
→ 精神神経障害

ADAMTS13：フォン・ヴィレブランド因子（VWF）を分解する酵素．UL-VWFM：超巨大 VWF マルチマー（重合体）．
図2 も参照．

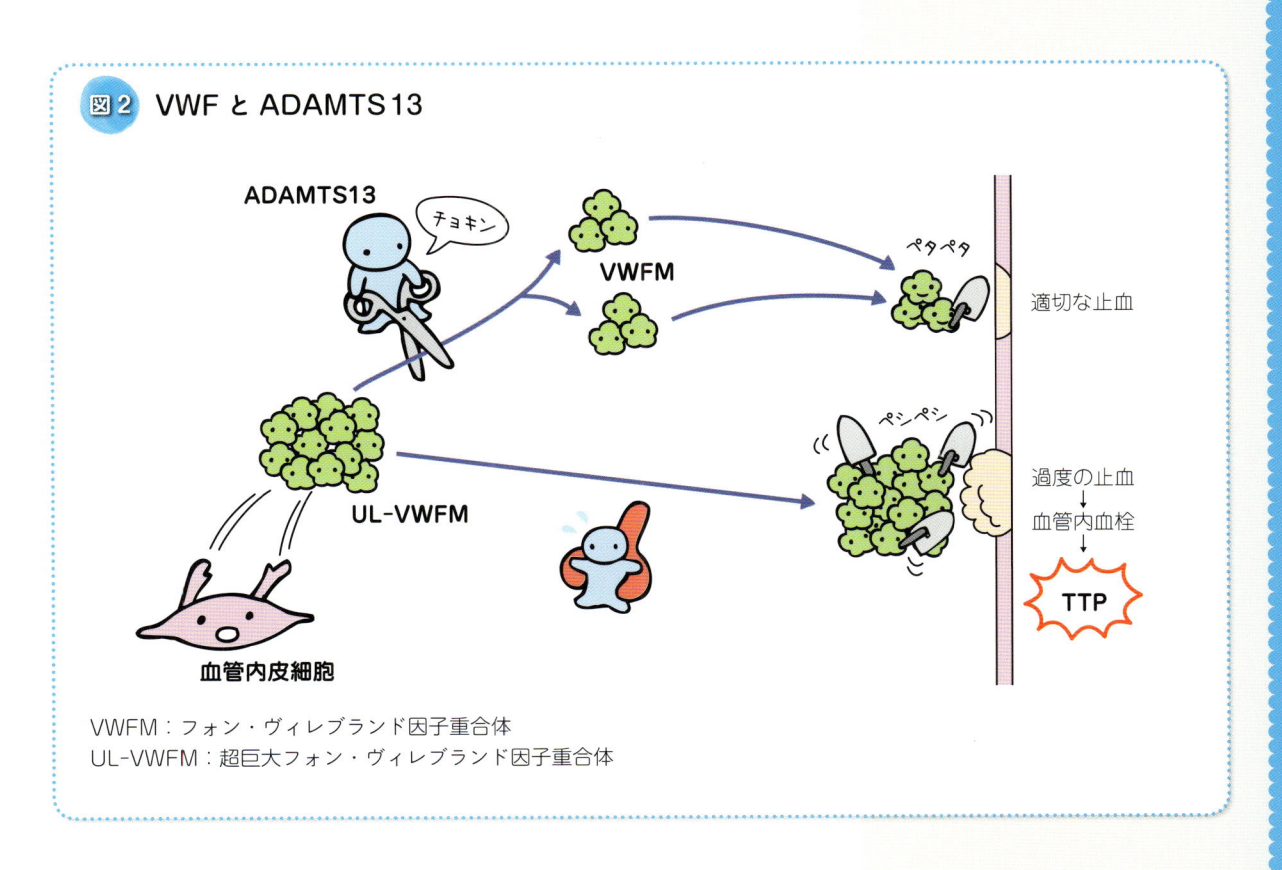

図2 VWF と ADAMTS13

ADAMTS13（チョキン）
VWFM → ペタペタ → 適切な止血

UL-VWFM ← 血管内皮細胞
→ ペシペシ → 過度の止血 → 血管内血栓 → **TTP**

VWFM：フォン・ヴィレブランド因子重合体
UL-VWFM：超巨大フォン・ヴィレブランド因子重合体

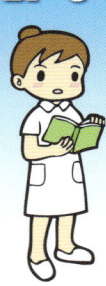

IX-3 播種性血管内凝固症候群
Disseminated intravascular coagulation

腫瘍や感染症に伴って凝固能が病的に亢進し，血管内で凝固が起こる疾患です．血管内で凝固した血液を溶かす働きも同時に起こるため，血小板や凝固因子が消費されて減少し，出血も起きやすくなります．

⭐ Advanced Study 1

DICの分子マーカー

血管内で凝固と線溶がどんどん起こると，ふつうでは作られない物質が血漿中に現れます（図2）．Dダイマーは，安定化フィブリンがプラスミンで分解されてできた分子で，血中Dダイマー高値は凝固系が活性化されている（フィブリンがどんどん作られている）証拠になります．FDPは，フィブリンやフィブリノゲンがプラスミンで分解されてできたものです．アンチトロンビン（AT）は，トロンビンと結合してその働きを抑制します．TATはトロンビンとATが結合した物質で，凝固系が活性化されると血中にTATが増加します．一方，PICは線溶系活性化のマーカーで，プラスミンと$α_2$プラスミンインヒビター（$α_2$PI：プラスミンと結合してその働きを抑える物質）の複合体です．これらの物質を分子マーカーと総称し，その血中濃度を測定して診断に役立てます．

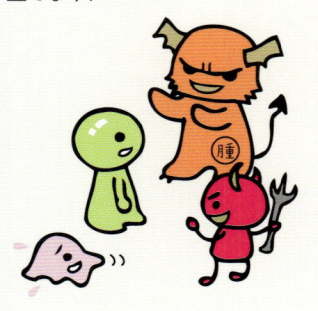

播種性血管内凝固症候群

● 略称
- DIC（ディーアイシー，ディック）

● 病態
- 血液は血管内では凝固せず，血管が破綻した時に始めて凝固する仕組みになっています（p.8～参照）．ところが，腫瘍や感染症に伴って凝固系が病的に活性化されると，全身の血管内で凝固が始まることがあります．血管内で凝固が始まると，必ずそれを溶かす働き（線維素溶解＝線溶）も現れます．凝固と線溶が次々に起こると，血小板や凝固因子が大量に消費され，出血傾向が出現します（図1）．これが播種性血管内凝固症候群（DIC）です．
- 凝固線溶系の活性化に伴って，FDPなどの物質が作られます（図2）．これらの分子マーカー（→Advanced Study 1）を測定し，診断に役立てます．
- DICを起こす疾患は多数あります（表1）．血液疾患の中では，特に急性前骨髄球性白血病に高頻度に合併します．

● 症状
- 血管内凝固の結果，血栓症が起こります．腎臓の微小血管の血栓症による腎機能障害や，脳の微小血管の血栓症による脳梗塞（精神神経障害）が比較的よく認められます．
- 血小板や凝固因子が消費されると，出血症状（皮下出血や粘膜出血など）が現れます．血液疾患を基礎疾患とするDICでは，血栓症より出血が起こりやすい傾向があります．

IX-3 播種性血管内凝固症候群 Disseminated intravascular coagulation

図1 DICの病態

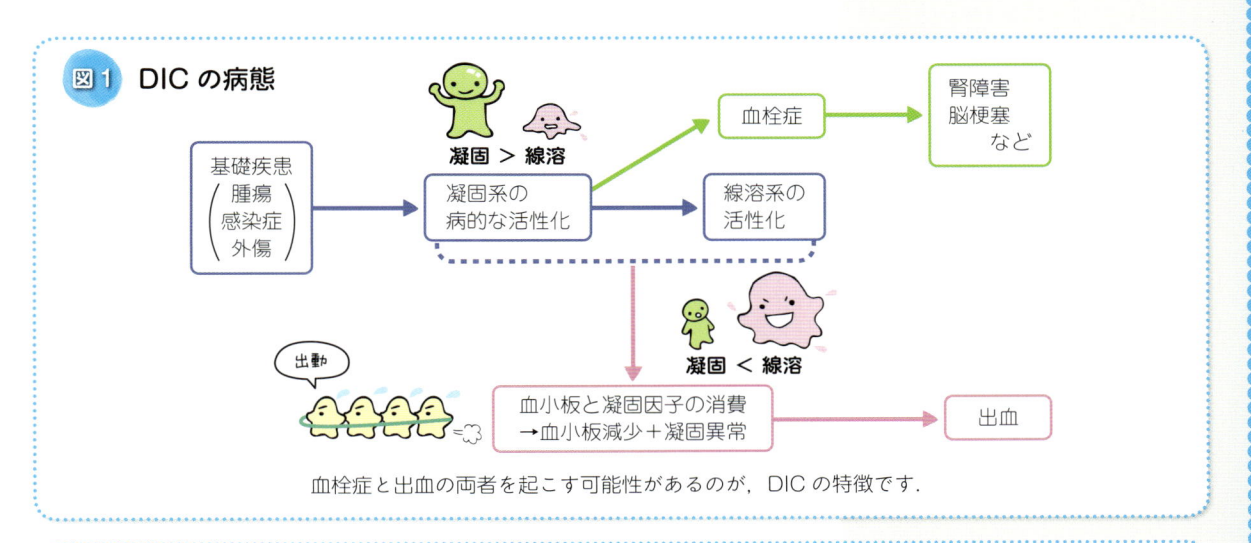

基礎疾患（腫瘍／感染症／外傷）→ 凝固系の病的な活性化

凝固 ＞ 線溶 → 血栓症 → 腎障害，脳梗塞 など

凝固系の病的な活性化 → 線溶系の活性化

凝固 ＜ 線溶 → 血小板と凝固因子の消費 →血小板減少＋凝固異常 → 出血

血栓症と出血の両者を起こす可能性があるのが，DICの特徴です．

図2 DICの分子マーカー

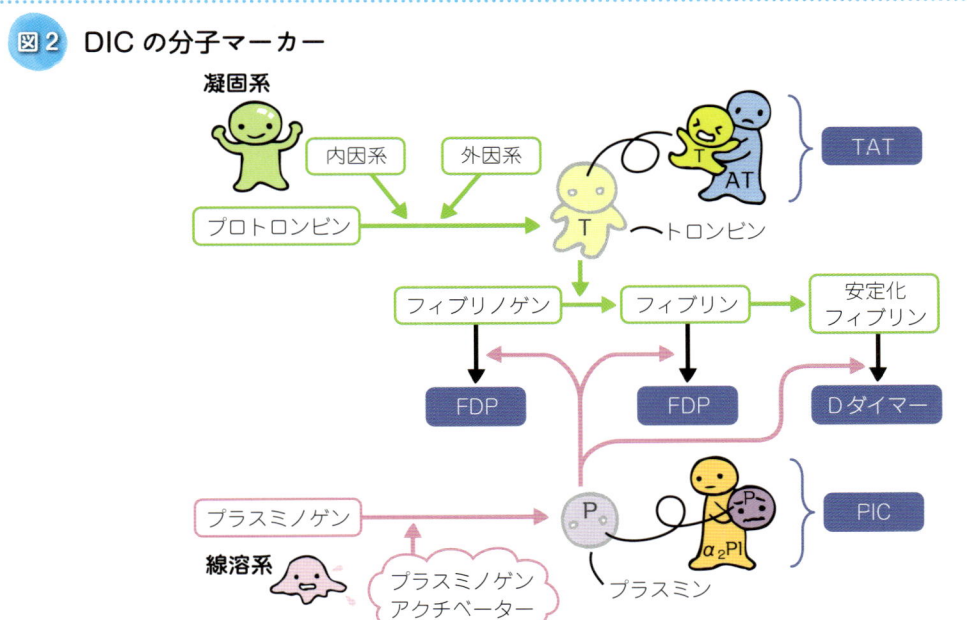

凝固系：内因系・外因系 → プロトロンビン → トロンビン（T）+ AT → **TAT**

フィブリノゲン → フィブリン → 安定化フィブリン

フィブリノゲン → FDP
フィブリン → FDP
安定化フィブリン → Dダイマー

線溶系：プラスミノゲン →（プラスミノゲンアクチベーター）→ プラスミン（P）+ α₂PI → **PIC**

AT：アンチトロンビン，α₂PI：α₂プラスミンインヒビター，TAT：トロンビン・AT複合体，PIC：プラスミン・α₂PI複合体，FDP：フィブリン・フィブリノゲン分解産物

表1 DICの基礎疾患

重症感染症	敗血症など
悪性腫瘍	固形癌：胃癌，大腸癌，肝細胞癌，子宮癌など 造血器腫瘍：急性白血病，悪性リンパ腫
婦人科領域疾患	羊水塞栓，常位胎盤早期剝離，死胎児稽留症候群
救急領域	ショック，多発外傷，重症熱傷
その他	ABO不適合輸血，劇症肝炎など

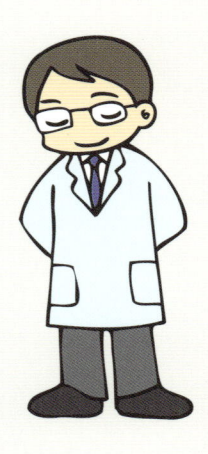

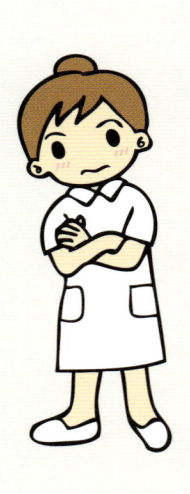

検査

- **血液一般検査**：血小板減少と凝固検査異常（プロトロンビン時間[PT]延長，活性化部分トロンボプラスチン時間[APTT]延長，フィブリノゲン低下）が認められます（p.34～参照）．
- **特殊検査**：FDP（フィブリン・フィブリノゲン分解産物），Dダイマー，TAT（トロンビン・アンチトロンビン複合体），PIC（プラスミン・α₂プラスミンインヒビター複合体）が高値になります（→Advanced Study 1, 図2）．

診断

- 日本では旧厚生省の診断基準（表2）が使われることが多いのですが，早期診断には適さないと言われています．
- 実際には，FDP，Dダイマー，TATなどが高値で，他に血小板減少や凝固異常を起こす原因がない場合にDICと診断しています．

治療（図3）

- 抗凝固療法＋補充療法（輸血）を行いますが，最も重要なのは基礎疾患の治療です．基礎疾患がよくなれば，DICも自然によくなります．
- 抗凝固療法としては，ヘパリン，低分子ヘパリン，蛋白分解酵素阻害薬いずれかの持続点滴を行います．新しい治療薬として，ダナパロイド（オルガラン®）やトロンボモデュリン（リコモジュリン®）も使われます．
- 補充療法として，血小板は2～5万/μLを保つように血小板輸血を行い，フィブリノゲンは100 mg/dLを保つように新鮮凍結血漿を輸血します．

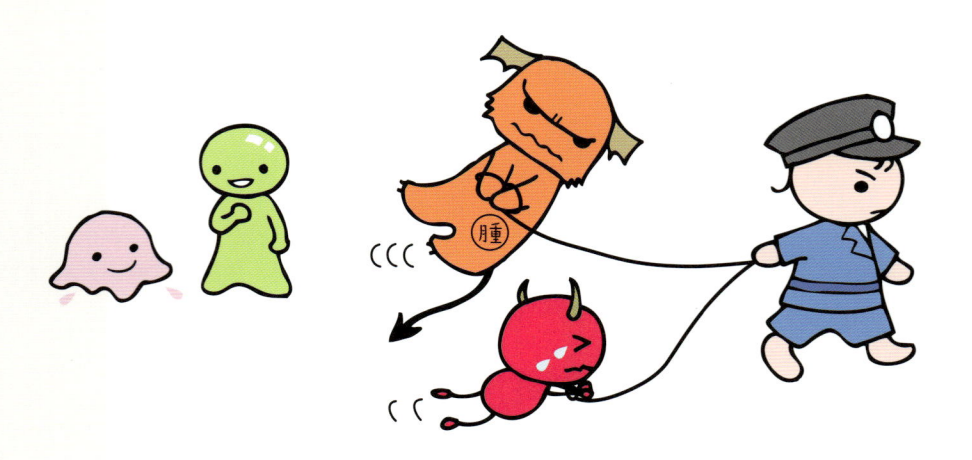

IX-3 播種性血管内凝固症候群 Disseminated intravascular coagulation

表2 旧厚生省のDIC診断基準（1988年改訂版）

項目		得点			
		0	1	2	3
基礎疾患		なし	あり		
臨床症状	出血症状（*）	なし	あり		
	臓器症状	なし	あり		
検査成績	FDP（μg/mL）	<10	10≦ <20	20≦ <40	40≦
	血小板（万/μL）（*）	12<	8< ≦12	5< ≦8	≦5
	フィブリノゲン（mg/dL）	150<	100< ≦150	≦100	
	PT-INR	<1.25	1.25≦ <1.67	1.67≦	
判定 上記の合計得点	白血病などの疾患や抗癌薬治療後で，血小板が減っている場合 （*）の項目は0点とする			≧4 DIC 3 DICの疑い ≦2 DICの可能性低い	
	上記以外の場合			≧7 DIC 6 DICの疑い ≦5 DICの可能性低い	

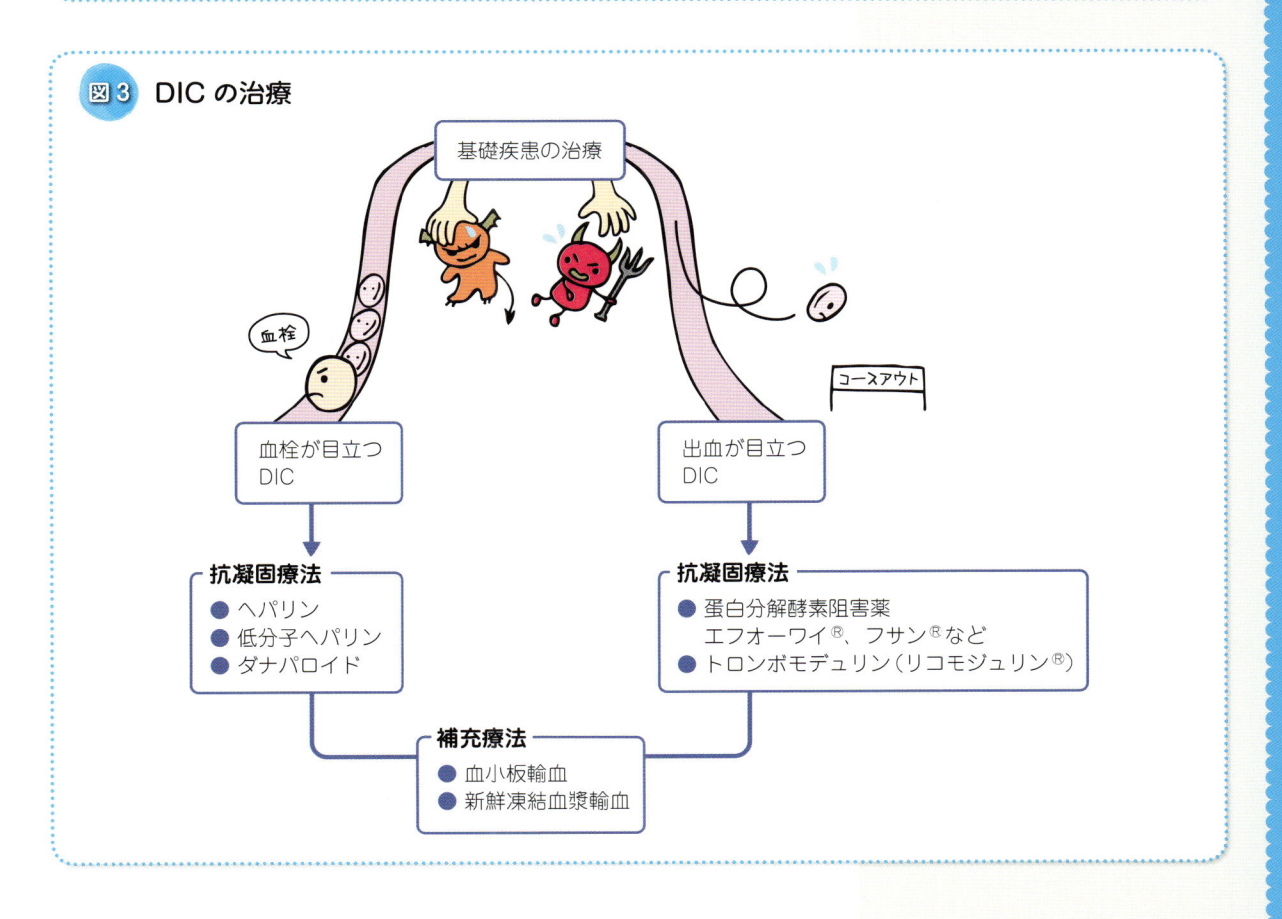

図3 DICの治療

- 基礎疾患の治療
- 血栓が目立つDIC
  - 抗凝固療法
    - ヘパリン
    - 低分子ヘパリン
    - ダナパロイド
- 出血が目立つDIC
  - 抗凝固療法
    - 蛋白分解酵素阻害薬
      エフオーワイ®、フサン®など
    - トロンボモデュリン（リコモジュリン®）
- 補充療法
  - 血小板輸血
  - 新鮮凍結血漿輸血

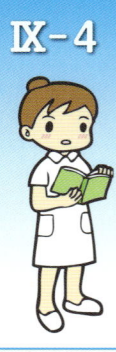

IX-4 血友病
Hemophilia

遺伝子異常が原因で，凝固第Ⅷ因子または第Ⅸ因子が先天的に欠乏している遺伝性出血性疾患です．凝固因子製剤を自己注射によって補充し，重篤な出血を予防するようにします．

⭐ Advanced Study 1

血友病の遺伝形式

図2に示すような遺伝形式を伴性劣性遺伝と呼びます．図2からわかるように，患者の子供は血友病になりませんが，孫の男児が血友病になる可能性があります．患者のほとんどは男性ですが，血友病の患者がたまたま保因者の女性と結婚した場合には，その女児が血友病になる可能性があります（実際に女性の患者さんもいます）．

ただし，血友病には孤発例（家系内に患者・保因者がいない）もあります．すなわち，患者の母親がすべて保因者であるわけではありません．

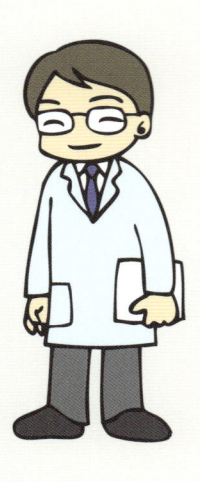

血友病

● 病態
- 遺伝子異常が原因で，先天的に第Ⅷ因子を作れないのが血友病A，第Ⅸ因子を作れないのが血友病Bです（図1）．凝固系がうまく働かないので，出血しやすくなります．
- 第Ⅷ因子と第Ⅸ因子の遺伝子は，両者ともX染色体上にあります．母親から変異遺伝子を受け継いだ男児が血友病を発症します（→Advanced Study 1）．血友病患者の男児は血友病にはならず，女児が保因者となります（図2）．

● 症状
- 幼少時から，皮下出血や鼻出血などを繰り返します．特に筋肉内出血や関節出血が特徴的で，関節出血を繰り返すと関節破壊が起こってADL低下の原因となります．

● 検査
- **血液スクリーニング検査**：血小板数，プロトロンビン時間（PT）は正常です．活性化部分トロンボプラスチン時間（APTT）は種々の程度に延長します（図1，p.34〜参照）．
- **特殊検査**：血友病Aでは第Ⅷ因子活性が低下，血友病Bでは第Ⅸ因子活性が低下しています．

● 治療
- 血友病Aでは第Ⅷ因子製剤を，血友病Bでは第Ⅸ因子製剤を，出血や処置にあわせて自己注射します（表1）．
- 出血が起こってから凝固因子製剤を注射する場合と，出血する前に定期的に（毎日）注射する場合があります．

IX-4 血友病 Hemophilia

図1 血友病の病態

凝固第Ⅷ因子が欠乏するのが血友病A，第Ⅸ因子が欠乏するのが血友病Bです．APTTが延長しますが，PTは延長しません．

図2 血友病の遺伝形式

保因者は健常者の約半分量の第Ⅷ因子（または第Ⅸ因子）を作ることができるので，出血傾向は起こりません．

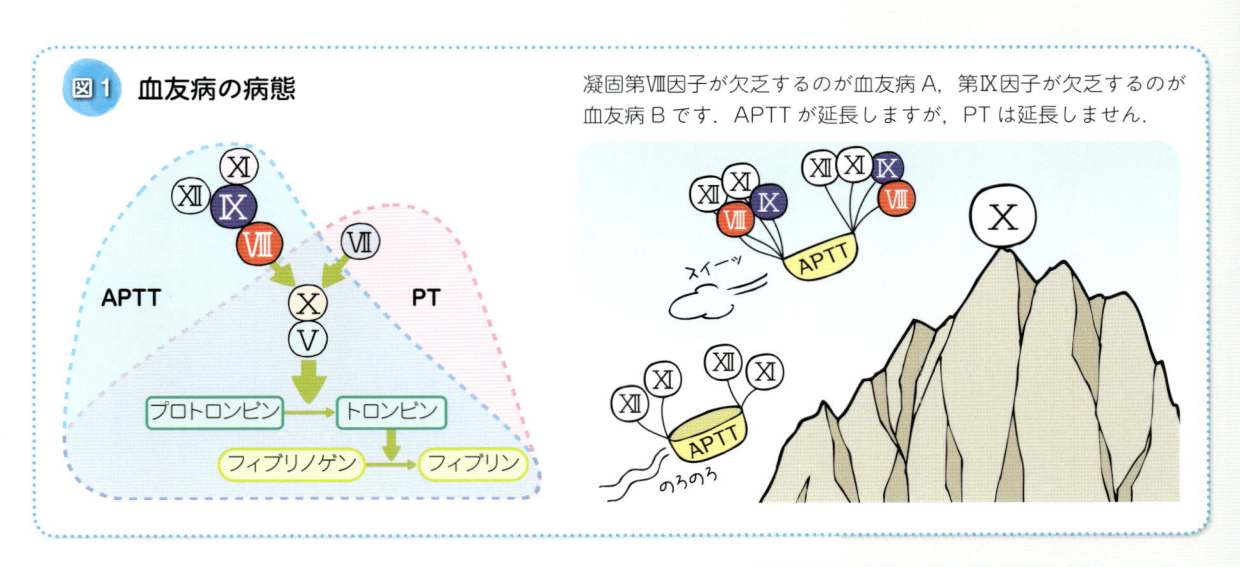

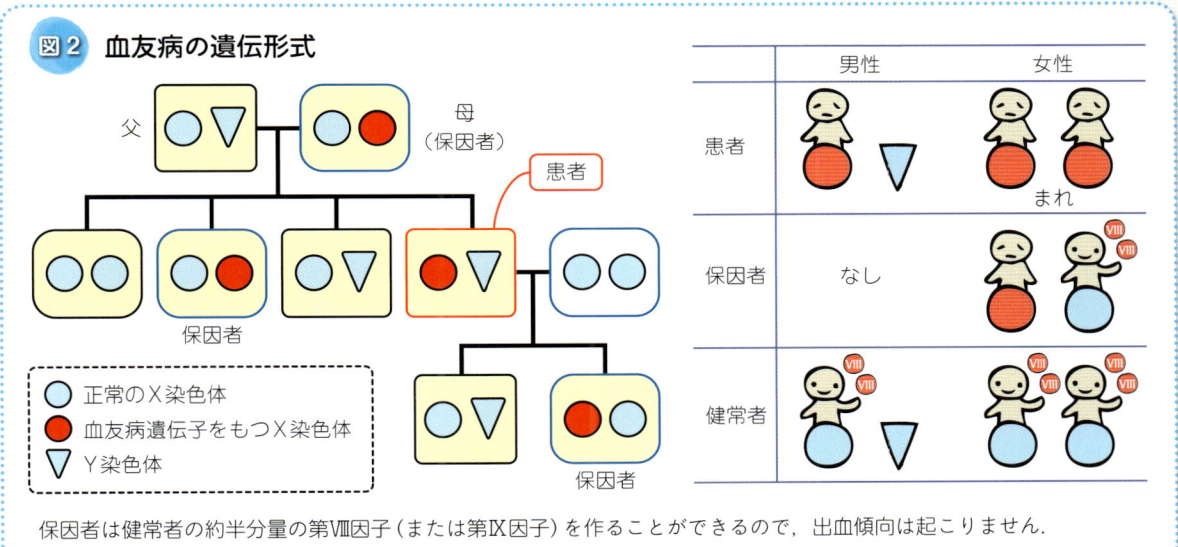

表1 血友病Aに対する第Ⅷ因子製剤の補充量

出血部位・処置・手術	1回投与量 (U/kg)	投与回数	投与期間
皮下・粘膜出血	5〜10	1回/日	1〜2日
関節・筋肉出血（軽度）	10	1回/日	1〜2日
（高度）	20	1回/日	3〜5日
重篤な出血	初回：20〜50	2回/日	1日
消化管出血など	止血まで：10〜25	1〜2回/日	5〜7日
抜歯	25〜50	1回/日	1日
小外科的手術	術中〜翌日：25	2回/日	2日
関節穿刺，小切開など	創傷治癒まで：15	2回/日	5〜7日
大外科的手術	術中〜翌日：50	2回/日	2日
開腹手術など	術後1週まで：25	2回/日	5日
	創傷治癒まで：15	1〜2回/日	10〜14日

血友病Bに対する第Ⅸ因子製剤の補充量は上記の約半分の量になります．

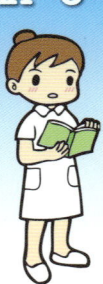

IX-5 その他の凝固異常症

先天的（遺伝子異常が原因）または後天的な原因で凝固異常を起こし，出血をしやすくなる疾患がいくつかあります．原因を確定し，それぞれに対して必要な治療を行います．

⭐Advanced Study 1

VWDの治療薬

デスモプレシン（DDAVP）は，中枢性尿崩症の治療薬です．血管内皮細胞からのVWFや第Ⅷ因子の放出を増加させる働きを持っているので，軽症VWDの治療薬としても使用されます．第Ⅷ因子製剤には第Ⅷ因子単独製剤と，VWFとの複合体製剤とがあります．後者はVWDの治療の際にも使うことができます．

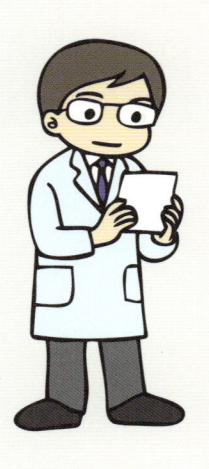

I. フォン・ヴィレブランド病 von Willebrand disease（VWD）

- フォン・ヴィレブランド因子（VWF）は，血管外に漏れ出すと皮下組織にある膠原線維と結合し，そこに血小板を粘着させる「糊」の働きをしています（図1）．VWFは第Ⅷ因子を安定化して運搬する働きもしています．
- VWFの欠乏症・機能異常症がフォン・ヴィレブランド病（VWD）です．遺伝子変異による先天的VWDのほか，SLEなどに合併する後天性VWDもあります．
- 血小板数，プロトロンビン時間（PT），活性化部分トロンボプラスチン時間（APTT）は正常です．血小板機能検査において血小板粘着能は低下しています（図2）．VWFの減少やマルチマー解析の異常により確定診断します．
- 治療として，出血時や手術を行う前に，デスモプレシンや第Ⅷ因子製剤を投与します（→Advanced Study 1）．

II. 第ⅩⅢ因子欠乏症

- 凝固第ⅩⅢ因子は，フィブリンを安定化させる働きをしています（図3）．第ⅩⅢ因子欠乏症の特徴的な症状は，後出血（いったん止まった出血が，あとで再出血する）です．
- 血小板数，PT，APTTいずれも正常です（図2, 3）．第ⅩⅢ因子活性は低下しています．
- 手術前など必要に応じて第ⅩⅢ因子製剤を補充します．

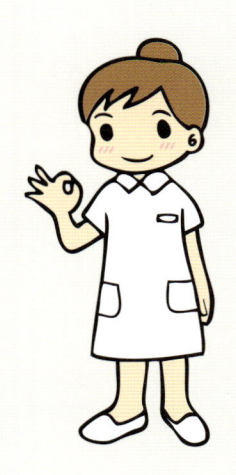

IX-5 その他の凝固異常症

図1 フォン・ヴィレブランド因子（VWF）の機能

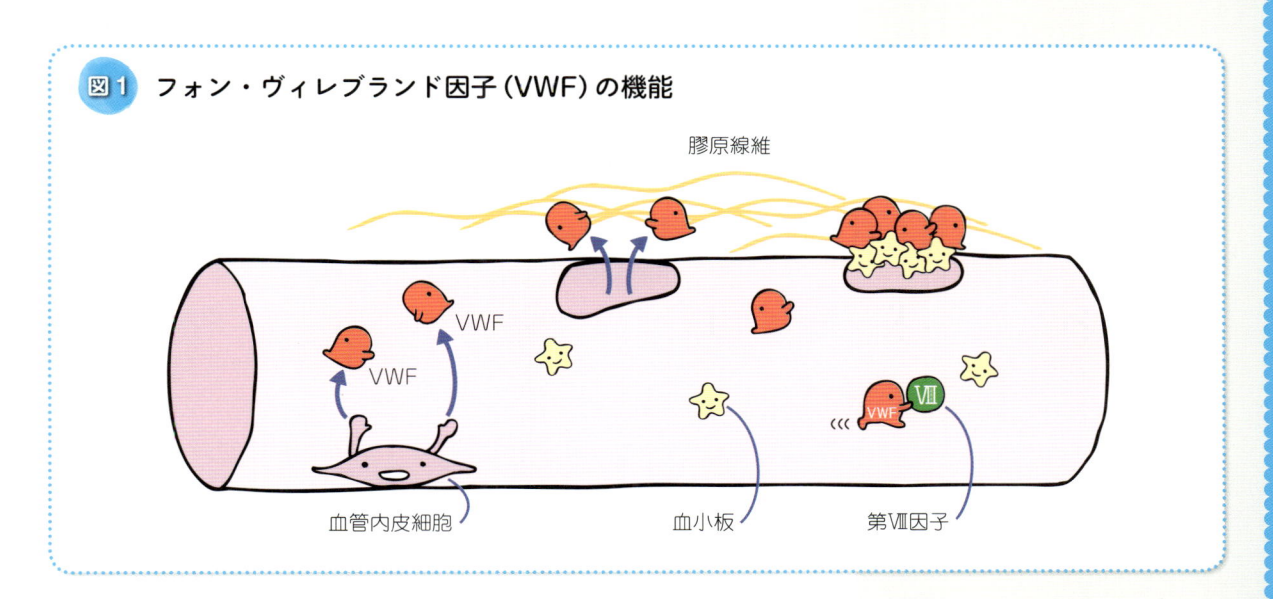

膠原線維
VWF
血管内皮細胞
血小板
第VIII因子

図2 出血傾向の検査

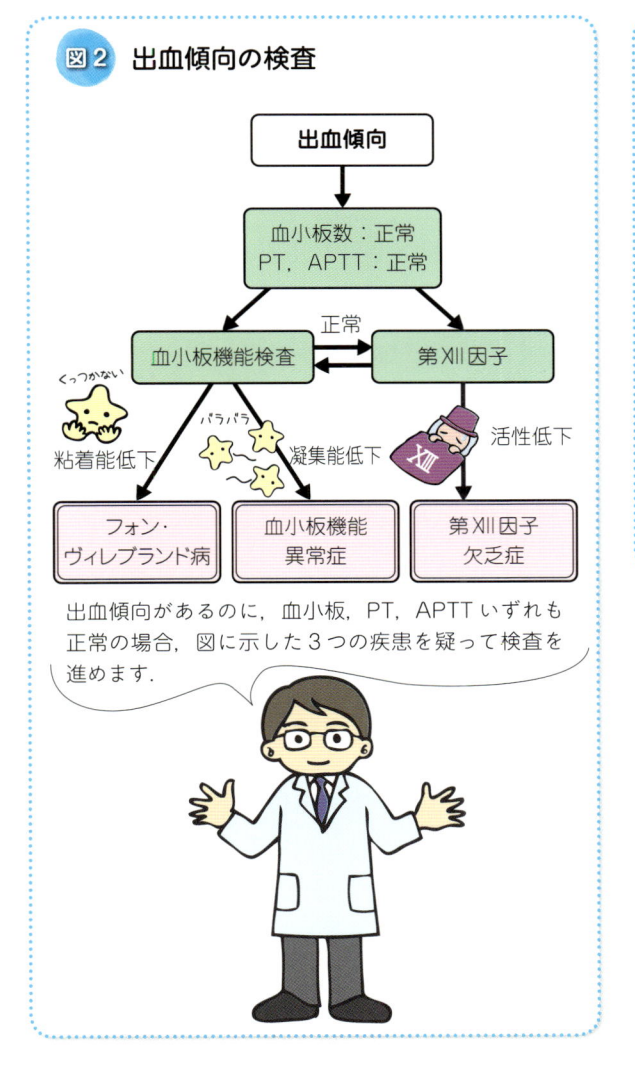

出血傾向
↓
血小板数：正常
PT, APTT：正常
↓
血小板機能検査 ←正常→ 第XIII因子

くっつかない　粘着能低下
パラパラ　凝集能低下
活性低下

→ フォン・ヴィレブランド病
→ 血小板機能異常症
→ 第XIII因子欠乏症

出血傾向があるのに，血小板，PT, APTTいずれも正常の場合，図に示した3つの疾患を疑って検査を進めます．

図3 第XIII因子の作用点

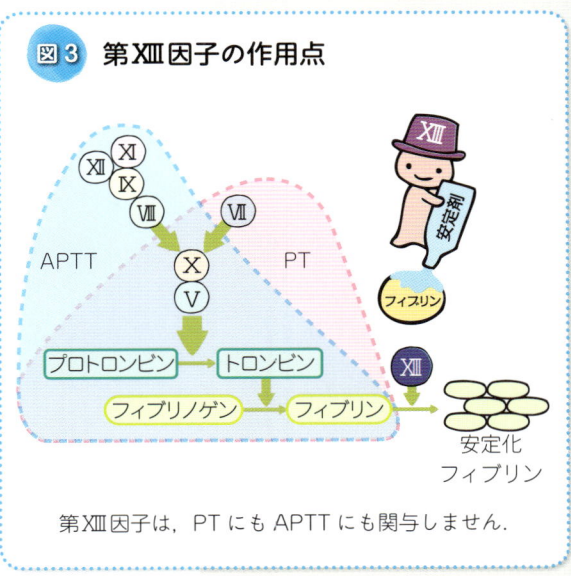

APTT：XII, XI, IX, VIII
PT：VII
X, V
プロトロンビン → トロンビン
フィブリノゲン → フィブリン → 安定化フィブリン
XIII（安定剤）

第XIII因子は，PTにもAPTTにも関与しません．

IX 出血・血栓を起こす疾患

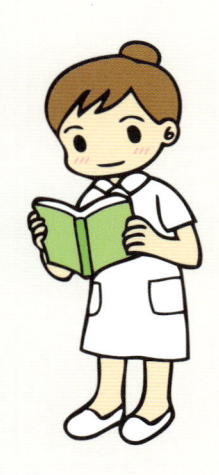

III. その他の先天性凝固因子欠乏症

- 先天性凝固因子欠乏症としては，血友病A（第VIII因子欠乏）または血友病B（第IX因子欠乏），VWDの頻度が高いのですが，その他の凝固因子についても，遺伝子変異による先天性欠乏症があります．
- 出血しやすさの程度は，患者によって大きく異なります（無症状の場合もあります）．理由はよくわかっていませんが，第XII因子欠乏症では逆に血栓傾向を示します．
- 出血時には，凝固因子製剤または新鮮凍結血漿（FFP）で欠乏している因子を補充します．

IV. ビタミンK欠乏症

- 凝固第II因子（プロトロンビン），第VII因子，第IX因子，第X因子が作られるときに，ビタミンKは必須の物質です（図4）．すなわち，ビタミンKが不足するとこれらの凝固因子が作られず，出血傾向を呈します．
- ビタミンK欠乏は，新生児，乳児にみられることが多いのですが，長期に抗菌薬を投与された患者（腸内細菌叢でビタミンKが合成されなくなる）や肝胆道系疾患（吸収障害）でも認められることがあります．
- ワルファリンは，ビタミンKの代謝を阻害してビタミンK欠乏を起こし，抗凝固能を発揮します（図5）．
- ビタミンK製剤の静注により数時間で出血傾向は改善します．止血を急ぐ時はFFPを輸注します．

V. 凝固因子インヒビター症

- 後天的に凝固因子に対する抗体（インヒビター）が作られて凝固因子活性が低下し，出血傾向を呈する疾患です（→Advanced Study 2）．
- 出血傾向が高度であることが多く，抗体の影響を受けない凝固因子製剤を投与して止血します（→Advanced Study 2）．抗体を減らすことを目的に副腎皮質ステロイド薬を投与する場合もあります．

Advanced Study 2

凝固因子インヒビター症

例えば血友病Aの患者に第VIII因子製剤を繰り返し投与していると，その製剤に対する抗体ができることがあります．抗体ができると，それまでと同じように第VIII因子製剤を静注しても第VIII因子活性が上がらず，出血が止まらなくなります．この場合には，第VIII因子と無関係に凝固系を活性化できる（図3，4），活性型第VII因子製剤や活性型プロトロンビン複合体製剤が有効です．

凝固因子製剤の投与とは無関係に，膠原病や悪性リンパ腫などを基礎疾患として，凝固因子に対する自己抗体ができる場合もあります．例えば，第VIII因子に対する自己抗体ができると，第VIII因子活性が低下し血友病Aと同じ症状が現れます（後天性血友病）．この場合も，活性型第VII因子製剤や活性型プロトロンビン複合体製剤が有効です．

IX-5 その他の凝固異常症

図4 ビタミンK依存性凝固因子

黄色で示したのが産生に際しビタミンKが必要な因子です．ビタミンK欠乏症では，PTもAPTTも延長します．

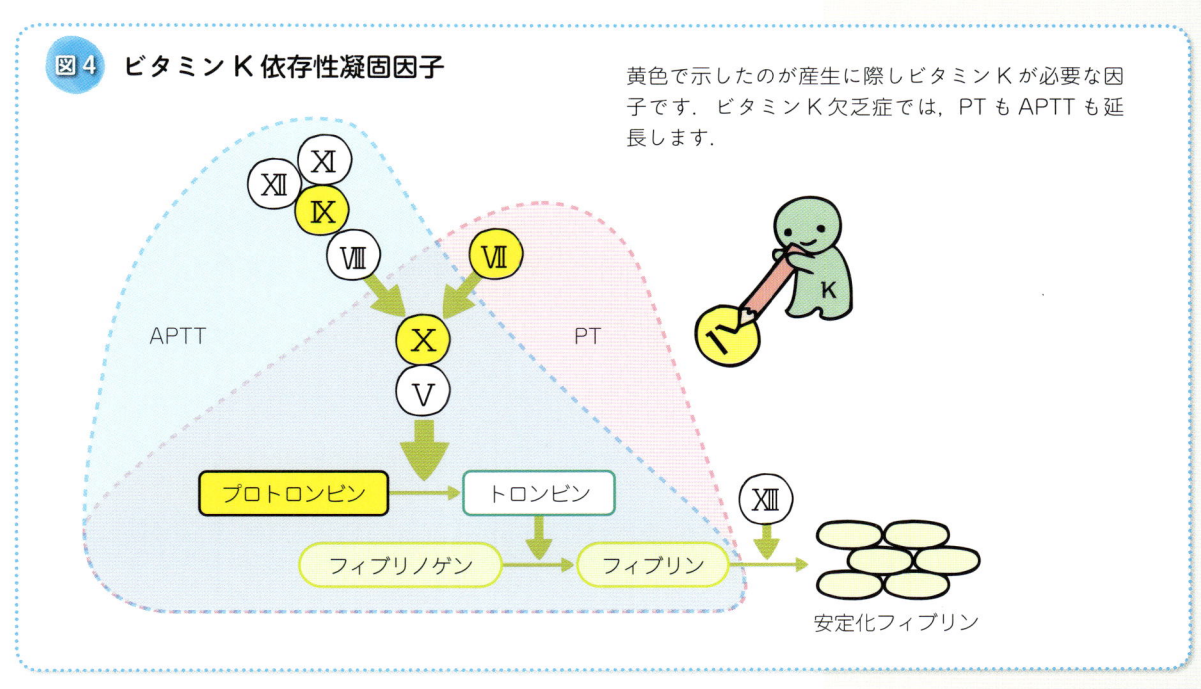

図5 ビタミンKとワルファリン

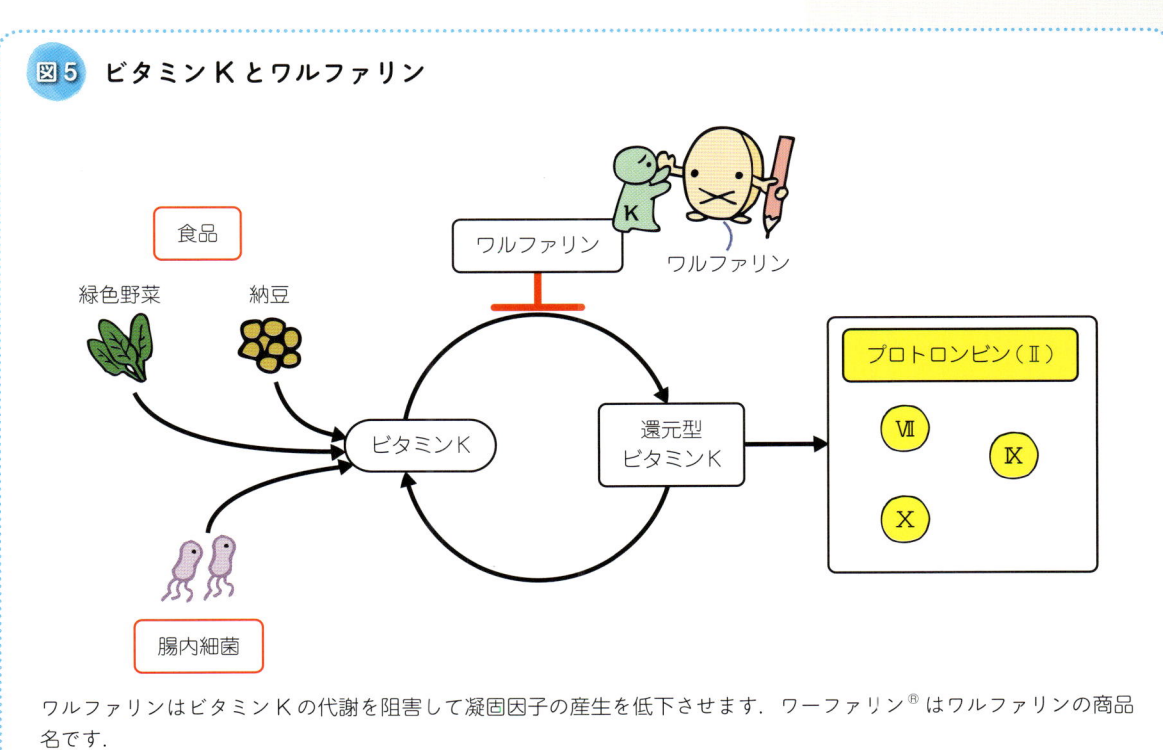

ワルファリンはビタミンKの代謝を阻害して凝固因子の産生を低下させます．ワーファリン®はワルファリンの商品名です．

IX-6 肺血栓塞栓症・深部静脈血栓症
Pulmonary thromboembolism, Deep vein thrombosis

肺動脈に血栓が詰まり血流障害を起こす疾患で，呼吸不全を起こします．骨盤内や下肢にできた深部静脈血栓症が原因となることが多く，その管理を行うことが治療・予防に重要です．

Advanced Study 1

血栓傾向

血栓傾向を生じる基礎疾患・病態としては，p.97の表1にあげたものが代表的です．ロングフライト症候群は，エコノミークラス症候群ともいわれ，飛行機で長時間狭い椅子でじっとしていることにより血栓性が高まり，肺血栓塞栓症を起こすことからついた病名です．表に書かれているもの以外でも，担癌状態，ネフローゼ症候群など血栓傾向を示す病態は多数あります．

肺血栓塞栓症・深部静脈血栓症

略称
- PE（ピーイー），PTE（ピーティーイー），DVT（ディーブイティー）

病態
- 肺血栓塞栓症は，肺動脈に血栓が詰まる疾患です．多くの場合，骨盤内や下肢の深部静脈に血栓ができ（深部静脈血栓症），それが静脈血流にのって右心系を通過し，肺動脈に詰まります（図1）．
- 深部静脈血栓症は，先天性・後天性の血栓傾向（p.96～参照）を有する患者に発症します（→Advanced Study 1）．

症状
- 肺血栓塞栓症は，突然の呼吸困難と胸痛，頻呼吸で発症します．太い肺動脈に塞栓が起きると循環障害を起こして血圧低下，ショック状態となり，急死をすることもあります．
- 下肢の深部静脈血栓では患側の下肢に浮腫が生じます．

検査と診断（図2）
- 血液検査では，血栓症を反映してFDPやDダイマー，TAT（p.182～参照）が高値になります．
- 胸部X線検査では，多くの場合で異常がありません．心臓エコー検査では右心系負荷の所見（右心系の拡大，肺高血圧）を認めます．胸部造影CT検査で肺動脈の血栓を認めれば診断が確定します．下肢静脈のエコーや造影CT，MRIで深部血栓を調べます．

IX-6 肺血栓塞栓症・深部静脈血栓症 Pulmonary thromboembolism, Deep vein thrombosis

図1 肺血栓塞栓症の病態

下肢にできた深部静脈血栓が原因となります．

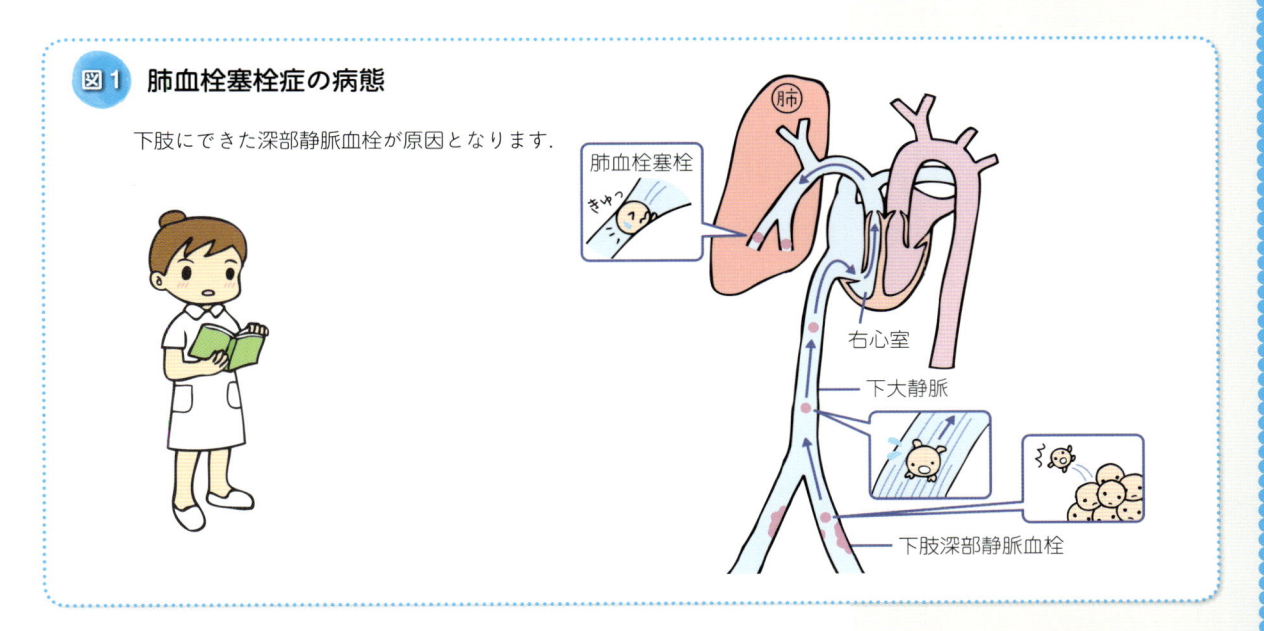

肺血栓塞栓
右心室
下大静脈
下肢深部静脈血栓

図2 肺血栓塞栓症の検査

肺血栓塞栓症の疑い

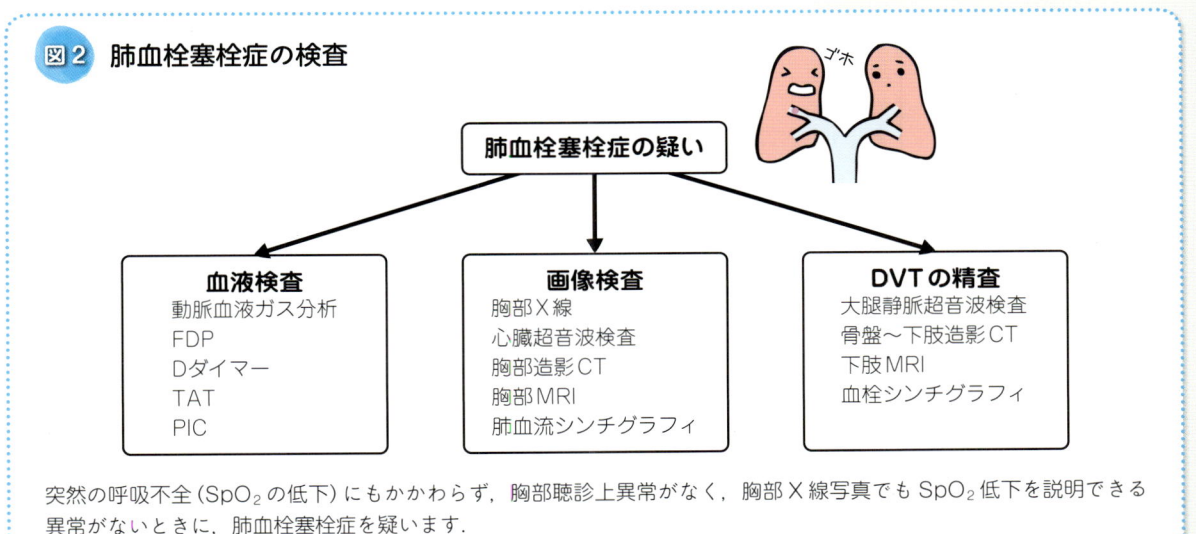

血液検査
動脈血液ガス分析
FDP
Dダイマー
TAT
PIC

画像検査
胸部X線
心臓超音波検査
胸部造影CT
胸部MRI
肺血流シンチグラフィ

DVTの精査
大腿静脈超音波検査
骨盤〜下肢造影CT
下肢MRI
血栓シンチグラフィ

突然の呼吸不全（SpO_2の低下）にもかかわらず，胸部聴診上異常がなく，胸部X線写真でもSpO_2低下を説明できる異常がないときに，肺血栓塞栓症を疑います．

治療・予防

- 抗凝固療法としてヘパリンの持続点滴を行います．急性期を過ぎたら，ワルファリン経口投与に切り替え，再発を予防します．重症例では発症早期に血栓溶解療法を行う場合があります．
- 骨盤や下肢の深部静脈血栓症があり，肺塞栓を繰り返す例では，下大静脈フィルターを留置することがあります．
- 下肢の弾性ストッキングは深部静脈血栓症を予防するのに有用です．

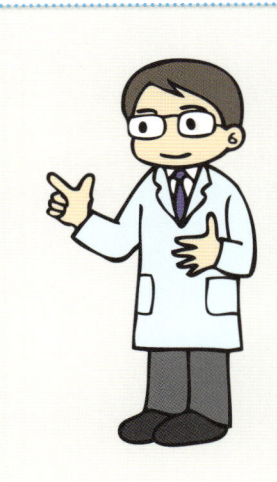

IX-7 先天性血栓性素因
Inherited thrombophilia

凝固系には凝固が行き過ぎないように制御する因子が存在しています．これらの遺伝子が変異すると，先天的に凝固制御因子が作れなくなります．これらの疾患においては血栓傾向を示します．

Advanced Study 1
アンチトロンビン（AT）

ATはトロンビンや第Ⅹ因子などと結合して，これらの凝固因子を不活化します（図2）．ATが働く時には，血管内皮細胞にある「ヘパラン硫酸」という物質が必要になります．ヘパリンもヘパラン硫酸と同様の機能をもち，ATの働きを増強するので，抗凝固薬として使われています．AT欠乏症では，ヘパリンを投与しても，抗凝固作用は現れません．

Advanced Study 2
プロテインCとプロテインS

プロテインCは，トロンビンの働きによって活性化プロテインC（APC）に変化します（正確に言うと，トロンビンとトロンボモジュリンという物質が結合したものが，プロテインCを活性化します）．APCはプロテインSを補助因子として第Ⅴ因子と第Ⅷ因子の分解を促進します（図3）．凝固系が活性化されてトロンビンができると，トロンビンによってAPCが作られ，凝固系にブレーキがかかる仕組みになっています．

先天性血栓性素因

病態
- 凝固系は，複数の因子（物質）がそれぞれを次々と活性化しながら，最終産物であるフィブリンを作ります（図1）．一方で，凝固が行き過ぎないように，凝固系に「ブレーキをかける」因子も存在しています（凝固制御因子）．
- 凝固制御因子の遺伝子変異により，凝固制御因子が先天的に作れなくなると，凝固系にブレーキがかからなくなり，血栓傾向が現れます．線溶系（p.182～参照）を活性化する因子が作られない場合も，血栓傾向が現れます．
- これらをまとめて先天性血栓性素因と呼びます．アンチトロンビン（→Advanced Study 1），プロテインC，プロテインS（→Advanced Study 2）欠乏症が代表的です．

症状
- 血栓症を起こします．肺塞栓症や若年性の脳梗塞の際には，先天性血栓性素因の有無を検査する必要があります．

検査と診断
- 血液検査でそれぞれの凝固制御因子活性を測定し，活性が低下していれば，診断が確定します．

治療・予防
- 抗凝固療法（ヘパリンの持続点滴，または，ワルファリン経口投与）を行います．
- 下肢の弾性ストッキングは深部静脈血栓症を予防するのに有用です．

IX-7 先天性血栓性素因 Inherited thrombophilia

図1 凝固系と凝固制御因子

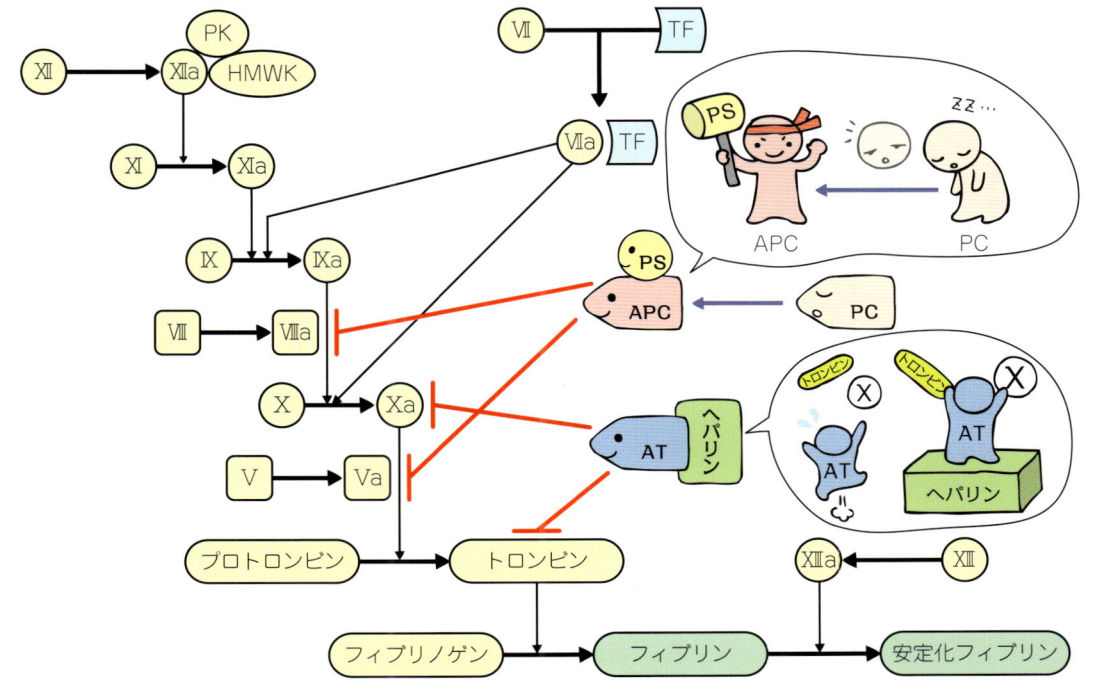

AT：アンチトロンビン，PC：プロテインC，APC：活性化PC，PS：プロテインS，HMWK：高分子キニノゲン，PK：プレカリクレイン，TF：組織因子

図2 アンチトロンビン

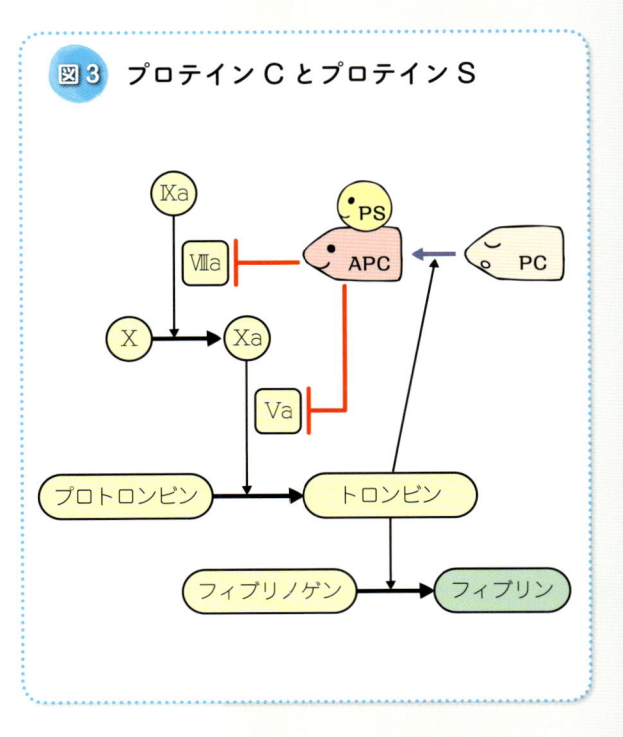

図3 プロテインCとプロテインS

IX-8 抗リン脂質抗体症候群
Anti-phospholipid syndrome

血栓症や自然流産などを主症状とする自己免疫疾患です．かつては，リン脂質に対する抗体が原因と考えられていましたが，実はリン脂質と結合する蛋白や糖蛋白に対する抗体が原因と考えられています．

★ Advanced Study 1

抗カルジオリピン抗体

「抗カルジオリピン抗体」と呼ばれているものには，カルジオリピン自体ではなく$β_2$GPI（$β_2$グリコプロテインI：ベータ2ジーピーワン）という糖蛋白に対する抗体も含まれています．この抗体は，カルジオリピンがないときには，$β_2$GPIに結合できません．$β_2$GPIがカルジオリピンと結合するとその構造が変化し，抗体が結合できるようになります（図2）．これがAPSの際に陽性となる抗カルジオリピン抗体で，正式にはカルジオリピン（CL）と$β_2$GPIの複合体に対する抗体（抗CL-$β_2$GPI抗体）ということができます．なぜ，この抗体があると血栓症を起こしやすくなるのか，その理由はよくわかっていません．

梅毒の急性期にも抗カルジオリピン抗体が陽性となりますが，この場合の抗カルジオリピン抗体は，カルジオリピンそのものに対する抗体です（図2）．

抗リン脂質抗体症候群

● 略称
- APS（エーピーエス）

● 病態
- 抗リン脂質抗体症候群（APS）は，抗リン脂質抗体が陽性で，血栓症または妊娠の異常を起こす疾患です（図1）．
- カルジオリピンはリン脂質の一種です．抗リン脂質抗体の代表的なものが，抗カルジオリピン抗体です（→Advanced Study 1，図2）．
- ループスアンチコアグラントは，凝固系を阻害する自己抗体です（→Advanced Study 2，図3）．
- APSはSLEなどの基礎疾患に併発する場合も，基礎疾患のない特発性の場合もあります．

● 症状
- 静脈血栓症と動脈血栓症ともに起きることがあります．
- 妊娠の異常は，不育症・流産や妊娠高血圧症などです．

● 検査
- **血液スクリーニング検査**：血小板は減少することが多く，APTTは種々の程度に延長します．APTTが延長するのに，出血ではなく血栓症を起こす理由は不明です．
- **特殊検査**：抗カルジオリピン抗体，抗$β_2$GPI抗体，ループスアンチコアグラントのいずれかが陽性です．

● 治療
- 血栓症の急性期にはヘパリンの持続点滴を，血栓予防にはワルファリンの内服を行います．

IX-8 抗リン脂質抗体症候群 Anti-phospholipid syndrome

図1 抗リン脂質抗体症候群

臨床症状
- 妊娠異常
- 血栓症

プラス

検査所見
- 抗カルジオリピン抗体（+）
  or
- 抗β₂GPI抗体（+）
  or
- ループスアンチコアグラント（+）

● これらを抗リン脂質抗体と総称します

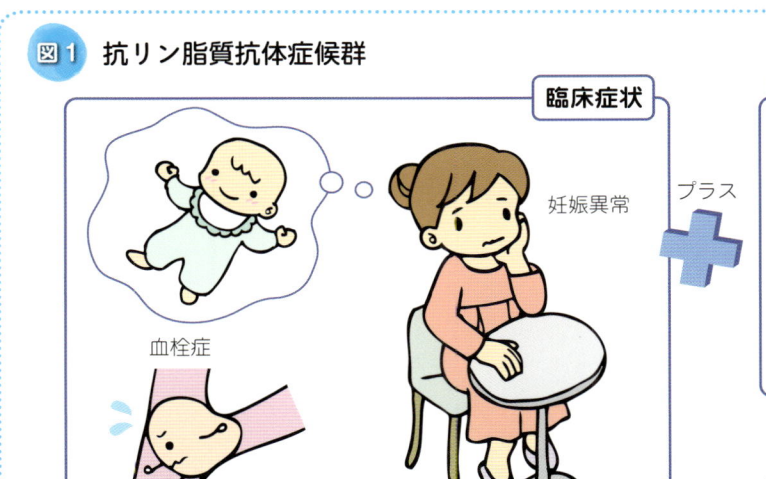

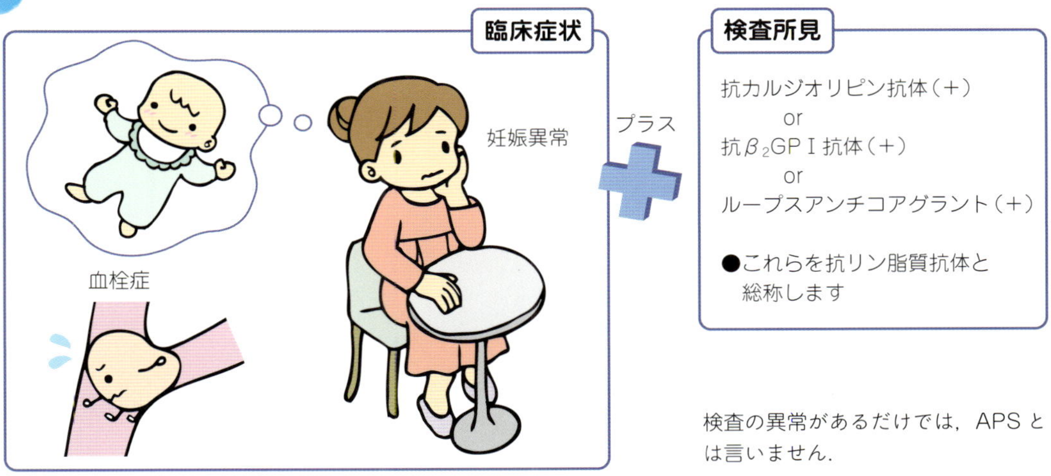

検査の異常があるだけでは，APSとは言いません．

図2 抗カルジオリピン抗体の正体

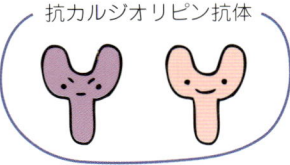

抗カルジオリピン抗体には，カルジオリピンそのものに対する抗体と，カルジオリピンに結合する物質に対する抗体の2種類があります．

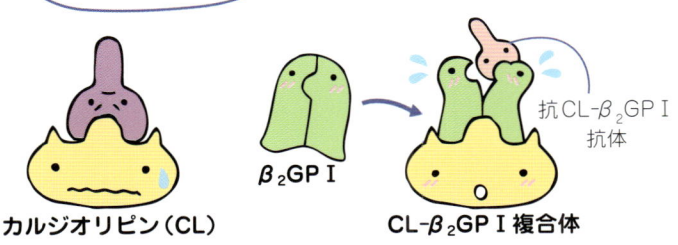

カルジオリピン（CL）　β₂GPI　CL-β₂GPI複合体　抗CL-β₂GPI抗体

図3 ループスアンチコアグラント

- 正常血漿
- APTT延長 → APTT改善せず → ループスアンチコアグラント陽性
- 過剰のリン脂質
- APTT延長 → APTT改善

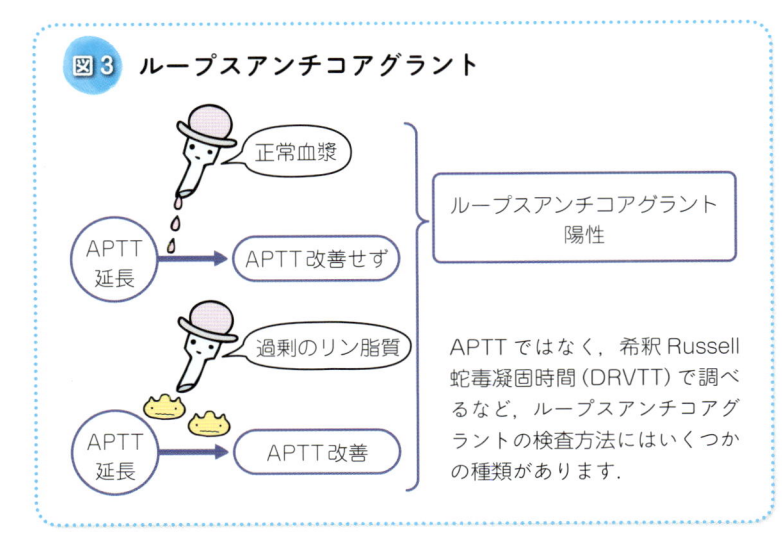

APTTではなく，希釈Russell蛇毒凝固時間（DRVTT）で調べるなど，ループスアンチコアグラントの検査方法にはいくつかの種類があります．

Advanced Study 2

ループスアンチコアグラント

「ループスアンチコアグラント（LA）」という単一の物質が，検査で検出されるわけではありません．図3に示すように，①APTTなどの凝固検査の異常があり，②それが正常血漿の添加では補正されず（単なる凝固因子欠乏症ではなく，抗体が原因ということを意味しています），③過剰のリン脂質の添加で補正される，という場合に「LA陽性」と診断します．

すなわちLAは，検査上その存在が想定される特殊な抗体で，その本態は長らく不明でした．最近になって，LAの一部が抗プロトロンビン抗体（ホスファチジルセリンというリン脂質があるときだけ，プロトロンビンと結合する抗体）であることがわかりました．抗CL-β₂GPI抗体もLAのひとつです．これら以外のLAにどのようなものがあるかは，まだわかっていません．

付録

付録

付録-1　よく使われる抗菌薬

病院によって採用されている薬剤が異なる場合があります．勤務先で使用している薬剤が表にない場合は，✎のところに自分で書き込んでください．

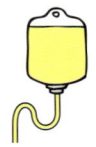

● 注射薬

一般名	略称	商品名	特徴
ペニシリン系			
アンピシリン	ABPC	ビクシリン ✎	代表的なペニシリンのひとつです
アンピシリン/スルバクタム	ABPC/SBT	ユナシン-S ✎	ABPCにペニシリン分解酵素を阻害する薬*を配合したものです．ABPCに比べて耐性菌が少ないのが特徴です
ピペラシリン	PIPC	ペントシリン ✎	緑膿菌にも有効です
ピペラシリン/タゾバクタム	PIPC/TAZ	ゾシン ✎	PIPCにペニシリン分解酵素阻害薬を配合した薬剤です．PIPCに比べて耐性菌が少ないのが特徴です
✎			
✎			
✎			
✎			
✎			
✎			

* 細菌の中には，ペニシリンを分解する酵素（ペニシリナーゼやβラクタマーゼ）を産生する菌があり，これがペニシリン耐性の原因のひとつになっています．ただし，MRSAはペニシリナーゼとは違うメカニズムで耐性化しているので，これらの抗菌薬もMRSAには無効です．

付録-1　よく使われる抗菌薬

一般名	略称	商品名	特徴
セフェム系			
セファゾリン	CEZ	セファメジンα	第1世代セフェム．蜂窩織炎などに使われます
セフメタゾール	CMZ	セフメタゾン	第2世代セフェム．腹部の感染症（虫垂炎など）の際などに使われます
セフトリアキソン	CTRX	ロセフィン	第3世代セフェム．第1→第2→第3世代と進むにつれて，グラム陰性桿菌に対する抗菌力が強くなりますが，グラム陽性球菌に対する抗菌力が弱くなります*
セフタジジム	CAZ	モダシン	同上．CAZ は緑膿菌に対する抗菌力が強いのが特徴です
セフォペラゾン/スルバクタム	CPZ/SBT	スルペラゾン	同上．CPZ/SBT は胆道排泄性である点が特徴です
セフピロム	CPR	ブロアクトケイテン	第4世代セフェム．グラム陽性球菌にもグラム陰性桿菌にも効果があります．好中球が減少している時に，よく使われます
セフォゾプラン	CZOP	ファーストシン	同上
セフェピム	CFPM	マキシピーム	同上

* グラム染色は細菌を簡易的に染色する方法です．グラム陽性球菌はグラム染色で赤く丸く見える菌で，肺炎球菌やブドウ球菌が代表的です．グラム陰性桿菌はグラム染色で青く細長く見える菌で，大腸菌や緑膿菌などが相当します．

付録

一般名	略称	商品名	特徴
カルバペネム系			
イミペネム/シラスタチン	IPM/CS	チエナム	最も強力で，広範囲の菌に対して効果を示します．好中球が減少している時に，よく使われますが，乱用すると耐性菌を作ることになるので注意が必要です
パニペネム/ベタミプロン	PAPM/BP	カルベニン	同上
メロペネム	MEPM	メロペン	同上
ビアペネム	BIPM	オメガシン	同上
ドリペネム	DRPM	フィニバックス	同上
ニューキノロン系			
シプロフロキサシン	CPFX	シプロキサン	グラム陰性桿菌に対して有効なほか，セフェム系抗菌薬が効かない菌にも有効な場合があります
パズフロキサシン	PZFX	パシル	同上
アミノグリコシド系			
アミカシン	AMK	アミカシン	グラム陰性桿菌に強い抗菌力を示します．腎障害を起こしやすいので，注意が必要です
ゲンタマイシン	GM	ゲンタシン	同上
アルベカシン	ABK	ハベカシン	同上．ABK は MRSA に有効です

付録-1　よく使われる抗菌薬

一般名	略称	商品名	特徴
マクロライド系			
エリスロマイシン	EM	エリスロシン	マイコプラズマ，レジオネラなどにも有効です　500 mg を注射用水 10 mL で溶解し，生理食塩水で希釈して 2 時間以上かけて点滴します
テトラサイクリン系			
ミノサイクリン	MINO	ミノマイシン	クラミジア，リケッチアなど特殊な菌にも有効です
その他			
クリンダマイシン	CLDM	ダラシン S	グラム陽性球菌に対する抗菌力が強く，嫌気性菌にも有効です
バンコマイシン	VCM	バンコマイシン	グラム陽性球菌に対する抗菌力が強く，MRSA にも有効です．1 時間以上かけて点滴します
テイコプラニン	TEIC	タゴシッド	MRSA に有効です
リネゾリド	LZD	ザイボックス	MRSA や VRE（VCM 耐性腸球菌）に有効です
ST 合剤（スルファメトキサゾール/トリメトプリム）	ST	バクトラミン	ニューモシスチス肺炎の予防，治療に有効です　5％ブドウ糖で溶解し，1〜2 時間で点滴します

内服薬

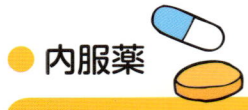

一般名	略称	商品名	特徴
ペニシリン系			
アモキシシリン	AMPC	パセトシン	代表的なペニシリンのひとつです
アモキシシリン/クラブラン酸	AMPC/CVA	オーグメンチン	ペニシリン分解酵素阻害薬を配合した経口薬です
セフェム系			
セフカペン	CFPN-PI	フロモックス	第3世代セフェムに匹敵する抗菌力を持っています．緑膿菌には無効です
セフポドキシム	CPDX-PR	バナン	同上
ペネム系			
ファロペネム	FRPM	ファロム	注射薬としては最も広域な有効性を持つカルバペネム系抗菌薬の経口製剤ですが，緑膿菌には無効です
ニューキノロン系			
レボフロキサシン	LVFX	クラビット	好中球減少時に，細菌感染を予防するために経口投与することがあります
トスフロキサシン	TFLX	オゼックス	同上
ガレノキサシン	GRNX	ジェニナック	同上

付録-1　よく使われる抗菌薬

一般名	略称	商品名	特徴
マクロライド系			
エリスロマイシン	EM	エリスロシン	マイコプラズマ，レジオネラなど非定形肺炎にも有効です
クラリスロマイシン	CAM	クラリス	同上
アジスロマイシン	AZM	ジスロマック ジスロマック SR	ジスロマックは1日1回，3日間の投与で7日間有効．SR製剤は，空腹時に1回投与するだけで7日間有効です
テトラサイクリン系			
ミノサイクリン	MINO	ミノマイシン	クラミジア，リケッチアなど特殊な菌にも有効です
ドキシサイクリン	DOXY	ビブラマイシン	同上
その他			
クリンダマイシン	CLDM	ダラシン	嫌気性菌にも有効です
バンコマイシン	VCM	バンコマイシン	MRSA腸炎，偽膜性腸炎に有効です
リネゾリド	LZD	ザイボックス	MRSAやVRE（VCM耐性腸球菌）に有効です
ST合剤（スルファメトキサゾール/トリメトプリム）	ST	バクタ配合錠	ニューモシスチス肺炎の予防，治療にも有効です

付録-2 よく使われる抗真菌薬

勤務先で使用している薬剤が表にない場合は、✎のところに自分で書き込んでください.

● 注射薬

一般名	略称	商品名	特徴
アムホテリシンB	AMPH-B L-AMB	アムビゾーム ✎	もっとも強力な抗真菌薬です.注射用水で溶解し,添付のフィルターを通して5%ブドウ糖で希釈して点滴します.DEHP(フタル酸ジ-2-エチルヘキシル)を含まない輸液セットを使用します
イトラコナゾール	ITCZ	イトリゾール ✎	併用禁忌・注意薬が多くあります.添付された希釈液とフィルターセットを用いて1時間で点滴します
フルコナゾール	FLCZ	ジフルカン ✎	副作用が少ない薬ですが,併用禁忌・注意薬が多くあります.アスペルギルスには無効です
ホスフルコナゾール	F-FLCZ	プロジフ ✎	体内でフルコナゾールに変換されるので,フルコナゾールと同じ特徴を持っています.希釈せず静注できるのが利点です
ボリコナゾール	VRCZ	ブイフェンド ✎	併用禁忌・注意薬が多くあります.1バイアルを注射用水19mLで溶解し,生理食塩水100mLに希釈して点滴します
ミカファンギン	MCFG	ファンガード ✎	副作用が少なく,アスペルギルスにも有効です
✎			
✎			

● 内服薬

一般名	略称	商品名	特徴
イトラコナゾール	ITCZ	イトリゾール ✎	併用禁忌・注意薬が多くあります.カプセル製剤は吸収が安定しないのが欠点です.シロップ製剤の吸収は良好です
フルコナゾール	FLCZ	ジフルカン ✎	副作用は少ないのですが,併用禁忌・注意薬が多くあります.予防内服に用いられます
ボリコナゾール	VRCZ	ブイフェンド ✎	併用禁忌・注意薬が多くあります.アスペルギルスにも有効です.飲み始めの時期に,霧視や羞明を生じることがあります
✎			
✎			

付録-3 血液内科でよく使われる抗癌薬

病院によって採用されている薬剤が異なる場合があります．勤務先で使用している薬剤が表にない場合は，✎のところに自分で書き込んでください．

● 注射薬

一般名	略称	商品名	注意点
アルキル化薬			
イホスファミド	IFO	イホマイド ✎	出血性膀胱炎を起こしやすいので，十分量の補液を行います．ウロミテキサン®を併用する場合があります
シクロホスファミド	CY CPA	エンドキサン ✎	同上
ダカルバジン	DTIC	ダカルバジン ✎	注射用水で溶解後，生理食塩水で希釈し，遮光して点滴します．血管痛を起こすことがあります
ブスルファン	BU	ブスルフェスク ✎	移植前に使います
メルファラン	L-PAM	アルケラン ✎	移植前に使います
ラニムスチン	MCNU	サイメリン ✎	投与後1ヵ月以上してから骨髄抑制を起こすことがあります
代謝拮抗薬			
L-アスパラギナーゼ	L-ASP	ロイナーゼ ✎	アレルギーを起こしやすいので，投与前に皮内反応を行います．注射用水で溶解後，生理食塩水で希釈します
クラドリビン	CLA 2-CdA	ロイスタチン ✎	免疫抑制を起こしやすい薬です
シタラビン	Ara-C	キロサイド キロサイドN ✎	アレルギーを起こしやすい薬です．点滴時間に注意します（Ⅲ-1参照）
フルダラビン	FLU	フルダラ ✎	注射用水で溶解後，生理食塩水で希釈します
メトトレキサート	MTX	メントレキセート ✎	口内炎を起こしやすい薬です．大量療法時には，ロイコボリン®を投与します
ビンカアルカロイド			
ビンクリスチン	VCR	オンコビン ✎	末梢神経障害を起こしやすい薬です．点滴時は遮光します
ビンデシン	VDS	フィルデシン ✎	同上
ビンブラスチン	VBL	エクザール ✎	同上

一般名	略称	商品名	注意点
アントラサイクリン・アントラキノン			
アクラルビシン	ACR	アクラシノン	このグループの薬剤では，累積投与量が増えると，心毒性があらわれます
イダルビシン	IDR	イダマイシン	注射用水で溶解後，生理食塩水で希釈します
ダウノルビシン	DNR	ダウノマイシン	
ドキソルビシン	DXR ADR	アドリアシン ドキシル	
ピラルビシン	THP	テラルビシン ピノルビン	心毒性が比較的少ないのが特徴です．5％ブドウ糖で溶解します
ミトキサントロン	MIT	ノバントロン	
その他			
イリノテカン	CPT-11	カンプト	下痢を起こしやすい薬です．遮光して点滴します
エトポシド	ETP VP-16	ラステット	希釈後3〜5時間放置すると，析出することがあります．DEHP（フタル酸ジ-2-エチルヘキシル）を含まない輸液セットを使います
カルボプラチン	CBDCA	パラプラチン	遮光して点滴します．シスプラチンより腎障害を起こしにくい薬剤です
シスプラチン	CDDP	ランダ	遮光して点滴します．腎障害や嘔気を起こしやすい薬です．投与前後に十分量の補液を行います
ブレオマイシン	BLM	ブレオ	薬剤熱を起こしやすいので，点滴前に解熱薬を投与します．肺線維症を起こすことがあります

付録-3 血液内科でよく使われる抗癌薬

● **内服薬**

一般名	略称	商品名	注意点
アルキル化薬			
ブスルファン	BU	マブリン	骨髄抑制が遷延することがあります
メルファラン	L-PAM	アルケラン	食後投与では吸収が悪いので，早朝空腹時に投与します
代謝拮抗薬			
シタラビン	SPAC	スタラシド	シタラビン（キロサイド®）の経口薬です
ヒドロキシカルバミド	HU	ハイドレア	皮膚潰瘍を生じることがあります
フルダラビン	FLU	フルダラ	免疫抑制を起こしやすい薬です
メトトレキサート	MTX	メントレキセート	口内炎を起こしやすい薬です
メルカプトプリン	6-MP	ロイケリン	アロプリノール（高尿酸血症の薬）と併用すると，作用が増強されます
その他			
エトポシド	ETP VP-16	ベプシド	点滴薬もあります．点滴薬は，通常3〜5日間の投与ですが，経口薬は少量を連日投与します

付録-4 分子標的治療薬・その他の薬剤

● 注射薬

一般名	略称	商品名	注意点
抗体医薬			
リツキシマブ	RTX	リツキサン	患者の状態を観察しながら，徐々に点滴速度を上げます（Ⅲ-2参照）
イブリツモマブ	IBR	ゼヴァリン	放射性物質です．使用可能な施設が限られています（Ⅲ-2参照）
ゲムツズマブ	GO	マイロターグ	注射用水で溶解し，生理食塩水で希釈，インラインフィルターを使って点滴します
その他			
ボルテゾミブ	BOR	ベルケイド	ワンショット静注した後，生理食塩水でフラッシュします．末梢神経障害を起こしやすく，間質性肺炎を起こすこともあります
三酸化ヒ素	ATO	トリセノックス	1～2時間で点滴します．QT延長から致死的な不整脈を生じる場合があるので，心電図モニターをつけるなどの注意が必要です

● 内服薬

一般名	略称	商品名	注意点
チロシンキナーゼ阻害薬			
イマチニブ	IM	グリベック	食後に経口投与します．浮腫や皮疹を生じることがあります
ダサチニブ	DAS	スプリセル	食後に経口投与します．浮腫に加え，胸腹水を生じることがあります
ニロチニブ	NIL	タシグナ	食間（食前1時間～食後2時間は避ける）に経口投与します．QT延長や高血糖を起こすことがあります
その他			
サリドマイド	THAL	サレド	事前に患者登録が必要で，空シートの回収など厳密な薬剤管理が義務づけられています
トレチノイン	ATRA	ベサノイド	レチノイン酸（ビタミンAの誘導体）です．食後に経口投与します．レチノイン酸症候群（発熱，呼吸困難，胸水，間質性肺炎など）を起こすことがあります
タミバロテン	Am80	アムノレイク	化学的に合成されたレチノイド（レチノイン酸類似物質）です

付録-5　クリーンルーム中の食事

食べてはいけないもの	
生の肉，生の魚（さしみ），生卵	自宅でつけた漬物，減塩梅干し
皮をむかずに食べる果物（いちごなど）	納豆，生みそ
ドライフルーツ	滅菌されていないヨーグルト
スプラウト（カイワレ大根など）	カビを含んでいるチーズ

食べてもよいもの	条件・注意点
すべての加熱調理した食品	内部が1分以上にわたって75℃以上になるよう加熱します
家庭で加熱調理した食品	清潔に調理し，2時間以内に食べます
生野菜	0.01％の次亜塩素酸ナトリウムに10分以上浸し，流水で十分に洗います*
皮をむいて食べる果物	上記の処置後，水洗いしたナイフで食べる直前に皮をむきます*
漬物，梅干し	減塩でなく，真空パックされているもの
冷や奴	ボイルしてから急冷します
缶詰，レトルト食品	水洗いして開封後，当日中に食べます
カップめん	沸騰させた湯を用います
お菓子	個別包装されたもの
アイスクリーム，シャーベット，氷	個別に密閉包装されたもの
牛乳，プリン，ゼリー，ヨーグルト	個別にパックされ，無菌充填，加熱殺菌と表示してあるもの
日本茶，紅茶，コーヒー	沸騰させた湯で淹れます
缶，ビン，ペットボトル入りの飲料[#]	開封後，当日中に飲みきるようにします
調味料	個別パックを1回ずつ使いきります

* 市販の6％ピューラックス® 1mLを600mLの水で希釈すると，0.01％次亜塩素酸ナトリウムになります．この処理を確実に行うことが難しいようなら，生野菜・果物の摂取は避けた方が無難です．

[#] 外国産のミネラルウォーターの中には滅菌工程がはっきりしないものがあるので，ミネラルウォーターは国産品に限ります．

付録-6 辞書には載らない医療用語集

	略語・用語	意味
あ行	アイハ	自己免疫性溶血性貧血．英語名の auto-immune hemolytic anemia の略称です（AIHA）
	アグラ	無顆粒球症．英語で「無顆粒球症」を意味する agranulocytosis に由来します（p.82 参照）
	アストマ アズマ	気管支喘息．ドイツ語で Asthma（アストマ），英語では asthma（アズマ）です
	アストラップ	動脈血ガス分析．アストラップはデンマークの医師で，その名を冠した血液ガス分析機器がかつて使用されていたので，動脈血ガス分析の別称として使われます
	アプラ	再生不良性貧血．英語で「再生不良性貧血」を意味する aplastic anemia に由来します（p.138 参照）
	アロ	アロ移植，allo-SCT（stem cell transplantation）．他人からの造血幹細胞移植のことです（p.56 参照）．⇒オート
	エルアール（LR）	赤血球濃厚液（赤血球輸血製剤）．LR は，白血球除去製剤 leukocyte-reduced の略称です．2007 年に製剤名が，「赤血球-MAP」から「赤血球-LR」に変更されたので，LR が赤血球濃厚液の略称として使われるようになりました．しかし，実際には濃厚血小板も新鮮凍結血漿（FFP）も白血球除去製剤なので，LR を赤血球濃厚液の略称として使うのは正しくありません．赤血球濃厚液の略称として正しいのは，RCC（red cell concentrate：アールシーシー）です．⇒マップ
	エント	退院．ドイツ語で「退院」を意味する Entlassen（エントラッセン）に由来します
	オート	自己移植，auto-SCT．自分の造血幹細胞を凍結保存して，移植する方法です（p.56 参照）．⇒アロ
か行	カリニ	ニューモシスチス肺炎．かつて，ニューモシスチス肺炎を起こす病原体（真菌の一種）を，ニューモシスチス・カリニと呼んでいました．現在は，ニューモシスチス・イロベチと名前が変更されています
	胸写（きょうしゃ）	胸部 X 線写真
さ行	ジー（G）	G-CSF（顆粒球コロニー刺激因子）．グラン®，ノイトロジン®，ノイアップ® のことです
	髄注（ずいちゅう）	髄腔内への（抗癌薬の）注入（p.24 参照）
	ステる	死亡する．ドイツ語で「死ぬ」を意味する sterben（ステルベン）に由来します
	ゼク	病理解剖（剖検）．ドイツ語で「解剖」を意味する Sektion（ゼクチオン）に由来します

付録-6　辞書には載らない医療用語集

	略語・用語	意味
た行	タキる（タヒる）	頻脈になる．英語で「頻脈」を意味する tachycardia（タキカルディア）に由来します．⇔ブラディ
	テーベー	結核．Tuberculosis の略称，TB のドイツ語読みです
	伝単（でんたん）	感染性単核球増加症，伝染性単核球症（p.160 参照）
は行	ハイパー	活動性が高いこと．骨髄の細胞数が多いこと．英語の hyperactive や hypercellular に由来します．⇔ハイポ
	ハイポ	活動性が低いこと．骨髄の細胞数が少ないこと．英語の hypoactive や hypocellular に由来します．⇔ハイパー
	ハーベー	ヘモグロビン（Hb）．アルファベットのドイツ語読みです
	ハーベスト	自己造血幹細胞移植において，自分（患者）の造血幹細胞を採取すること．英語で「収穫」を意味する harvest に由来します
	ピーシー（PC）	濃厚血小板（血小板輸血製剤）．英語の platelet concentrate の略称です
	ブラディ	徐脈．英語で「徐脈」を意味する bradycardia（ブラディカルディア）に由来します．⇔タキる
ま行	マーゲン チューブ	経鼻胃管，M-tube．ドイツ語で「胃」を意味する Magen（マーゲン）に由来します．英語では naso-gastric tube（NG-tube）です
	マップ（MAP）	赤血球濃厚液（赤血球輸血製剤）．2007 年まで MAP は赤血球濃厚液の製剤名でした（MAP：mannitol-adenine-phosphate は保存液の名称です）．⇒エルアール
	マルク	骨髄穿刺．Mark（マルク）はドイツ語です．英語では marrow に相当し，骨髄 bone marrow に由来しています（p.20 参照）
	ムンテラ	患者への説明．ドイツ語の「口頭治療」（Mund Therapie：ムント・テラピー）に由来している，という説があります
ら行	リコール	髄液．ドイツ語で「髄液」を意味する Liquor に由来します
	ルンバール	腰椎穿刺．ドイツ語で「腰」の形容詞 lumbal に由来します（Ⅱ-3 参照）
	ロイケ	白血病．ドイツ語で「白血病」を意味する Leukämie（ロイケミー）に由来します
	ローテ	赤血球．ドイツ語で「赤」を意味する Rote に由来します
わ行	ワイセ	白血球．ドイツ語で「白」を意味する Weiße に由来します

索引

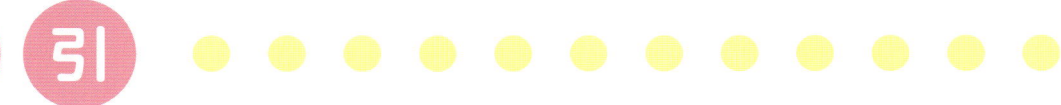

欧文

ADAMTS13 180
APL 46
APTT 34
ATRA 46
B細胞 10
B症状 108
*BCR-ABL*遺伝子 124
BCR-ABL蛋白 44
CAD 150
CD番号 28
CHOP療法 112
CLL 116
CML 44, 124
CRP 18
CT 30
Dダイマー 184
DIC 182
EPO 66
FDP 184
FISH法 26
G-CSF 66
GVHD 58
GVL効果 60
HLA 10
HLA適合血小板 54
ITP 176
JAK2 166
LLA 28
M蛋白 118
MCH 14
MCHC 14
MCV 14
MDS 128
MRI 30
NK細胞 10
NSAIDs 70
PCH 151
PCR法 26
PET 32
PIC 184
PML-RARA 46
PRCA 142
PT 34
punched out lesion 120
R-CHOP療法 112
sIL-2R 110
T細胞 10
TAT 184
TRALI 52
TTP 180

あ

悪性貧血 144
悪性リンパ腫 108
アグレッシブ・リンフォーマ 112
アルキル化薬 39
アンチトロンビン 194
アントラサイクリン 39
異形成 130
維持療法 105
遺伝子 26
インドレント・リンフォーマ 114
エコー 32
壊死性リンパ節炎 162
エリスロポエチン 6, 66

か

芽球 102
活性化部分トロンボプラスチン時間 34
鎌状赤血球症 153
可溶性IL-2レセプター 110
顆粒球コロニー刺激因子 66
寛解導入療法 104
完全寛解 102, 112
感染性単核球増加症 160
寒冷凝集素症 150
球状赤血球症 152
急性骨髄性白血病 100
急性前骨髄球性白血病 46
急性白血病 100
急性リンパ性白血病 100
凝固因子 8
凝固因子インヒビター症 190
巨赤芽球性貧血 144
クームス試験 150
クリーンルーム管理 72
形質細胞 118
血液ガス分析 18
血液型 54
血液生化学検査 16
血管性紫斑病 94
血漿 16, 17
血小板 2
血小板関連IgG 178

索引

血小板減少症　86
血小板増加症　88
血清　16, 17
血清鉄　135
血栓傾向　96
血栓性血小板減少性紫斑病　180
血友病　186
解熱鎮痛薬　70
抗ウイルス薬　64
抗カルジオリピン抗体　196
抗癌薬　38
抗胸腺細胞グロブリン　140
抗菌薬　62
抗真菌薬　64
抗生物質　62
抗体　10
抗体療法　48
好中球　10
抗リン脂質抗体症候群　196
骨髄　4
骨髄異形成症候群　128
骨髄移植　57
骨髄生検　21
骨髄線維症　172
骨髄穿刺　20

さ

再生不良性貧血　138
臍帯血移植　57
細胞周期　38
サラセミア　153
地固め療法　104

自己造血幹細胞移植　60
自己免疫性溶血性貧血　148
瀉血　168
ジャムシディー針　21
出血傾向　94
腫瘍マーカー　18
小球性貧血　79
症候　76
真性赤血球増加症　166
真性多血症　166
深部静脈血栓症　192
髄注　24
ストレス多血症　80
生化学検査　16
正球性貧血　79
制吐薬　73
赤芽球癆　142
赤血球　2
赤血球酵素異常症　153
赤血球増加症　80
赤血球膜異常症　152
染色体　26
造血幹細胞　4
造血幹細胞移植　56

た

第XIII因子欠乏症　188
大球性貧血　79
代謝拮抗薬　39
多血症　80
多発性骨髄腫　118
超音波　32
チロシンキナーゼ　44

鉄欠乏性貧血　134
伝染性単核球症　160
特発性血小板減少性紫斑病　176
トポイソメラーゼ阻害薬　39
ドライ タップ　22
トロンボポエチン　6

な

内因子　144
脳脊髄液検査　24

は

肺血栓塞栓症　192
播種性血管内凝固症候群　182
白血球　2
白血球減少症　82
白血球増加症　84
白血病リンパ腫解析検査　28
ハプトグロビン　150
汎血球減少症　77
脾腫　92
非ステロイド系抗炎症薬　70
ビタミンB_{12}　144
ビタミンK欠乏症　190
ヒト白血球抗原　10
非ホジキンリンパ腫　112
表面抗原　28
表面マーカー　28
ビンカアルカロイド　39
貧血　78
不安定ヘモグロビン症　153
フィブリノゲン　8

フィブリン　8
フォン・ヴィレブランド因子　180
フォン・ヴィレブランド病　188
不規則抗体　54
フローサイトメトリー　28
プロテインC　194
プロテインS　194
プロトロンビン時間　34
分子標的治療薬　44
ヘマトクリット　14
ヘモグロビン　14
ペルオキシダーゼ染色　102
ベンス・ジョーンズ蛋白　120
放射線　68
ホジキンリンパ腫　114
補体　10, 154
発作性寒冷ヘモグロビン尿症　151
発作性夜間ヘモグロビン尿症　154
本態性血小板血症　170

ま

末梢血造血幹細胞移植　57
マルク　20
慢性骨髄性白血病　44, 124
慢性リンパ性白血病　116
ミニ移植　56
無顆粒球症　15, 72, 82
無菌室　58
免疫グロブリン　118
免疫抑制療法　140
網赤血球　16, 138

や

輸血　52
輸血関連肺障害　52
溶血性貧血　148
葉酸　144
腰椎穿刺　24

ら

リツキシマブ　48
リンパ球　10
リンパ節　90
リンパ節腫脹　90
リンパ節生検　90
ループスアンチコアグラント　196
ルンバール　24
レチノイン酸　46

わ

ワルファリン　190

検印省略

病態生理がわかればケアがわかる
みるみるナットク 血液疾患
定価（本体 3,000 円＋税）

2011年 6 月14日　第1版　第1刷発行
2020年10月19日　同　　第7刷発行

著　者　須永　真司（すなが　しんじ）
発行者　浅井　麻紀
発行所　株式会社 文 光 堂
　　　　〒113-0033　東京都文京区本郷7-2-7
　　　　TEL（03）3813-5478（営業）
　　　　　　（03）3813-5411（編集）

©須永真司, 2011　　　　　　　印刷・製本：広研印刷

ISBN978-4-8306-4644-7　　　　　　Printed in Japan

- 本書の複製権，翻訳権・翻案権，上映権，譲渡権，公衆送信権（送信可能化権を含む），二次的著作物の利用に関する原著作者の権利は，株式会社文光堂が保有します．
- 本書を無断で複製する行為（コピー，スキャン，デジタルデータ化など）は，私的使用のための複製など著作権法上の限られた例外を除き禁じられています．大学，病院，企業などにおいて，業務上使用する目的で上記の行為を行うことは，使用範囲が内部に限られるものであっても私的使用には該当せず，違法です．また私的使用に該当する場合であっても，代行業者等の第三者に依頼して上記の行為を行うことは違法となります．
- JCOPY〈出版者著作権管理機構 委託出版物〉
本書を複製される場合は，そのつど事前に出版者著作権管理機構（電話03-5244-5088，FAX 03-5244-5089，e-mail：info@jcopy.or.jp）の許諾を得てください．